ナラティヴ・アプローチの理論から実践まで

希望を掘りあてる考古学

Narrative Therapy in Practice
The Archaeology of Hope

ジェラルド・モンク
Gerald Monk

ジョン・ウィンズレイド
John Winslade

キャシー・クロケット
Kathie Crocket

デイヴィッド・エプストン
David Epston

編

国重 浩一
Koichi Kunishige

バーナード 紫
Yukari Barnard

訳

北大路書房

NARRATIVE THERAPY IN PRACTICE:
The Archaeology of Hope
by Gerald Monk, John Winslade, Kathie Crocket and David Epston
Copyright © 1997 by John Wiley & Sons, Inc.
All Rights Reserved.
Japanese translation published by arrangement with
John Wiley & Sons International Rights, Inc.
through The English Agency (Japan) Ltd.

日本の読者のみなさまへ

"Narrative therapy in practice: The archaeology of hope" が出版されてから10年になります。世界中で多くの人がこの本を読むに価すると考えてくれるのはたいへんうれしいことです。この本を書いた当時はナラティヴ・アプローチに関する文献はごく少なく，オーストラリアのダリッチセンター出版局のものに頼っている状況でした。マイケル・ホワイトとデイヴィッド・エプストンによる革新的な活動は各地の家族療法の分野で注目を集めていましたが，私たちはこの考え方はもっと幅広い読者層に読まれる価値のあるものだと感じていました。そこで私たちはこの考え方を新しい領域と新しい出版先に送り出すことをめざしたのです。そして今，日本語に翻訳されて，新しい読者の目にふれる機会を得ることをうれしく思います。

ナラティヴ・カウンセリングへの紹介であると同時に，この本は私たちのチームがナラティヴの思考法にどう取り組んできたかの記録でもあります。この本はニュージーランドにあるワイカト大学のカウンセラー養成コースの実践をもとにしています。著者たちは皆，教員としてまたは学生として，このコースの発展に貢献しました。この本は単に複数の著者によって書かれたというよりは，相乗しながら書かれたとでも表現するのがふさわしいでしょう。それぞれの章は1人か2人の著者によってではなく，チームの声を収めたものだという強い思いが肌で感じられるほどでした。6か月にわたる企画と執筆の会合における会話を通して，私たちはこの思いを育て上げる努力を続けたのでした。

翻訳者である国重浩一とバーナード紫は，この本の出版の翌年にワイカト大学のカウンセラー養成コースに参加しました。2人と知り合い，両者が研究に寄せる深い探求精神を評価する一方で，私たちはこの考え方が日本文化の文脈のなかにどのように適合するのだろうかと思いをめぐらしたものでした。その意味では，教えたというよりは2人から学ぼうとしたというべきでしょう。この翻訳は，出版社とのつながりによるものではなく，数年間に及ぶこのような相互学習的な関係のなかに完全に身を置くことを通して生まれてきた文章です。私たちは翻訳者の創意に満ちた仕事を信頼し，満足しています。なぜなら彼らの知的な，そして実践的な姿勢について，私たちはいささか理解しているからです。したがってこの前書きを書くことは，10年前にウォリィとベヴのマッケンジー夫妻の居間に2週間ごとに集まったチームの会合に，紫と

日本の読者のみなさまへ

浩一を遅ればせながら招き入れることのような気がします。この本の読者層を引き続き広めることへの彼らの貢献は貴重なもので，その仕事に大いに感謝します。

振り返ってみると，この本を書くことによって著者たちが新しい道に踏み出していったことがよくわかります。これは新しい活動への扉を開く本でした。私たちはまた，多くの学生がこの本の精神を取り入れ，自らの実践でさまざまな扉を開いていったことを知っています。時が経つにつれて，この本の読者が生み出す職業的な実践にふれることを通して，多くの人々の生活のなかでさまざまな扉が開かれていくことを望みます。

「希望」という言葉を，私たちは軽く口にするものではありません。この言葉は人々が大切に思う価値を本当のものにしようという願いを表わすものだからです。この本の題にある希望を掘り当てる「考古学」とは，希望を生み出し，その成長を促し，その効果を実在のものとするための諸条件を真剣に，詳細に探求する学問であることを示唆しています。私たちは「希望を掘りあてる考古学」をこの本の原題にしたかったのです。しかし出版社はナラティヴの実践を強調するほうが，読者が容易に理解できる題になるだろうと説得しました。私たちはこの販売方針を受け入れ，「希望を掘りあてる考古学」は副題となったのです。しかしこの題はこの本の焦点であり，多くの英語の読者はこの点に反応してくれました。この本が提起しているのは，人々の生活のなかでの希望を生み出す可能性を入念に探求する方法なのです。

それゆえに，この新しい日本語の翻訳によってまた新たな希望が生まれます。これを読むことは著者と読者の間に会話が生まれることだと信じています。読者がこの会話に参加し貢献することは重要なことです。私たちは新しい読者のグループが，この会話に参加する機会を得ることを望みます。これらの考えが日本文化の文脈のなかで実践に取り入れられることを望みます。その結果として，ナラティヴ・アプローチのなかに，日本的な陰影をもった実践が生まれ出ることを期待します。この本を読むことで元気づけられた実践者が，人々の暮らしにかかわっていくことを期待します。そしていつか，私たちの実践に刺激され，翻訳者のつけた日本語の抑揚に刺激され，これらの考えにさらに新しい意味の層を築き上げていく努力に刺激された日本の実践者から，ナラティヴの思考と実践について私たちが学ぶ日がくることを心から願うものです。

2008 年，カリフォルニア，レッドランズにて
ジョン・ウィンズレイド

翻訳者まえがき

　カウンセリングの鍵は，会話そのものである。
　カウンセリングという場において，カウンセラーとクライアントが向き合って話をするのであるから当然といえば当然と受け取られるかもしれない。カウンセラーのみならず，医師，保健師，看護師，福祉士，保育士，教師などは，相手との会話において，本人が苦しんだり悩んだりしている問題からの影響を少しでも緩和するために，何をどのように話していくかに日々苦心しているのである。それは，その時の会話のでき次第によって，何かが変化する可能性を感じその変化に期待を託すことができるからである。
　しかしたとえば，「盗み」「暴力」「鬱」「不登校」「精神病」「アルコール依存」などの言葉を，相手に防衛心や警戒心，時には怒りなどを誘発することなく話すことがいかに難しいかは，このような会話の場を経験したことがない人でも十分に想像できると思う。このような会話において困難な点は，往々にして，相手がその問題のために自分が責められている，またはそのことについて責任があると感じるようになってしまうことにある。そしてそのことが，カウンセリングに不可欠な会話において，相手を黙らせてしまうのである。このような状況においては，会話，つまり双方向からの言葉のやりとりがあるものではなく，説得や説教に近いものになっていく。そのようなときに，カウンセラー側は自分の意図したように言葉が伝わっていかない，または誤解されたと感じ，そのような状況をどのように打開すればよいのか，そのためにはどのような言葉を選択し，どのように表現していったらよいのか模索していくのである。
　さて，この本で紹介するナラティヴ・アプローチ，または単にナラティヴといわれるものは，クライアントとカウンセラーの言葉のやりとりによって，問題に対する，そして自分自身に対する新しい理解が出現し，その意味づけに基づいた新しい可能性が開かれる道を探るカウンセリング技法である。そのためには，クライアントにのしかかる問題が，クライアントとの会話を妨げないような話し方が必要となる。そこで，ナラティヴ・アプローチではその話し方についても1つの方法を提案している。この方法は，クライアントが自分自身のために自分自身のことを語る声をもち，自分自身の内に問題に対抗する力を見いだしていくことができるように支援するものである。

翻訳者まえがき

つまり，このアプローチによるカウンセリングとは，クライアントが自分の資質や能力を再発見し，自分の人生における本当の主人公となっていく過程であるともいえる。

カウンセリングにおいて問題をどのように理解していくかについては，カウンセリング技法の枠組みによって異なる。ナラティヴ・アプローチにおいては，社会にみられるさまざまな問題は，けっして個人に固有で内面に存在するものとは理解されない。つまり，問題の重大性を決め，その問題が存続していけるかどうかを決定するには，社会的，文化的な要因が大きいと考えていくのである。このアプローチでは，人間を理解するうえで絶対的な真理や本質的なものを信じない。「知識は社会的に届けられるものであり，人々の相互作用のそれぞれの瞬間に変化し更新されていく」（Hoffman, 1992）ため，治療とは会話そのものであり，その会話からもたらされる意味づけの変化に治療の可能性を見いだす姿勢がその基本にある。

たとえば，私が「不登校」という問題のためにカウンセリングで会話をしていた中学校2年生の男子生徒は，「不登校」という名の問題からもたらされた理解のために，自分を責め，親からも責められていた。また親自身もこの問題のために自分を責めていたのである。つまり，これは学校に行けないということは悪いことだという，世間一般の常識的理解からもたらされたものである。このカウンセリングの詳細については別の機会に譲るが，ナラティヴ・アプローチの姿勢を通して，「不登校」という問題によってこの男子生徒との会話が抑止されるどころか，カウンセリングの場において彼は徐々に自分自身のために自分の声で語るようになっていったのである。そして最終的には，「不登校」という名の問題からもたらされる意味合いは「学校に行けないから駄目」というものから，「自分は学校に行かなくても自分でできることを努力できる人間である」という過程を経て，「不登校とはいろいろな人生を歩む選択肢をもてる状況」という意味づけに変わったのである。この変化は，カウンセリングにおいて劇的である。この生徒が再登校したのではない。しかし，この生徒は自分の人生を自分自身で決めることができるのだという感覚をもつにいたったのである。高校の時に再び学校に行けなくなったとき，この変化が大きな意味をもつものとなった。高校からまた「不登校」であるといわれた時，この生徒は自分のことを駄目な存在や，また不登校状態になってしまった存在であるとみなすのではなく，さまざまな可能性を選択することができる位置づけにおかれたのであると理解したのである。この生徒が有する選択肢は，通信教育，アルバイト，またはボランティアなどさまざまなものがあった。それを自分がとることのできる選択肢として，実感できていたのである。学校に戻るだけの選択肢しかない状況に比べて，自分の人生を自分自身のために決めていくことができるという感覚をもっていることは，人生を生きていくうえでたいへ

ん重要なことである。

　私はナラティヴ（物語）という名称そのものが，かなりの誤解を生じさせている現状を感じている。このアプローチは，オーストラリアのマイケル・ホワイトとニュージーランドのデイヴィッド・エプストンの貢献によってある程度のまとまりをもつにいたった治療的姿勢とその技法である。このまとまりは，大きくみて「ストーリーだてる治療法」「外在化する会話法」「ディスコース・アプローチ」，そして独特の「質問技法」という要素から成り立っている，と私は考えている。各要素については後に述べていくが，興味深い点は，過去にどの要素が強調されたかによって，このアプローチの総称も異なっていた可能性があったことである。しかしそのようななかで，ともかくも「ナラティヴ」という名称が与えられた。

　名称はそのものを他のものと区別する一方で，そのものを限定する。ナラティヴ（物語）という名称によって，本来包括されるべき他の要素を見えにくくしてしまった。特にその名称や概要でしかこのアプローチを知らない人にとっては，その理解は「ナラティヴ（物語）」という言葉がその文化や言語に根付いている意味合いに大きく左右されてしまう。このアプローチは，日本語で「物語療法」「語り療法」「おとぎ話療法」のような言葉から想像される境域に属しているものとは異なっている可能性があることをここで示唆しておきたい。そのため，この本を通して，ナラティヴ・アプローチの全貌を読者に理解していただき，その可能性について判断していただきたい。

　この本の意図するところ，著者たちの背景，私とナラティヴのつながり，そしてナラティヴ・アプローチの概要を説明していく前に，「ディスコース」についてふれておく。この本の内容を理解するうえで重要なキーワードとなるからである。

　一般的に「ディスコース」という言葉は「対話」「話法」「講演」「論文」という意味で使われる。ナラティヴの文脈に近い用法として使われるときには「言説」と訳されたりもする。いずれにしても，この概念を言葉からだけで理解することは難しいと思う。上の不登校の例において説明してみよう。社会において「不登校」という言葉に対して意味づけがなされている。この意味づけは，歴史的にも変化するし，社会的，文化的にも異なっている。つまり，これは何らかの真理を伝えるような言葉ではないのである。しかし日本社会という文脈において，この「不登校」という言葉の意味するところは，この状態に陥っている人やその家族に対しては不全感を，そしてそのような人を支援する人に対しては無力感を与えるものではなかろうか。ところが，学校に行かないという現象はほほどの社会にも存在するし，日本においても学校に行かない状態がそれほど重大な意味を与えられなかった時期もあったのである。だいたい，近代社会になって子どもは学校に行くようになったが，ホモサピエンスが登場して以

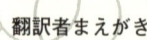

来,学校に行かないために「おかしくなる」ことが「真理」であったら人類は生き残ってくることはなかったのである。開発途上国には学校に行っていない多くの子どもたちがいるが,「不登校児」ではないし,「大人になれない」こともなければ,「集団に適応する力が育たない」ということもないのである。

ナラティヴにおいて,このような場合にはまず「不登校」というディスコースをみていく。これは,この言葉が私たちに対してどのような理解の枠組み,意味づけをもたらし,そのことによって私たちの思考や行動にどのような影響をもたらしているのかを分析するものである。その際に,どの場所,どの地域,どの時代,どの性別,どの人種に対して特に重要な意味をもたらすものであるのかという視点も組み入れていく。

また,専門家に対するディスコースも存在する。それぞれの専門家は,専門知識を身につけ,唯一の真実を探求し,最も適した描写をクライアントまたは患者に対して提供するように求められていると考えられてきた。しかし専門知識も描写の1つにすぎないし,その描写がクライアントをある範囲に限定してしまう。また,その描写をする専門家も個々の経験と社会に存在する多くの支配的なディスコースの影響下にある。資格社会において,資格を得るためにさまざまなハードルが用意されているが,その資格を得るということはその名称でひとくくりにされるということでもある。たとえば,「臨床心理士の〇〇です」という場合,人は名前の部分で判断するのではなく,臨床心理士という肩書きで判断する。あたかも,その肩書きをもっている人間はすべて同じ能力を有し,同じ考え方をもっているかのようにみなされていくのである。そして同時に,その人自身も「臨床心理士」として考え,ふるまうようになる。「臨床心理士」というディスコースを前にして,個人的な感情,考え,思いは消されていく傾向にある。

ディスコースという概念を用いて,たとえば「ここで『教師』のディスコースがあなたに与えている影響はどのようなものがあるのか一緒にみていきましょう」というような問いかけを通じて,人に対する影響をみていくことができるのである。ディスコースという言葉になじみのない日本人には「『世間』は『教師』に対して,どのように考え,どのようにふるまうべきであると考えているのでしょうか」と問いかけると有効であると感じている。日本文化におけるさまざまなディスコースの影響力を,それぞれに対する「世間」の考え方や期待と照らし合わせてみることも有効な手段となる。ディスコースは限りなくあるが,例をあげれば「母親」「父親」「片親」「男」「女」「障害者」「ホモセクシュアル」などのディスコースがある。これらのディスコースを理解していくことは,あえて言い換えれば「世間の価値判断」を見つめていくという

ことである。このようにディスコースを理解することによって，人を苦しめている問題に貢献しているディスコースの重大性や絶対性を取り崩し，その人が自身の人生の主役として，自分で決定権をもち，行動していくことのできる隙間をつくっていくのである。たとえば「このように『教師』のディスコースをみてきましたが，このようなディスコースの言いなりになってはいないと思える部分は，どのようなことがあるのでしょうか」などと問いかけることによって，その人のディスコースに対抗できる資質，能力，考え方に焦点が合わされるのである。そして，「私は『教師』です」とその肩書きでくくられることではみることのできない領域が浮かび上がってくる。

以上のような，ディスコースが人間の考え方や行動に影響を与えているという理解の仕方を「社会構成主義」という。これは，意味の生産において言葉の役割を強調する社会科学の動きであり，その中心的な考えは「人々は自分たちの考え，感情，行動を決定する社会的状況をディスコースからつくりだしていく」ということである。「ディスコース」とは「社会的なやりとりがある場所において，固定的ではない状態にあるが，理解するための枠組みまたは意味の集まり」（Drewery & Monk, 1994）であり，すべての種類の社会的状況がどのように継続されるかを伝える「常識」とみなされている「思い込み」が含まれる。つまり，意味は決まっているものではなく，社会的な文脈でつくられるものであるという考え方である。カウンセリングにおけるこのような側面を「ディスコース・アプローチ」とよぶ。

『ナラティヴ・アプローチの理論から実践まで―希望を掘りあてる考古学』について

本書『ナラティヴ・アプローチの理論と実践―希望を掘りあてる考古学』は，"Narrative therapy in practice: The archaeology of hope"（Monk, Winslade, Crocket, & Epston, 1997）の翻訳である。本書では次のような質問に対して，具体的な事例を用いながら包括的に解説を試みようとしている。

>「ナラティヴ・セラピーとはどのようなものですか？」
>「ナラティヴ・カウンセリングの会話は実際にどのように進んでいくものなのですか？」
>「このアプローチはどのような理論的背景をもっているのですか？」
>「ナラティヴを実践していくためにはどのようにしたらいいのですか？」
>「ナラティヴ・アプローチを教えたいのだけれども，どのようにしたらいいのでしょうか？」

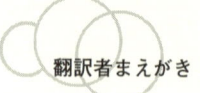

翻訳者まえがき

「ナラティヴ・アプローチはどのような臨床場面に利用できるのでしょうか？」

　この本が編集された当時，この本の著者たちは，ニュージーランド，ハミルトン市にあるワイカト大学のカウンセリング大学院のトレーニングコースで教えているスタッフと，このコースで学んだ臨床家グループのメンバーであった。この大学院に入学するためには5年間ほどの実務経験を要求されるので，大学院生であっても臨床経験を有していることになる。このカウンセリング大学院ではコースの中心にナラティヴ・アプローチを据え，この技法を中心に学生たちが学んでいる。この大学院のプログラムは，初年度80時間，次年度450時間のカウンセリング実習が履修科目に組まれているため，実践的なカウンセリング技術を習得するコースとなっている。カウンセリング実習には，自分の実際のカウンセリング場面をビデオで撮影し提出すること，会話の逐語録を分析して提出すること，コースの教員が実際のカウンセリング・セッションに同席すること，他のカウンセラーの臨床場面に同席して実際のようすを観察すること，そして最終的に年間のカウンセリングの分析・記録（ポートフォリオ）を作成することが含まれている。当然，その他の理論的な科目や技法的な科目を履修しなければならないし，大学院修了のための論文も必要となる。

　つまりこの本は，ナラティヴを教授していく際の試行錯誤とナラティヴを学んでいくカウンセラーの葛藤の産物であるといえるのではないだろうか。そのため，本文の内容には正論だけではなく，カウンセリング過程における葛藤や迷いなども扱われている。

　この本の著者たちはナラティヴの認知度が高まる前からマイケル・ホワイトやデイヴィッド・エプストンと交流をもち，このアプローチを実践し，そのトレーニングを大学院のコースとして提供している。そのため，難解とも感じられるマイケル・ホワイトの著作の解説書として利用できるのではないかということも，この本を翻訳したいと思った動機の1つである。

　本書の構成としては，実際の会話例や手紙などを引用しつつ，ナラティヴ・カウンセリングの流れを提示し，その時々の段階におけるナラティヴ・カウンセラーとしての判断方法や思考方法について説明している。そのため，本書を読むことによってナラティヴの大まかな流れや方向性がつかめると考えている。またナラティヴがどのように他の治療的技法と違うのか，そしてその理由などについても解説を試みているので，どうしてこのような質問や判断をしていくのかという問いかけにも答えを見いだすことができる。

　また一方で，「ディスコース・アプローチ」としてのナラティヴを説明するためには，

社会構成主義的なものの見方を理解する必要がある。しかし，これは往々にして難解なものとなるため，敬遠されがちである。入門書としてはこの部分を割愛して話を進めていく方法も考えられたのであろうが，ナラティヴを実践に生かし発展させていくためには，この部分の理解は不可欠なものとなる。そのため，その説明も第2章で試みている。誰でも最初から十分に理解できるような種類の説明ではないが，ナラティヴ的なものの考え方に慣れていくに従って，理解が進んでいくものである。

後半の部は「精神科疾患」「アルコール依存」「スクール・カウンセリング」，そして「調停」のそれぞれの場面において，どのようにナラティヴ・アプローチを利用していくことができるのかという実践的な視点で書かれている。実際に実践の場で使用することができるアプローチとして，ナラティヴを感じ取ってもらうためには不可欠なものとなるであろう。なお，原書には実践報告として「性的虐待を受けた男性に対するカウンセリング」「グループとして先住民の知識を認め合う実践」「健康を促進していく会話」も紹介されている。少しでも日本の読者にナラティヴの実践を理解してもらいたいという意図から，日本の文脈には強い関連性がないこれらの章は割愛することとした。

私とナラティヴ・アプローチ

私自身も1999年から2001年にかけてこの大学院プログラムに在籍し，この本の著者たちからナラティヴ・カウンセリングを学んだ。世界で唯一マオリ語の名前をもつこの大学に入学したのは，インターネットも発達していなかったときに，郵便による問い合わせなどで偶然にこのプログラムを探すことができたからである。私が日本において心理臨床のつながりなどまったく持ち合わせていなかったために，日本のどの機関とも関連がない，言い換えれば日本では主流となっていないアプローチを教えている場所にめぐり会えたのである。

しかし，ナラティヴのことをまったく知らないままにこのコースを開始したので，ナラティヴという治療的な姿勢とその技法を学んでいくことにはかなりの時間が必要であった。開始時の率直な気持ちとしては，ナラティヴという存在の全貌がまったくみえなかった。理論的な背景となる社会構成主義，ディスコースという言葉がカウンセリングという場面で何を意味するのか。オルタナティヴ・ストーリーとはいったいどのような物語なのか。普通の英会話でも苦労するのに，外在化する会話法に沿った話し方を身につけていくことも時間を必要とするものであった。そのうえ，マイケル・ホワイトの著作で一番有名な『物語としての家族』の一章を読んだことは，ナラティヴを理解するのはいっそう難しいという印象を私に与えたような気がする。後にホワ

翻訳者まえがき

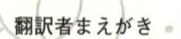

イトがカウンセリングやワークショップをしているところをビデオで見ると，語り口もやさしく平易な言葉で語るのに，文章で書くとなるとどうしてあのようになるのであろうかという点が，他のニュージーランドの学生と共通の疑問であると知ったときには，安堵につながったのを記憶している。

そのようななかで，コース内で教員がナラティヴについて語り，それをそれぞれの学生が自分自身の理解で語り直していく過程のなかに身を置くことによって，徐々にナラティヴというものの外形がみえ始めたのであると思う。また根底において私にこのアプローチをしっかりと身につけたいという気持ちを維持させたものは，ナラティヴが，何らかの問題に苦しんでいる人々に対して敬意をもって接し，彼らの能力や資質などを積極的に活用して問題を乗り越えていくという性格のものである，という理解であった。人のよいところを見つけてそれを伸ばしていくということは，非常にありふれた言い方であるが，いったいそれをどのようにすればよいのかという方法論は意外に語られていない。そのことをこのアプローチが提供してくれるのではないかという点は，私にとって非常に魅力的に映った。

同時に，人々が苦しんでいる問題は，けっして個人的または家族的な問題だけでその重大さが決定されているのではなく，社会的，文化的文脈によって意味づけをされているのであるという視点にも興味を抱いた。問題は個人的なことだけではなく文化的・社会的なものでもあるという，まことに常識的な視点を持ち込もうとしているのである。たとえば「適応障害」という状態を考えるとき，個人的な「適応能力」や個人の適応能力をはぐくめない「家庭環境」だけでなく，適応していかなければいけない「環境」も十分に扱われるべきであるというのは，当然といえば当然の視点である。そして，問題の重大さについても，たとえば，現代社会において「不登校」という言葉が意味することは大きく，関係者に絶望感を与えるものであろう。ところがごく普通のある母親が私に語ってくれたのは，その母親の兄が「過敏性大腸炎」で長い間登校も不安定であったし，高校も卒業まで5年間必要としたが，兄は「病気」であったので，そのために家庭内に過度の不安やいさかいが持ち込まれることはなかったということであった。これは学校に行っていないという現象そのものが変化したのではなく，この社会における意味づけが変化したことの現われであるといえないだろうか。

ナラティヴを実際に実践していくうえで最も困難を感じた点は，外在化する会話法を身につけていくことであった。外在化する会話法に沿って話をすすめ質問を構成することは，通常のカウンセリングにおいてどのように言葉を返していくのかという点だけではなく，その言葉をありきたりな文法に則した方法ではなく，主語に外在化されたものを据えていく形式で文章を組み立てていくという難題を同時進行させなけ

ればならない。そのため当初は，かなりギクシャクしたものであった。質問の形式を使えるようになるためには，質問そのものを覚えてしまうほかなかった。ワイカト大学へは30分ほどかけて歩いて行っていたのだが，その間マイケル・ホワイトの初期の代表的な論文である「質問していく過程：言葉の真価を利用した治療？」（White, 1988）に紹介されている質問をせっせと復唱していたのを思い出す。このような論文で紹介されている質問のスタイルに特徴があることから，ナラティヴ・アプローチは独特の「質問技法」をもつカウンセリング技法であるとも理解されている。

　このようななかで「では日本語においては，どのような話し方で外在化された会話を維持していくことができるのであろうか？」という疑問にたどり着くことは必然のことであった。日本に帰ってまずこの点を試行錯誤せねばならず，かなりの時間が必要であった。この過程を1人の試行錯誤によって行なっているのではなかなか思ったようには進まず，依然として発達段階にとどまっているのが現状である。そのような状態でも，クライアントの能力や資質に焦点をあてていく会話の可能性は日本語においても十分に感じている。

　それでは次に，日本における具体的な例を交えながら，ナラティヴ・アプローチの概要について説明を試みる。

ナラティヴ・アプローチの概要

　さまざまな問題のためにカウンセラーのもとを訪れる人々に，ナラティヴ・カウンセラーは「人が問題なのではなく，問題が問題なのである」という姿勢で接していく。人はその問題のために責められる存在ではなく，問題に苦しんでいる立場の人として理解され，そしてその問題に対して人は何ができるのだろうかという主体性をカウンセリングで扱うのである。そのため治療的な場面において，クライアントとカウンセラーは「共同で」その問題と取り組み，クライアントの本来もっている資質や能力などを発見し活用し，問題にどのように対抗していくかに取り組む。

　人は自分自身のことをさまざまな「物語」によって解釈し，「意味づけを与えて」いく。たとえば自信のある人は，自分の能力や才能を示すいろいろな話を今までの人生のなかから思い出すことができるかもしれない。逆に自分に才能や自信がないと思っている人は，自分の才能のなさや自信のなさを示す話を思い出す。ここで重要なことは，このような物語が私たちの人生において非常に強い影響力をもっていることである。何か新しいことを始めるときに，自信のある物語を十分もっている人はそのように将来を見据えて考えるし，自信がないという解釈を自分の人生に持ち込んでいる人は新しいスタートも自信のない物語にもう1つ章を追加するように感じてしまうのではな

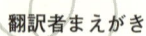
翻訳者まえがき

かろうか。つまりこのような物語は過去や現在の自己像を決定するだけでなく，将来の予言者ともなるのである。カウンセラーのもとを訪れる人々は「問題に満ちた物語，または問題のしみ込んだ物語」に沿って，自分自身やまわりの出来事を解釈し，それからもたらされる意味づけに苦しんでいると理解されるのである。

「問題に満ちた物語」は個人または家族に内在しているものの見方だけからもたらされるわけではなく，私たちが住む世界の文化的，社会的，そして言語的に形成されている物語からも影響を受けていると考える。この社会に存在する「支配的な物語，またはドミナント・ストーリー」は，状況を解釈するときの「ありきたり」の方法であり，文化内に深く染み込み広く受け入れられている「現実」を象徴していると考えるような「思い込み」の集合である。人々はいついかなる時も，誰かに監視されているような「視線」を感じ，支配的な物語に沿って考えふるまわなければいけないかのように感じてしまうのだ。

社会においてありきたりな言葉の使い方によって，さまざまな物語がつくられている。たとえば，学校や家庭という場での「やればできる」「がんばれ」「よい子に」「努力する」という言葉の氾濫は，「やってもできない子」「がんばっていない子」「悪い子」という物語を同時につくりだしている。これらの物語は「がんばる」「努力する」ことが当然であり，あたかもそれはすべての子どもがどのような状況においても自然とできるようなものであるという「思い込み」を，私たちの日常にもたらす。そのためそのような物語に沿わない子どもは，「怠学」や「家庭教育力がない」という別の物語に照らしあわされ判断されていく。そして同時に，これらの物語によって教員や保護者も影響を受けているのである。「いい先生」や「いい母親」になるために「努力」しなければいけないと感じているし，「やればできる」と思わされている。そしてそうできないときには，自分に個人的な資質・能力がないのではないか，または生育時の環境に原因があるのではないかと考えていくのである。しかし何がよいか悪いかの価値判断は，歴史的，社会的，そして文化的な文脈に組み込まれているので，自分がよいと思ってもまわりが悪いといえばそれまで，というようなものでしかないという視点が日々の生活のなかで十分に機能していない。このような環境のなかで，たとえばカウンセリングで子どもと会話しているときに「どうしましたか？」「これからどうしたいですか？」などとありきたりの言葉で聞いても，所詮得られる回答は「もっとがんばります」といった既成の表現にとどまる可能性が残されてしまう。

ナラティヴのカウンセリングにおいては，このように真実や現実と見せかけて社会的実践の基礎となっている，あたりまえとみなされる仮説や仮定のベールをはがしていく過程を実践する。この過程を「脱構築」とよぶ。これは，ディスコース，または

支配的な物語において，それらからの要求や論理を受け入れることはもはや避けられないことではないと明白にするために，隙間や矛盾に光をあてることによって成し遂げられる。脱構築は敵対的要素が少ない一方で，批判や対決よりも遊び心を持ち合わせているものである。

　このような考え方に基づいていくと，人は自分のことをどれほど無垢の状態から自分自身で決定できるのか怪しくなってくる。事実，一般的にどれほどの人たちが自分のしたいと思うことができずにいるのかを考えると，完全な自己制御というものを前提とするべきではないのである。そして，まさしくこの点において「外在化する会話法」の必要性が理解される。外在化する会話法とは，「人々にとって耐えがたい問題を客観化または人格化するように人々を励ます，治療における1つのアプローチである。この過程において，問題は分離した単位となり，問題とみなされていた人や人間関係の外側に位置することとなる。問題は，人々や人間関係の比較的固定された特徴と同様に生来のものと考えられているが，その固有性から解き放たれ，限定された意味を失っていく」(White & Epston, 1990) ことを目的としている。つまり，人と問題となる事柄の間に隙間を持ち込むような話し方であり，問題がその人の一部というよりはあたかも個別の実体，または自身の権利を主張する性格さえもつかのようにみなされる。このことによって，その人と問題の関係をはっきりとさせる機会をつくりだすのである。

　外在化という手段を用いる必要性をもう少し検討してみよう。リストカットをしている子どもに対して，ありきたりに「どうしたの？」「どうしてリスカをするの？」と聞いても，相談にきた生徒がリスカからもたらされた罪悪感や嫌悪感の虜になっている場合には「おまえは何でそんなことをしているのか」という問いとして理解されてしまう可能性がつきまとう。これは，過去の経験においてこの問題と本人との関係，そしてそのことに対して周囲からどのようなことを本人が言われてきているかに大きく影響されているが，話をする前にそのことを知るすべはない。何気ない一言の解釈（意味づけ）が会話を「非難モード」に変えてしまうのである。

　外在化する会話法においては，「『切ること』はあなたをどんな気持ちにさせてしまうのですか？」「『リスカ』があなたの人生に入り込んでしまうような出来事が何かあったのですか？」「『リスカ』は，あなたに手首を切らせることで，家族とあなたの関係をどのようなものにしてしまうのですか？」などの表現を用いる。外在化する会話法によって，非難モードから「探求モード」に移行することができるのである。このことによって，問題からもたらされる影響の全貌を描写していくことができるようになる。これを可能とするのは，クライアントの人生に対して「好奇心」と「敬意」を

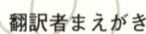
翻訳者まえがき

もって接していくというナラティヴ・カウンセラーの基本的な姿勢なのである。

そのため、外在化によって「1. 誰が問題に対して責任があるのかという論争も含め、人々の間の非生産的な葛藤を少なくし、2. 問題解決の試みにもかかわらず存続する問題のために、多くの人々がもつにいたった不全感を帳消しにし、3. 問題に対して一致団結して立ち向かい、人々やその人間に対する問題の影響から身を引けるような方法を示し、4. 人々が、問題やその影響から、彼らの人生との人間関係を取り戻す、新しい可能性を開き、5.『恐ろしくシリアスな』問題に対する、ライト感覚でより有効な、それでいて、さほど緊張しなくてすむアプローチをとる自由を与え、6. 問題に対しては、モノローグ（独話）よりもダイアローグ（対話）を提供する」（White & Epston, 1990）ことができるのである。

トム・アンデルセン（Andersen, 1991, 1995）らのチームが提唱しているリフレクティングという手法がある。この言葉は本来鏡が光を反射（リフレクト）することを意味する。この言葉がカウンセリングの場面で用いられるとき、日本語に訳すと、相手に対してリフレクトするということは「相手が自らを省みることができるように言葉を返す」ということであるし、自分自身のなかでリフレクトするということは、「内省」、つまり「省みていくこと」である。よってこの本のなかでは「内省」または「省みること」という訳語を当てている。外在化する会話法を用いると、「内省」を促していくという作業も相手を非難することなしにできやすくなると考えている。しかし注意してほしいのは、ここで「反省」という意味をまったくもたせていないことだ。相手に「反省」を促していくという姿勢ではけっしてない。

日本で一番頻繁に語られている側面に「ストーリーだてる治療法」としてのナラティヴがある。これは、「話し相手の語るストーリーこそが、その人の人生を形づくっていると考え、そのストーリーの改訂のために、より好ましい素材を一緒に探し、新しいストーリーを共同で練り上げていくアプローチ」（小森, 2001）と要約される。ここで、個人の物語とその外側に存在するディスコースがどのように絡み合っていくのかという視点を加味しながら、この側面を検討してみたい。

たとえば、さまざまな理由があるのにもかかわらず、結果的に離婚などによって1人で子育てをしている母親が「片親（シングル・マザー）」の話をすることがある。「自分は片親で子育てをしているので、しつけだけはしっかりしようとしてきたのに、子どもが学校に行きたくないと言い出してどうしたらよいのか。やはり片親だけでは難しいのでしょうか」と言うとき、この母親は「片親」という物語に沿って、自分自身のことや今起こっていることを解釈している。ナラティヴにおける言い方をすれば、「社会に存在する『片親』というディスコースが、この母親の人生を形づくってしま

っている」となるであろう。このときナラティヴ・アプローチは，まず「片親」というディスコースがこの母親に及ぼす影響をみていく。どれほどこのディスコースが母親の人生・生活に影響力をもっている存在であるのか，を把握していくのである。

このように影響を描写していく作業をマッピングという。マッピングとは「地図を描いていく」作業である。紙の上に，まず中心に影響力をもつ源を置き，そのまわりにそれが及ぼす／与える影響を一つひとつ書き込んでいくことで，この影響の全貌を表わすマップ（地図）ができあがるのである。ナラティヴの文献で使用している比喩には，このように人間のありようを地理的な描写を用いて表現しているものが多い。たとえば，人の行動や意識があたかもそれが風景であるかのような描写（「行為の風景」や「意識の風景」）や，人間のありようのことを「地図」として理解していく描写である。このような比喩の使い方はあまり日本語では用いないので，この翻訳においては地図を描いていくということを「描写」するとした。

さて，「片親」というものがとうてい真理を示す概念などではなく，社会に存在する一種の神話的なものである可能性をカウンセラーと共同的な姿勢で見極めていく。つまり，この物語が社会で影響力をもたない時代はあったのだろうか，この物語を強力にしているものは何であろうか，この物語が私たちから見えにくくしているものは何であろうか，というような問いかけに取り組んでいくのである。このときの段階を「脱構築」と言い換えてもよい。

その後，この母親の人生・生活において，社会に存在する「片親」という物語の影響を受けていない部分はどこであるのかという領域を見つけていく。この領域にあるものを，マイケル・ホワイトの用語では「ユニークな結果」という。「ユニークな結果」とは，その人の人生において支配的な物語（ここでは「片親」）から生じていると説明することができないもの，因果関係の外にあるものである。つまり「片親」という物語がこの家族に入り込んでいるのにもかかわらず，「片親」という物語から生じることがユニークであると感じられる成果（結果）が，影響を受けていない領域であり，支配的な物語からみると「例外」なのである。そのため，それはさまざまな可能性を示唆する入口となり，「輝かしい瞬間」とも表現される。

そこでナラティヴの視点は，この母親はどのようにしてユニークな結果を生じさせているのであろうかという，この母親の能力，資質，性格，考え方などに焦点をあてていく。そして焦点をあてられたこの部分が，この母親が自分自身の物語をつくりあげていくためのエピソードとなる。物語はいくつかの章で構成されるので，エピソードを集め，それぞれのエピソードに対してこの母親はどのような貢献ができてきたのであろうかという視点で，それぞれの章が語られていく。このとき，この物語は「片

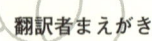

親」というような物語に沿ったものではなく,「新しい物語,またはオルタナティヴ・ストーリー」となるのである。当然,新しい物語にふさわしいタイトルがつけられていく。

　このような物語の重要性は,過去のことを語っているだけのものではなく将来の予言者として私たちに影響力をもつことだ。「片親」という物語から予想されるものと,この母親の能力や資質に沿っている新しい物語から予想されるものとには,大きな開きがあることは容易に想像できるであろう。そのためカウンセリングというものを通して,将来的な展望を生み出すことのできるこのアプローチは,クライアントのみならずカウンセラーさえも可能性を感じていくことができるのである。

　新しい物語とはいったいどのようなものであるのかということを別の視点からながめてみることにしよう。外在化された表現を用いれば,支配的な物語が人の人生に影響力をもち,考え方や行動までも操っているとなる。ナラティヴ・アプローチでは,その人自身が自分の人生に影響力をもち,考え方や行動に対する選択肢の決定権をもつように支援する。そして,このようなことができる状態を「エイジェンシーをもつ」という言葉で表現する。「エイジェンシー」とは人が自分自身のために行動し,自分自身のために話す「声」をもつことができる機能をさす。このエイジェンシーは権利であるというよりは,獲得されるべきものである。

　ナラティヴ・アプローチでは,治療実践家の立場をクライアントの新しい物語の「共著者」という位置づけで説明する。共著者という立場は,クライアントとカウンセラーが共同して新しい物語を書いていく作業において,パートナーとなることを意味する。この視点は上下関係または対等な関係で論じられることが多かった治療関係に新しい見方を提供するものである。つまり,時にはカウンセラーも物語に貢献するような語り手となるし,クライアントも時にはカウンセラーの上に位置づけられるのである。ナラティヴにおいては,カウンセラーはもはや聞く人だけの役柄でもないし,ましてや解釈をしていく存在でもない。

　つまり,ナラティヴ・アプローチは治療的会話を推し進めることである。会話とは当然双方向のものである。別の言い方をすれば,モノローグ(独語)とダイアログ(対話)の違いである。たとえば,傾聴という過程を通してカウンセラーからの言葉がほとんどない場合には,その状況はクライアントのモノローグと化しているのではなかろうか。このモノローグの状況でも「内省」的な思考法が十分に発達している人であれば,新たな視点や考え方にたどりつく可能性が生まれるのであろうが,すべての人にこのことがあてはまるとはなかなか想像できない。比喩的な説明をすれば,地球上の種はオスとメス双方の貢献(交配)によって進化の度合いが加速された。双方向の

貢献という視点をカウンセリングにおける会話に持ち込むことによって，その会話で生成される意味が格段に広がっていく可能性を探求していくのである．

最後に

　ナラティヴは，クライアントだけでなくカウンセラーも勇気づけられるアプローチである．このアプローチの応用は1対1のカウンセリング場面だけでなく，カップルやグループに対して，またスーパービジョンやコンサルテーションに対しても利用することができる．このようなナラティヴを日本で活用していくためには，英語圏で発達したナラティヴの外在化する会話法や独特の質問技法を日本語で発展させていく必要がある．つまり，ナラティヴ的な言葉のバリエーションをふやしていくという言い方もできる．たぶん，翻訳されたままの質問をそのまま使用していくことにはためらいが生じるであろう．そのためには，ナラティヴ・カウンセリングのやりとりを実際に観察したり体験したりして，そこで使われる表現や言い回しを検討していく必要性があると考える．この外在化や質問技法は実際に聞いたり使ったりしてみると，文章から感じるほどには奇異には感じられないので，体験し慣れていくという過程が不可欠なものなのである．

　筆者と共翻訳者であるバーナード紫もこの大学院のコースを実際に履修した．彼女は英語教育の専門家であるが，ニュージーランドのワイカト大学付属の語学研究所で10年ほど学生アドバイザーとして勤務していた．その間の経験に基づいて，ナラティヴの重要性と可能性を感じている．翻訳にあたっては，分担して翻訳をすすめ，文章を最終的に校正して原稿を仕上げるという方法ではなく，どちらかが下訳したものをお互いに校正して，最後には読み上げて確認するという方法を選択した．翻訳の過程がまさしくナラティヴ的な共同作業であったことはとても喜ばしいと感じている．それでも，英語解釈の質を維持するためには彼女の貢献は計り知れなかったということをここに記しておきたい．

　この翻訳プロジェクトにあたって，神戸松蔭女子学院大学の坂本真佐哉さんには，出版会社との調整にとどまらず，翻訳のお手伝いもしていただいた．ここに心から感謝の意を表明したい．2007年度にはワイカト大学で客員研究員として研究をされているので，今後ナラティヴの語り手として活躍していただけることを期待している．また北大路書房の木村健さんには，この本を出版するにあたり，多大な支援をいただいた．興味を示してもらうということがどれほど勇気づけられるものかということを肌身に感じた経験であった．このような機会を提供していただき，有意義な経験をさせていただいたことにたいへん感謝している．翻訳の校正については西薗良太さんに

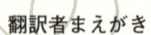 翻訳者まえがき

ていねいに文章を読み込んでもらい、翻訳の精度の向上に貢献していただいた。西薗さんは大学生であるが、言葉の意味と文章の文脈を追うことについて類いまれな力を発揮して、私たちの翻訳作業には欠かせないパートナーとなってくれた。最後に、ワイカト大学で勉強をともにした人たちとのつながりもこの翻訳にあたって重要なものであったことを付け加えたい。

国重浩一

文献

Andersen, T. (1991). *The reflecting team: Dialogues and dialogues about the dialogues*. New York: W. W. Norton. 鈴木浩二（訳）　2001　リフレクティング・プロセス―会話における会話と会話　金剛出版

Andersen, T. (1995). Reflecting processes: acts of informing and forming. In S. Friedman (Ed.), *The reflecting team in action: Collaborative practice in family therapy* (pp. 11-37). New York: Guilford.

Drewery, W. & Monk, G. (1994). Some reflections on the therapeutic power of poststructuralism. *International Journal for the Advancement of Counseling*, 17, 303-313.

小森康永　2001　訳者あとがき　小森康永（訳）　新しいスクール・カウンセリング―学校におけるナラティヴ・アプローチ　金剛出版

Hoffman, L. (1992). A reflective stance for family therapy. In S. McNamee & K. J. Gergen(Eds.), *Therapy as social construction*(pp. 7-24). Thousand Oaks, Calif.: Sage. 野口祐二・野村直樹（訳）　1997　ナラティヴ・セラピー―社会構成主義の実践　金剛出版

White, M. (1989). The process of questioning: a therapy of literary merit? In M. White, *Selected papers*. Adelaide: Dulwich Centre Publications.

White, M. & Epston, D. (1990). *Narrative means to therapeutic ends.* New York: W. W. Norton. 小森康永（訳）　2002　物語としての家族　金剛出版

目　次

日本の読者のみなさまへ　i
翻訳者まえがき　iii

第Ⅰ部　理　論　1

第1章　ナラティヴ・アプローチとは……………………………………3

ピーターの物語　4
ナラティヴ・アプローチの特徴　5
ナラティヴ・アプローチに影響を与えたもの　6
問題を解体，脱構築すること　8
影響の描写と外在化する会話法　9
問題に向かってクライアントとカウンセラーが団結する　13
オルタナティヴ・ストーリーを探して　14
好ましい物語の履歴を書き上げていく　15
自己を再定義する始まり　18
観衆を生み出す　19
　　可能性を探る質問を通して将来に備える　20
決まり切った手順ではない，ナラティヴ・アプローチのあり方　22
ナラティヴ・カウンセラーの姿勢　23
好奇心の重要性　24
人が問題なのではない，問題が問題なのだ　25

第2章　ナラティヴ・アプローチの理論的背景………………………27

言語とその力　28
　　意味のある人生を生み出す　29
　　ディスコースと力関係　30
　　位置づけ　31
ディスコースを通して形づくられる私たち　33
　　位置づけの要請　34
　　現実と知識　35
　　相対主義と倫理的実践　36
理論をどのように実践に結びつけるか　36
　　物語とオルタナティヴ・ストーリー（新しい物語）　37
　　エイジェンシー，あるいは「自らの声をもつこと」　38
　　耳をすませ，脱構築すること　38
　　外在化　40

xix

目 次

　　　「問題」の再検証　41
　　　再び，アイデンティティ　42
　自分自身の位置づけ　43

第3章　治療的関係（カウンセリング関係） ……………………………… 47

　カウンセリング・ルームに入る前に　48
　　　共著，または権威を分け合うこと　48
　　　職業的な実践　49
　カウンセラーが話す前に　51
　　　つながりをつくりあげていく　53
　　　カウンセラーの権威を利用する　56
　　　物語を聞く　57
　　　観客としてのカウンセラー　59
　　　新しい物語を有効なものとしていく　61
　　　マリオンの物語　63
　　　カウンセラーの物語を持ち込む　65
　　　転　移　67
　　　もう少し転移について　70

第4章　ナラティヴ・アプローチのトレーニング ……………………… 73

　ナラティヴ・アプローチと他の方法論との比較　74
　　　機械の治療：故障した機械を修理する　74
　　　ロマンティシズムの治療：タマネギの皮をむく　75
　　　ポストモダンの治療：物語　75
　ナラティヴ・アプローチの主要な概念と技法　76
　　　より好ましい描写　77
　　　忍耐強く，純粋な好奇心をもつ姿勢　78
　　　ディスコース　83
　　　位置づけ　84
　　　脱構築　85
　　　エイジェンシー　88
　つまずきとなる障害をどう切り抜けるか　89
　　　外在化する会話法の使用　90
　　　問題がその人に与える影響を描写する　92
　　　クライアントが好む状態を決定する　94
　　　クライアントが問題に与える影響を描写する　95
　　　問題から離れているユニークな出来事を探し出す　96
　　　望ましい出来事に貢献した力を探求する　98
　　　好ましい発展を見守る観衆を探す　99
　　　変化が自己描写に与える影響を認識する　101
　　　新発見の効果の可能性を考える　101
　カウンセリングにおける発展を記録する　102
　　　手紙を書く　102
　継続的な発展を支えるために　104
　「それではご機嫌よう」と言う前に　104

第Ⅱ部　実　践　107

第5章　レイラと虎：精神医学におけるナラティヴ・アプローチ……………109

治療の開始　112
　予　約　114
　精神科の病歴を記録する　117
　クライアントからの主訴　120
　主訴の経過の記録　120
　家族歴　124
　個人歴　126
　以前の精神科の病歴　128
　投薬治療の記録　131
省みていくこと（内省）　133
　内省する同盟関係　134
　関心を分け合うコミュニティ　136
　職業的なスーパービジョン　138
個人的な変革　138
　害を与えない　139
　同僚の反応　140

第6章　アルコール依存の物語に対抗する……………143

個人的な歴史を再考する　146
ひとくくりにしてしまう描写の問題点　148
　障害の言語　149
　性差別主義的言語　149
　「アルコール」のアイデンティティ　150
アルコール・カウンセリングにおけるナラティヴ・アプローチ　150
　アルコールの外在化　152
　文脈のなかのアルコール　154
　アルコールの擬人化　155
　アルと離別する　158
　責　任　161
　エイジェンシーを取り戻す　163
　「アルコール依存」のディスコースとそれが私たちの目をくらます力　165
　対処する力を取り戻す　166
　新しい物語をつくりあげる　168
　新しい物語の観客をつくりだす　172

第7章　ナラティヴ・アプローチによるスクール・カウンセリング……………175

「壁」　176
　問題を人から分離する　177
　壁の隙間　180
　観衆を広げていく　181

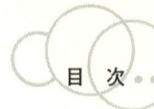

目　次

カウンセラーにとっての資源としての学校　182
取り崩しの後で　184
　　前に戻ること　184
　　新しい物語を文章化する　185
学校のショート・ストーリー　187
　　サリーと「落ち込み」　187
　　盗みからの脱出　188
　　学校でのトラブル　190
カウンセリング関係における位置づけ　191

第8章　調停における問題解決からナラティヴ・アプローチへ……………………193

問題解決モデル　193
新しいナラティヴの比喩　194
　　シナリオ　195
　　物語の背後の物語　196
調　停　197
　　調停者による事前の調整　198
　　分離セッション　199
　　問題の物語における人物の影響を描写する　202
合同セッション　203
　　調停者の役割　203
　　ナラティヴの質問技法　204
　　オルタナティヴ・ストーリーを発展させる　207
合意を発展させる　210
　　新しい物語を維持する　210
　　合意について振り返る　211

文　献　214
人名索引　216
事項索引　217

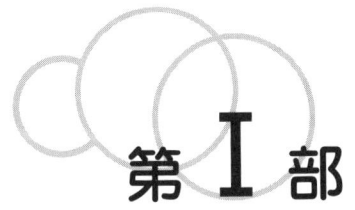

第 I 部

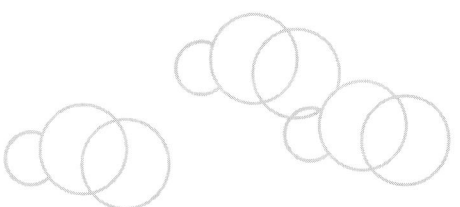

理 論

第1章
ナラティヴ・アプローチとは

ジェラルド・モンク (Gerald Monk)

　細心の注意と正確さで考古学者は，製菓用のブラシほどに小さな器具で地表をていねいに払い除けていく。このような注意深い動作を通して，一片の遺物をさらけ出していき，その行為を続けることによって，次の遺物もやがて現われてくる。バラバラの断片は識別され，探索が続くにつれて断片は互いに組み合わさっていくのである。断片にしか見えないものに対する細心の観察により，考古学者はその断片を組み立てていく。断片として残っていた人生における出来事の詳細が構築され，本来の意味が単に地形の起伏としか見えなかったものから生まれてくる。
　ナラティヴ・アプローチの実践家には考古学者のもつあらゆる観察力，ねばり強さ，注意力，慎重さと繊細さが必要とされる。わずかな情報の断片から，特定の文化に根差した物語が始まるのである。
　考古学者とは違って，ナラティヴの実践家は目まぐるしく動き，ダイナミックで生命力にあふれた息づく文化のなかで仕事をしていく。そのカウンセリングの場には個人やカップル，あるいはグループとして人々が訪れる。
　カウンセリングにおけるナラティヴの方法論とは，人生における問題によって覆い隠されてしまった才能や可能性を一緒に探求する旅に，クライアントを招待することである。考古学者の道具によって発掘されるだけでしかない受け身の土壌としてではなく，クライアントは何か実体のある，価値のあるものを再構築するための協力者としてはたらくのだ。ナラティヴの実践家は気長で思慮深いねばり強さを頼りに，クライアントが人生における意義深い体験の破片を拾い集める手伝いをする。時として，これらの貴重な体験は，クライアントを人生の途上で立ち往生させてしまうような問題を回避する道を開いてくれるであろう。またある時は，それは人生を再構築する苦

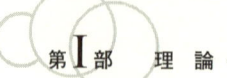

しみの途上での，小休止の合図となるかもしれない。

　ナラティヴ・アプローチには楽観的な姿勢が必要とされる。多くの場合この治療的な会話においては，物語の主人公は病理学的に分類された犠牲者ではなく，勇気あふれる勝者として位置づけられる。惨めな人生を送っている希望のない個人ではなく，鮮やかな物語を語る生き生きとした個人なのだ。物語はそれが語られるなかで，その語り手を変えるだけではなく，その物語の特別な聞き手としてのカウンセラーも変えていくだろう。

　この本はナラティヴ・アプローチによるクライアントの物語を集めて書かれている。それらの物語は希望，成功，そして汚名返上の機会が生まれてくる源として作用しているのである。まずは，ある少年とその両親に対するカウンセリングの模様を描いた物語によって，ナラティヴ・アプローチを紹介する。

ピーターの物語

　ピーターは12歳で，3メートル先くらいまでしか見えないうえ，そこまでの視力もかすんでおり，生まれた時からほとんど盲目といってよかった。それでも彼は家庭でも学校でもバランスのとれた少年だと両親は感じていた。カウンセリングに来るようになった前の年に，彼は一連の手術を受けることによって完全に正常な視力を回復したが，この急激な変化が深刻な問題を引き起こしたのだった。

　世の中はピーターが想像していたよりずっと醜かったのだ。今やピーターには物事の表面だけでなくその背景も見えてしまう。彼にとって一番つらかったのは，毎日学校に行ってまわりの連中が噂しあったり，あざ笑ったり，ケンカしたり，しかめっ面をするのを見ることだった。あまりにもたくさんのことを一時に把握しなければならなかった。学校の教室は醜い場所に見えたし，彼が話すときにクラス中が自分を見ているのは恐ろしかった。以前には目の前にいるほんの数人がぼんやり見えているだけだったのに，今はみんなが彼に注目しているのが見えるのだ。彼は以前の友達から離れていった。心のなかで描いていた姿とは違っていたからだ。友達のなかには馬鹿みたいにみえる者もいるし，つまらないことをする者もいた。

　ピーターは学校に行くのをやめた。両親のジョアンとブルースは事の成り行きに衝撃を受けた。正常な視力は「正常な生活」を意味すると思っていたのに，その反対のことが目の前で起こったからだ。ピーターは完全に見えることがいやで，以前の見慣れた世界に戻りたがった。カウンセリングにやってきた時，両親は途方にくれていた。

第 *1* 章　ナラティヴ・アプローチとは

「『見えるということ』はどんなふうに物事を変えてしまったんですか？」と私はピーターに焦点をあてて尋ねた。

「あの，ただすべてが違うってことなんです…学校はきらいだし，戻りたくないよ」とピーターはうつむいた。

「『視力』が君と友達の間に割って入ったのですか？」

ピーターは，今はちょっと友達を見たくないのだと言った。本当はできるなら家を離れたくないのだ，と。

「『視力』があなたを家の中の囚人にしているということですか？　前には好きなように出入りすることができたようだけれど？」と私は言った。

彼はお父さんのコンピュータで遊んでいるので，家にいれば幸せなのだと答えた。

「『見えるということ』はあなたのお母さんやお父さんにはどんな影響を与えたのでしょうね？」

長い沈黙が続いた。「お母さんはすごく動転していると思う。お母さんとお父さんはいくつも手術を受けさせるのでとてもたいへんだったのに，今は前より悪いんだもの」

ジョアンが口をはさんだ。「こんなことが起こったのが信じられないんです。この2年というもの，家族はみんなたいへんだったんですよ。手術がうまくいくかどうかわからなかったんです。ピーターが正常な視力を取り戻せる可能性は60％と言われました。それまでの視力までなくす可能性もあったんです。適応していくための問題があるのだとはわかっていましたけれど，こんなことが起こるなんて考えてもみなかったんです」

ピーターの父親ブルースが憤慨したようすでつけ加えた。「ピーターはとても積極的な子だったんです。視力はすごく限られていたけれど，いつも友達と外に出ていたし，わかりますか，何でもやってのけてたんですよ。この『学校に行かないという問題』はもう3か月にもなるんです。ピーターはもうかなり学校を休みました。私どもは手術のあと2, 3週間はようすをみようと言っていたんですがね。2人とも本当にがっかりしているんですよ」

○○ ナラティヴ・アプローチの特徴

この会話のやりとりはナラティヴ・アプローチがもつ会話の風味を少しばかり提供してくれる。だいたいの部分は，カウンセリングを開始するにあたっての会話と大差

はないかもしれない。しかしながら，ピーターと彼の両親がつくりだす世界に接近する際に，人が抱える問題をめぐって当人か周辺の者を責めてしまうという一般的な傾向をくつがえす意図的な試みがここにはすでにみられる。このカウンセリングの場でピーターと両親を，問題は誰のせいかという会話に引き込むのは容易だったろう。ピーターは両親と自分自身への期待を裏切ったと感じていた。それに手術の前にはすべてうまくいっていたのだから，手術を受けさせた両親に対していささか腹を立てていた。ジョアンとブルースは今，考えも及ばなかった影響に気づき，まず手術を勧めたことからして自分たちを責めていた。2人は動揺し，苛立ち，そして手術後のピーターの行動に傷ついていた。

　ナラティヴ・カウンセリングの大きな特徴の1つに，マイケル・ホワイト（White & Epston, 1990; White, 1992a）の提唱した外在化する会話法の使用があげられる。この会話法は自分を責めること，お互いに非難し合うこと，相手を決めつけることのような，カウンセリングにおいて生産的で望ましい結果を導くのを妨げる態度や姿勢から焦点をずらしていく。「『目が見えること』があなたにどんな影響を及ぼしていますか？」とか，「どんなふうに『視力』があなたを家の中の囚人にしているのですか？」といった質問は，ピーターが学校に行かなくなったという個人の力不足やブルースとジョアンがピーターを登校できる状態にもっていくことができないという欠点ではなく，「正常な視力」が引き起こす諸問題に対して明確に焦点をあてている。この言語的な策略によって，ピーターの視力の回復によって引き起こされた問題に家族が一丸となって対処するように先導する端緒が開かれるのだ。

　手術の前にジョアンとブルースとピーターは，ピーターが正常な視力を手に入れたときの物語をつくりだしていた。この物語を語ることは彼らを興奮と希望と期待で満たし，彼らを手術へと踏み切らせたのだった。しかし，ピーターが視力を手に入れることで実際に体験したのは，苛立ちとくやしさと後悔に満ちた物語だった。

　物語の比喩を使うことによって，ナラティヴ・アプローチはピーターの視力回復に伴う筋書きをふくらませることに焦点をあてていく。クライアントの一人ひとりが自分だけの筋書きをもっている。いく人かの家族のメンバーに同時にインタビューすることによって，問題に満ちた物語の，詳細な改訂版が編み出されるのである。

◯◯ ナラティヴ・アプローチに影響を与えたもの

　物語の比喩を治療的な手段として使う方法の出現は，主としてマイケル・ホワイト

第 *1* 章　ナラティヴ・アプローチとは

とデイヴィッド・エプストンの業績である。カウンセラーであり，いくつかの著書をもつこの2人は，彼らの実践の哲学的な論拠を求めて探索の網を広げた。ここでその論拠の詳細な探索について述べる紙面はないが，ナラティヴ・アプローチの発展に大きな貢献をした主要な人物については簡単に述べる必要があろう。

　人類学者であるとともに心理学者でもあるグレゴリー・ベイトソン（Bateson, 1972, 1980）は，初期のホワイトとエプストンにとってのひらめきとなった。2人はベイトソンの現実認識の主観的な本質と学習の本質に関する概念に魅了された。学習がいかに起こり得るかを理解するうえでの，ベイトソンの最も大きな貢献は，彼による「差違のニュース」についての考察である。彼は，人間が新しい情報を関知し習得するには，人間はある時における一連の出来事と，異なる時におけるそれとの比較の過程を経なければならないと述べた。ホワイトはクライアントの多くが問題に適応していき，これらの問題がいかにその生活に影響を与えたかを考えないことに気づいた。また，クライアントは問題の影響を抑えるのに自分にどれ程の力があるかについて考えてみることがないことにも気づいた。ベイトソンの「差違のニュース」の考えに基づいて，クライアントに問題の増強や減少に伴う微妙な変化に注意を払ってもらうことによって，自らの能力に対する洞察力を高め，それによって心配事に対処する際にはっきりした展望をもてるようになることの手助けができる，ということをホワイトは発見したのだった。

　この手法はデイヴィッド・エプストンとマイケル・ホワイト，そしてシェリル・ホワイト（White, C.）との会話によってさらに練り上げられていった。彼らは物語の比喩について，互いの考察を共有したのである。民俗誌学者であるエドワード・ブルーナー（Bruner, 1986）は，人間が自己の体験を理解し納得する手段として物語をつくりあげていることを明らかにした。この物語が，どの体験が外の世界において表現され，上演されるかの選択を決定する。この物語の比喩がカウンセリングの場で発展するにつれて，それは幅広いクライアントに対して有効な方法であることがわかった。

　ナラティヴ・アプローチが形づくられる過程において最も深く影響を与えた人物は，フランスの歴史家であり哲学者であるミシェル・フーコー（Foucault, 1980, 1984a, 1984b）であろう。マイケル・ホワイトは，学術的に不透明かつ深遠なフーコーの著作を力強く実行可能な資源に変えた。ここでこの治療的な過程を考察するために，フーコーの著作の多岐にわたる意味合いを詳しく述べることは不可能である。しかし，フーコーの著作のすべてを通しての主題は，あらゆる職業的な実践が確立されていくなかで起こる従属の過程である。彼は，社会というものがいかに「正しい」行動の基準を構築し，各個人がその規範に準じなければならないと感じるか，を論じた。この

第Ⅰ部 理論

正しい，あるいは「客観的な」規範というものが，ことに治療に携わる職業を，意図的にかそれと気づかずにか，どのような生き方が望ましく適正で容認可能なものであるかを類別し，判断し，決定する方向へ導くのである。フーコーはさらにこの実践が生み出す害悪を識別していく。

フーコーの論文は，本人が意図する人生を送ろうとする人々を閉じ込め，束縛し，弱体化させていく，正常化を強いる実践が与える損害に取り組むことのできるさまざまな治療的方法論を，マイケル・ホワイトが展開する導きとなった。フーコーの理論のなかで関連のある部分は，第2章で論じており，治療的な分野でのホワイトによる発展や解釈はこの本全編を通して述べている。

文学論，解釈学，フェミニストや批判理論など，社会科学や人文科学の分野から得られた知識はマイケル・ホワイトとデイヴィッド・エプストンによって治療的な会話の領域に置き換えられ，カウンセリングにおける際立って斬新な可能性を開いたのである。

問題を解体，脱構築すること

ナラティヴ・アプローチを用いるカウンセラーは，提示された問題の脱構築に取り組む。クライアントがその状況をさまざまな局面から探索できるような機会を提供する質問をするのである。この行為はそもそも問題が生じるのに貢献している暗黙の文化的前提をあらわにするのに役立つ。たとえばカウンセラーはその問題が初めて生じたのはいつか，それが人々の自己評価にどのような影響を与えたかを見つけ出そうとする。

ピーターが視力を取り戻したことは周辺のすべての人から代価を強要した。ピーターの物語であまりにも皮肉であったことは，正常な視力に大きな価値を認め肉体を治療矯正し回復させるような高度な技術を生み出す社会において，その支配的な基準から大きくはずれた場所に位置する物語だったことだ。ピーターとは違って，私たちは視力がそこなわれる可能性におびえるだろう。正常な視力が必要な機能であることは当然だと考えるだろう。ブルースとジョアンが当初望んでいたことは，当然のことながら，普通に見ることができないのは欠陥であるか障害であるとする社会の基準に沿った考え方であった。

ピーターは他の人々から告げられることによって，自分には欠陥があると知ったのだった。正常な視力をもったことはなかったから，何が欠けているのかを知らなかっ

たし，自分の人生が進んでいく方向に大方は満足していたのだ。しかし，成長するにつれて普通にふるまうことを期待されている環境に順応していくのはだんだん難しくなっていった。学校では，生徒たちに課される複雑な作業についていくことが困難になってきた。サッカーをするときに他の生徒についていくのは，時には本当にたいへんだった。

影響の描写と外在化する会話法

　ピーターの両親と私との会話が進行するにつれて，私はこの問題が彼らにどう影響したか，今現在どう影響しているのか，これからどうなるのかに興味を抱いた。ことは明らかに悪化していたからだ。

　このことは私のカウンセラーとしてのニーズを満たすための不健全な陶酔ではけっしてない。多くの場合，カウンセラーは問題に満ちた物語を完全に語り尽くすことを避けようとするだろう。そのような物語が引き起こす絶望や落胆に，クライアントやカウンセラーが溺れたり打ちのめされたりするのをおそれるからである。このようなことが起こる可能性を最小限に抑えるために，私は問題を「外在化する会話法」を用いた。すなわち，すでに述べたように，自分を責めたり，非難しあったりして内側へ取り込むことから注意をそらし，ピーターと家族のメンバーを問題から引き離す方法である。

　インタビューの初期の段階で私は2つの技法を用いた。第1に，私は家族の一人ひとりに対する問題の影響を位置づけた。正常な視力というものが，この家族にどんな影響を与えたのかを知りたかったのだ。たとえば，ピーターの視力に対する態度はブルースにどんな影響を与えたのか？　これらの影響に焦点をあてることによって，ピーターの世界がすっかり変わってしまったことが，家族のみんなにどんな圧力を及ぼしているかが明らかになるだろう。このことが，生活者としての家族のメンバーにどのような代価を強いているかが理解できるだろう。家族の一人ひとりにこのような質問をすることによって，この問題がどのように彼らの人間関係に反映し，それぞれに影響を与えているかを理解する機会を提供したのだ。

　第2に，私は「ピーターの問題」について話したり，この問題がピーターのものであると「みなす」ことはしなかった。ピーターにこれが彼自身の内にある問題だと思わせたくはなかったし，家族にピーターが困難に直面していることが彼の欠陥だとみるような話し方はしたくなかった。そのため，私はこの問題がピーターや両親から離

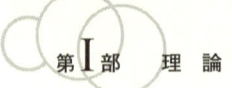

第I部 理論

れた，独自のものであることを示すために，外在化する言葉遣いを用いたのだ。

　この問題は，歴史的に他の多くの文化と同様に，視力というものにかなりの重きを置く文化のなかで培われたものである。外在化する会話法は，この問題が内在する何かの病理的な症状ではなくて，文化的な意味において人々に強い影響を与えているのだという位置づけをするのに役立つのである。

　私はピーター，ジョアンとブルースに，ピーターが正常な視力を取り戻していく過程のどこで，最初の困難に直面し始めたかを尋ねた。

　「学校で苦労し始めたのは2度目の手術の後だったと思います」とジョアンは説明した。「この手術で視力が正常の20％ぐらいから60％ぐらいになったんです。3週間ほど休んでいた後で，学校へ行くようにといいくるめなくてはなりませんでした。去年の始めころでしたね。それから理科のクラスで2人の男の子とひどいもめ事があったんです。そうですね，それがちょうど学校に行かなくなる直前で，2月の末から（3か月半ほど）ずっとですよ！」。ジョアンはピーターのほうをじっとにらみ，ピーターはとても居心地が悪そうだった。

　ナラティヴ・アプローチの特徴の1つがねばり強さである。私は家族が語る物語に関して質問を続け，それに反応し続けた。問題に対するそれぞれの体験と，その歴史と，人々の生活に与える影響の全体図を描き出す機会を提供するためである。

　私は家族の一人ひとりに，もし「正常な視力」がピーターを家の中に閉じ込めてしまったとしたら彼らの生活はどのように進んでいくのだろうと尋ねた。彼はたった1人で閉じこもることになるのだろうか？　そのような閉じこもりは彼や両親にどんな影響を与えるのだろうか？　ジョアンとブルースがピーターとのかかわりを失ってしまうような時がくることがあるだろうか？

　これらの質問は物語が予告する未来について話すことを可能にする。これはみんなが口にするのは避けていた事柄だったが，実は一人ひとりがひそかに考えていたことだった。物語というのは勢いがつくにつれて人々をその筋に沿って先に運んでいくものなので，この物語が現在の方向で進んでいくとしたらどこに行き着くのかを見定めてみたいと思ったのだ。ここで初めて，彼らが1人でひそかに考えていた将来の方向を「関心を分け合うコミュニティ」のなかで思索することができるのだ。

　「わからないよ」と目をそらせてすり切れたカーペットを見つめながらピーターがぽつりと言った。ジョアンとブルースの視線も彼になった。

　「そうですね。あなた方が直面していることをもう少し考えてみましょうか」と私は提案した。「『正常な視力』があなた方にもたらす問題がこのまま続くとしたら，今から1か月後にはどんなようすになるでしょうか？」

第 **1** 章　ナラティヴ・アプローチとは

　ピーターと父親はじっと床に目を注いだままだった。

　ジョアンが沈黙を破った。「このまま続くなんてこと考えられません。通信教育のコースを考慮しなくてはならないかもしれませんね。でも今はピーターは何の障害もないのだから，登録する資格がないかもしれないわ。悪くなるばかりみたいね」とジョアンは落胆したようすで言った。

　ブルースが口を開いた。「私らとピーターが切り抜けてきたことを考えると気分が悪くなるんですよ。時々こんなこと最初からいっさいやらなけりゃよかったと思ってね。ピーターはちっとも幸せじゃない。ここから抜け出す道は見つからないんじゃないかと思うとたまらないんだ」。ブルースの声は感情を抑えようとして震えていた。

　この問題が各個人に与える影響を明確に描写していくことで，「正常な視力」に対して家族が一丸となって向かうことができるような準備を，私は試みたのだった。家族内の問題というのは多くのあつれきを生み，誰が悪いのかをみんなが探し始めることになりがちである。それに反して問題を外在化すれば，それに対してみんなが一緒に取り組むことを可能にするのである。

　私はこの問題を「正常な視力」とよぶことからスタートしたが，この時点で家族のみんなに新しい名前をつけるようにすすめた。ジョアンとブルースは「正常な視力」が適切な名前であると思うと言った。ピーターは「トラブル」と提案した。そこで私たちはこの問題を「正常な視力」とも「視力に対する反応」とも「トラブル」ともよんでみた。

　この初回のカウンセリングの残りの時間で，問題が大きくなった過程を物語り，そこにいない家族のメンバーも含めてこの問題が家庭にどんな影響を与えたかを描き出すまでに前進することができた。この全体像が描き出されるにつれて，ピーターと両親に自分たちの問題の見方に対するかすかな変化が現われた。自分たちの生活そのものと問題のありようは異なるものだと考え始めたのだ。

　初回のカウンセリングの終わりに私は，一人ひとりに「『正常な視力』の問題は，どの程度あなたたちの生活を占領してしまったと思いますか？」と尋ねた。全員がしばらくの間，黙って考えていた。それからブルースとジョアンが自分たちの直面した困難を詳しく語った。

　私はピーターに尋ねた。「この問題はしょっちゅうあなたの後をついてまわりますか？　起きている時間はいつも，たぶん眠っている間も？　いつもついてまわって，あなたが友達と一緒に過ごしたりするのを妨害するのでしょうか？」

　ピーターは考え込んでいた。

　私はもう1度聞いた。「この問題と『正常な視力』は，どの程度あなたのボスにな

第Ⅰ部　理論

っているのでしょうか？　100％のボスなのか，それともほんのちょっとの間でも振り切って，友達のところへ行こうかな，なんて思えるのかな？」

ピーターはまたしばらく考えていた。

「うん，たいていそのへんにいるんだ」と，ちょっと混乱したように答えた。

「ということは，完全に捕まえられているんじゃないんですね。時にはロナルド（2か月ほど会っていないピーターの友人の1人）に会いにいこうかな，なんて考えている自分もいるのでしょうか？」

ロナルドがピーターの以前からの友達だったことを考慮して，私はピーターが時には会ってみたいという思いをひそかに抱いているかもしれないと推測してみた。考古学的な探索を試みたのだ。

質問を積み重ねるセラピーは，クライアントに尋問されているという思いを容易に抱かせてしまう。この種の会話につきものの力関係の不均衡を避けるために，私はピーターにさらに質問を続けてもよいかという許可を求め，もしあまりにたくさんの質問をしたら答えなくてもよいし，「質問のしすぎ」だと言ってもよい，と伝えた。しかしその時ピーターはまだ私の前の質問について考えていて，その答えは彼にとって重大なものであったらしく，カーペットから視線を戻して私と目を合わせた。

「このあいだね，ほんとにロナルドのところに行こうかと思ったんだ。以前は一緒にテレビゲームをしたからね」

私はピーターのこの答えが，「正常な視力」の虜にされているという物語からの抑圧が少しゆるんだ現われであると感じた。マイケル・ホワイトは問題に関する応答において，このような変化を「ユニークな結果」とよんでいるが，私は彼のもう1つのよび方「輝かしい瞬間」（White, 1992a）のほうを好んでいる。ピーターが家から出てみようかと思ったのは，オルタナティヴ・ストーリー（新しい物語）を構築する際の破片であり，その始まりになる。

この破片は，ピーターの現在の状況について，別の描写を構築するために使う材料となる。この過程は再構築を試みる考古学者の作業に等しい。しかし考古学者とは異なり，私には必要とされる文化的な知識をもつ生きた専門家がすでにいて，この専門家とともに価値ある説明をつくりだすことができる。彼らはこの治療の試みにおけるすぐれた共同制作者なのである。

物語の比喩についてマイケル・ホワイトは，私たちが自らの生活について語る物語は実際の体験の豊かさを語り尽くすものではないと主張している。しかしながらそれは，私たちの人生を形づくるうえで現実的な影響を与える。問題に満ちた物語は，話の筋を通すためにほかの体験を犠牲にして，ある特定の体験を強調する。そこで無視

第 *1* 章　ナラティヴ・アプローチとは

された体験というものは語られることなく，その出来事は気づかれずに終わる。これらのことは詳しく話されることはなく，理解されることもない。この傾向を心にとめて，カウンセラーはこの種の出来事が口にされる際には敏感に反応しなければならない。これらの事柄は，ついでのこととしてふれられ，無造作に言われることのなかに潜んでいるのだ。ピーターと両親にとっては，物語の主流は募っていく不安におおわれているが，過去3か月の間には他の何かを物語る体験もあったのである。

　このように「手を入れられた」体験というものが，より好ましい物語へと発展する可能性がある。実のところ，私たちはこのように手を入れられた枝木を移植し，肥料をやり，大きくするように挿し木として取り扱うことに魅せられているのである。

○○ 問題に向かってクライアントとカウンセラーが団結する

　ピーターのカウンセリングにおいて，初回をピーターの家族が何らかの進歩があったのだという兆候を認めることで終了できたのは価値があった。自分たちだけでも問題に反対する声をあげることができるのを確実にするために，私はピーターが外に出るよう前向きに行動したことを彼らに評価してほしいと考えた。私は，ここでカウンセラーが1人だけでこの問題を解決する挑戦を受けているとは考えてほしくなかった。

　「今回はそろそろ終わりに近くなりましたが」と私は言った。「『正常な視力』に閉じ込められてしまうのではなく，それとともに前に踏み出すような経験をピーターが実際にしたのだということを確認しましたね。ピーターが『正常な視力』をうまく管理していくための好ましい解決法を探す能力の探求を続けたいと思いますか？　それともピーターがずっと家にいるのを容認していく方法を見つけることにしましょうか？」

　ピーター，ジョアン，ブルースはみんな，閉じこもる選択肢よりは踏み出す選択肢を選んだ。その理由を尋ねたとき，ピーターは「一生ずっと家の中にいたくなんかないよ」と答えた。

　人が問題に征服されるよりはそれを克服することを望むのは当然のように思えるが，この質問をするのは重要であると私たちは考える。その質問が，問題に対して家族全員とカウンセラーを同じ側に立たせるからである。そしてこの質問は，カウンセラーが家族の先頭にたって，彼らの許可なしに問題に攻撃を仕掛けるのを止めてくれるのである。家族が問題に対して「ノー」と言ったとき，問題が彼らの生活に与える影響は減少する。

第Ⅰ部　理論

　この初回のカウンセリングで，ピーター，ジョアン，ブルースと私は多くのことを成し遂げた。問題をピーターから引き離し，それに対して一丸となった。彼らの生活をどこまで問題が支配していたかを時間をかけて詳細に描写していき，ピーターがずっと家に籠もるとすれば，一人ひとりに対する，そしてお互いの人間関係に対する意味合いは何なのかをさらに探求した。これは，この家族をカウンセリングに向かわせた理由である，ピーターの意欲に対する懸念を明らかにしていくものである。

　彼らの表情から察するに，ピーターと両親は自分たちの体験した困難をはっきりと口に出せることでかなり楽になったようだ。私たちはそれを「踏み出すこと」とよんだ。「正常な視力」に反してではなく，それとともにである。

　このカウンセリングの後で，私は問題に満ちた物語が引き続き与える影響に注意し，その影響から解き放たれた出来事が家庭のなかで起こるかどうかを考えるようにすすめた。

　「気をつけて見張っていてください」と私はジョアンとブルースに言った。「問題の影響はこれからの週で強まるかもしれません。でも家庭のなかで，そこから抜け出すようなふるまいがみられるかもしれない，その気配に注目してください」

○○ オルタナティヴ・ストーリーを探して

　次回のセッションでは，2つのセッションの間の期間とカウンセリングを始める前の両方の期間にすでに発生していた出来事に対する理解を，この家族とともに深めていくことを試みてみたかった。

　「1週間前に話したときから，何か変わったことがありましたか」と私はピーターを見つめて尋ねた。

　長い間がとられた。「ううん，何もなかったよ」とピーターはその質問自体にムッとしたように言った。

　「この前話し合ったときから，『見えること』は物事を悪化させましたか，それとも少しは逆の方向がみえましたか？」

　ピーターは1週間前の話し合いから何も変わっていないと繰り返した。

　この質問形式は，問題とクライアントの関係におけるいかなる微妙な変化をも逃さずとらえるために使われるものだ。最小の，あるいは考えられただけの変化が，支配的な物語の強さの例として，または新しい物語の出現の兆しとして探索されていく。このような焦点のあて方は，人間はけっして一定の場にとどまることはない，という

考えを前提としている。考え方や行動における，顕微鏡でしか見えないほどのわずかな変化も，ナラティヴ・カウンセラーははたらきかけの素材としてみていくのだ。ピーターが体験しているような長期にわたる問題をかかえたクライアントは，多くの場合カウンセリングの初期段階では何の変化もなかったと報告するものだ。

ピーターから気のない返事以上のものを期待していたのは事実だが，この家族が問題に対応していくなかで，微妙な変化を見逃さないようにすることができるようにしっかりと支援していかなくてはならないのはよくわかっていた。

「まだ学校に行きたくはないようですよ」とブルースは静かな，沈んだ声で言った。「ここ数か月同じような感じですね。こんなことを続けてはいられないから，本当に助けが必要なんです」

「まあ，水曜日に従兄弟のところへは行ったわね」とジョアンが何気なく付け足した。

ナラティヴのアイデアを使うカウンセラーにとっては，このようなすばらしい展開はオルタナティヴ・ストーリーをうちたてるのにとっておきの素材である。しかし，ピーターと両親はこの出来事に何の価値も見いだしていない。問題を解決してピーターが学校にきちんと出席することとは何の関連もなくみえるのだ。

私は自分の気持ちの高まりを隠さなくてはならなかった。新しい物語の出現を感じるとつい興奮するクセがあるのだ。この家族にこれが探していたことなんですよ，と飛び上がって指摘するかわりに，私は普通に質問を続ける姿勢を保った。

「そのほかに先週ピーターが外出したことがありましたか？」

「そうですね。スーパーマーケットには行きましたね。自分の好きな食べ物を私が買うのを確かめるためにね」とジョアンがやはり何気なく，でも少し気分が変わったふうに言った。

そこへピーターが口をはさんで，前の日に自分が犬を散歩させたことを両親に思い出させた。

○○ 好ましい物語の履歴を書き上げていく

このような貴重な行動を集めてピーターと彼のもつ力のもう１つの物語をつくりあげることができる。この輝かしい瞬間，すなわち問題に満ちた物語に対する新たな展開が，生気を欠いたつながりのない状態のままにおかれないように正しく記録されなければならない。ナラティヴの面談におけるこの局面を，私は火をともす過程に喩えたいと思う。最初の炎のゆらめきを消さないように小さな木片を注意深く，そして適

切な方法でその上に重ねていく。もし木片が大きすぎたら，それは火を消してしまうだろう。たった1つの木片だと燃えてしまえばそれで火は消えてしまう。この炎は木片に酸素を供給できるように配置して，大切にはぐくまれなければならない。その上にもう少し大きな枝を置けば，炎はそれ自体の生命をもつようになるのだ。

　ここでいう木片とか枝とかは，クライアントの生活における前向きな体験の瞬間である。カウンセラーとしての私の務めは，このような好ましい瞬間をとらえ，それをクライアントに気づかせることにある。ナラティヴの技法とは，どこを探索すればよいかを知っていることと，そして語られることのなかった物語を見つけたときに，それを正しく認知することの両方である。この決定的な場面において，考古学者の観察力が重大な意味をもつ。ナラティヴの原則は単純だが，その実践は困難な課題を提起する。つまり，この炎に新しい可能性を与えていくに適切な忍耐力と観察力が必要とされるのである。

　この2回目の話し合いで私はピーターに尋ねた。「あなたはどのようにして『目が見えること』への恐怖を打ち負かして，従兄弟に会うために家を出ることができたの？　どうやってこんなことができたのだろう？」

　「え，わからないよ。ここ1，2週間，ちょっと外へは出てたんだよ」と彼は平静なようすで言った。

　「そうですか。でもいったいどうやって自分を外へ連れていったの？　いったいどうやって，先週も今週も私に会うために自分をつれてきたのですか？」（私は彼を質問攻めにしていた。これは直さなくてはいけない悪習である。）

　「ここに来なくちゃいけなかったでしょ。母さんや父さんが来させたんだ」とピーターは答えた。

　「そうだね。あなたにかなりうるさく言わなくちゃならなかったかな？」私は，ピーター自身の意思がここではたらいていたのだという認識を確認したくてこのように尋ねた。

　「ううん，そうでもない。先週は僕をひっぱって来なくちゃならなかったよ」とブルースのほうを見ながらピーターが言った。「でも今日はそうしなくてもよかった。僕が来たかったんだ」と言いながら彼は父親のほうを見，それから母親に目を向けてにっこりした。ブルースとジョアンのほうはほんの少しばかりほっとしたようにみえた。

　私は最初の路線に戻った。「見えることに対する恐怖が門のところであなたの足を止めてしまわないように，どんなことをしたのですか？　どうやって途中で家に逃げ帰ってしまわないで，従兄弟の家まで自分を連れていったのですか？　あなたがどう

第1章　ナラティヴ・アプローチとは

やってこれを成し遂げたかをすごく知りたいんですよ。自分を外の世界に連れ戻すための秘密をちょっとだけ教えてくれませんか？」

　ナラティヴ・カウンセリングにおいては，オルタナティヴ・ストーリーを発展させるときのカウンセラーのねばり強さと好奇心が決定的な要素となる。時にこれは緊急の出産のようでもある。あるいは長期にわたる陣痛のようでもある。輝かしい瞬間とそれらが現われる過程を探し求めることに興奮し没頭しているとき，カウンセラーは最良のはたらきをするものだ。

　ピーターとその家族がどうやって問題を乗り越えていくかに焦点をあて，またそれ以前の物語を余計なものとみるようにはたらきかけることによって，私は新しい物語のあらすじの基礎をつくろうと試みていた。ピーターは目の前の問題に対処するときに，以前からの能力に頼っているに違いない。私は道半ばであることをはっきりと感じていた。

　「そうだね，従兄弟のところに行くのは好きなんだ」とピーターは言った。「戦艦のモデルを作っていてね，僕も手伝うんだ」

　「『視力』は時にはあなたの友でもあるわけですか？」と私は尋ねた。「見えるというのはよいことでもあるんだ。そうですか？」

　「うん，まあね。従兄弟のところではいいんだよ。学校の友達がやったようにうるさくしたりしないもん」

　「家に閉じ込められているのをやめた瞬間に，自分がやろうとすることのなかで一番難しいことは何ですか？」と私は尋ねた。ピーターは言いよどんで，ジョアンとブルースは考え込んだ。やがてジョアンが口を開いた。「町に私と一緒に出て，スーパーマーケットに入るときのことかな，と思うんですけど。よく学校の友達に出会ってしまい，ちょっと話すんです」とジョアンはピーターのほうに向いた。「出かけた時一番いやなのはあれかしら？　車から出るのがいやで，時々車に残っているでしょう？」

　「そんなにいやだっていうわけじゃないけど」とピーターは答えた。「町で僕が母さんと一緒にいるのを，学校の連中にみられるのがいやなんだ」

　「家を出るときに，その準備のために心の中で１人でどんなことを考えるのだろうか？」と，同じ路線の質問を私は繰り返した。

　家を出るときには自らを励ますために，ピーターが自分自身に何かを言っていることが明らかだったからだ。

　「いやになったときにはいつでも家に帰れるから，と自分に言うんだ」とピーターは静かに答えた。本当にひどいことはたぶん起こらないし，何かいやなことを見たら，

第Ⅰ部　理論

いつでも家に戻れる，と自分に言うのだ。だが，学校はまったく別の問題だった。校庭で，子どもたちが自分のところに来て，「どこにいたのさ？」とか「ずる休みしてたのかよ？」とか言うのは本当にいやだったのだ。

　この段階では，私たちはオルタナティヴ・ストーリーの構成を続けていた。ピーターはだんだん，これまでも視力を取り戻すことでめちゃくちゃになってしまった世界に対する恐怖に対抗できる潜在能力が，自分にあったことに気づき始めていた。私はピーターが以前の世界に戻る可能性について，ひそかに考え始めるような流れをつくりだしていこうと試みていた。ピーターが家を離れて過ごす時間が多くなり，従兄弟のところに行くのを楽しみにしているのは明らかだったからだ。ジョアンは先日，ピーターが週末に従兄弟の家に泊ってもよいかと聞いた，と報告した。

　ピーターが自分の力や実力を確認するのを誘い出すような質問には，次のようなものもある。

「世界が自分の上に崩れ落ちてきたときに，どのようにしてもとの生活をまた始めたり，外に出たりすることができたのですか？」

「人生でとても困難なことにぶつかったとき，自分が勇気のある人間だと以前から思っていましたか？　視力の回復はあなたにとって，そんな困難の一例でしたか？」

　ピーターの両親は前の年に４回の手術をやりとげた彼の勇気を思い起こした。

「その勇気はどこから来たのだろう？」とピーターに尋ね，ジョアンとブルースに助言を求めた。近い過去における，ピーターの勇敢な行動の数多くの例がピーターと両親から出された。

「まだとても小さかった時に，最近みせたような勇気が必要とされるような時がありましたか？」。私は，彼の勇気を個人史の文脈のなかに確立すべく尋ねた。

　この種のやりとりでは，カウンセラーが新しい物語の下に火をともすべく，積極的な役割を演じている。私はピーターに，自分を人生の困難な局面にあたったときに奮い起こせる勇気をもった人物として，自身の物語を考えるようにすすめた。この物語の設定を広げて，このような性質を実証するようなほかの出来事を描写することもできる。ピーターが目の手術を切り抜けた能力は，困難に直面したときの彼の勇気を実証するものといえる。

○○ 自己を再定義する始まり

　ナラティヴの考え方を使うカウンセラーは，現在の問題に対処するのに使われてい

第 1 章　ナラティヴ・アプローチとは

る能力というのは，実はクライアントがごく小さな頃から積み上げられてきたものだということを立証するために，クライアントの初期の生活を語り直すことに力を注ぐ。

　たとえば，ピーターと両親は，ピーターが 5 歳の時に大きなジャーマン・シェパードに出くわしたときのことを思い出した。ピーターは勇敢にもじっと静かに立ちつづけ，犬は興味をなくして行ってしまった。この出来事はピーターが幼い頃の力と才能をしめす好例である。

　私は彼に尋ねた。「勇敢な人間だというイメージは自分にふさわしいと思いますか？　自分はそんな人間だと思いますか？」

　「うん，そう思うよ。病院にいたときにも，僕は一番タフな連中の 1 人だって，お医者さんが言ったよ」。彼は自信ありげににやりとした。

　私はほかにも，ピーターが勇敢な人間だという物語の構築を助けるような質問をした。

　「今直面している問題は，あなたがこわがりな人間と考えるように誘い込もうとしましたか？」

　「勇敢な人か，こわがりな人か，どっちのほうが好きですか？　なぜ勇敢な人のほうがいいのだろうか？　自分の考え方にどんなふうにしっくり合うのでしょうね？」

　この手のやりとりはクライアントが自分を再定義するのを助けていく，書き直しの過程となる。この場合，ピーターは困難に挑戦していく自分の能力に再びなじんでいくのだ。彼の勇気と力の物語は，「正常な視力」とともにやってきた問題に飲み込まれてしまう物語とは明らかにそぐわない。これらをもう一度語り直すことは，ピーターの意識のなかにおいて，十分なつながりさえ確認できれば，問題に対する反応に影響を与えていくことができる。

◯◯ 観衆を生み出す

　この家族によって選択されたより好ましい物語は，恐怖に打ち負かされた物語とはまったく反対ではあるが，依然としてまだ壊れやすい出来事の記録である。しかし，私たちの物語は単なる個人の作り物ではない。私たちはそれを周囲の大切な人々から会話を通して学ぶのである。実際にそれを演じて，観衆の反応がまたその物語に組み込まれていく。クライアントが問題の詳細によって定義づけられてしまった自己像から抜け出すには，クライアントの新しい自己描写の現われを目撃してくれる観衆が必要となる。この観衆とは，クライアントにとって大切な人々，カウンセラーや家族，

第I部 理論

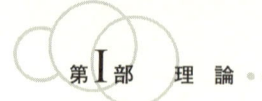

近所の人たち，友人，あるいは本人にとって何らかの意味をもつ人すべてである。
　私たちの愛する人々との心理的な関係というものは，たとえその人が亡くなっても消えるものではないので，ナラティヴの考え方に沿うカウンセラーはクライアントにたとえ亡くなっていても心の中に生き続ける人の反応を想像してください，と励ますことが多い。
　私はピーターに，亡くなった人も含めて彼が敬愛する人々のなかで，目の手術を受ける時に彼のみせた勇敢さやすべてがひっくり返ってしまった世界にまた踏み出せた力に，一番びっくりしていない人は誰だと思うか，と尋ねた。
　彼は，9歳の時に亡くなった祖母との関係を思い起こしながら断言した。「おばあちゃんは僕の能力について聞いてもけっして驚かないと思うよ。だって，僕はころんでけがをしても絶対に泣かなかったって言ってたから」
　この会話を継続していくうちに，ピーターの好きな人々のなかで，彼の勇敢な性格を証明してくれそうな人がほかにも出てきた。このように応援してくれる観衆がふえるにつれ，ピーターも新しい自己描写を評価するようになった。

可能性を探る質問を通して将来に備える

　この段階の話し合いで，オルタナティヴ・ストーリーが浮かび上がってきた。この時点で，可能性の質問をする領域に移行し，オルタナティヴ・ストーリーが与えてくれる将来の予測を問いかけていくことができるであろう。
　「あなたの勇気のこれまでの実績をよく考えて」と私はピーターに尋ねた。「この先，どんなふうに自分の勇気を出していこうと今計画していますか？　一度にすべて出してしまうのか，それとも少しずつ出していくのかな？」
　ピーターは少しずつ誘い出すことにしようと考えていた。私は彼の方針に従った。この物語を書きあげる過程は，ピーターと両親との共同作業であるからだ。ピーターが，専門知識をもち自分の人生に何を求めているかを知っている若者であるとみることは，私には容易なことだった。
　私はピーターに，再登校を開始することについての目下の計画は何かと尋ねた。
　「学校には戻ろうと思うんだ。今月末（3週間先のこと）くらいかな」と彼は少しあやふやに言った。
　私は学校に戻るための戦略について尋ねた。ある日起きあがってそのまま登校するのだろうか，それとも学校に行く時間を少しずつふやしていくことを考えているのだろうか？　たとえば，最初は1時間だけ学校にいてそれから少しずつ長くいるのか，それともいっぺんに完全に戻るほうが好きだろうか？

第1章　ナラティヴ・アプローチとは

「はじめは少しだけ学校にいることにしたいんだ」とピーターは答えた。ジョアンとブルースは少しほっとしたようにみえた。

1週間後の話し合いでは，ピーターが自分からしばらく会っていなかった友達のロナルドと連絡をとったことが報告された。学校に行くのではなかったが，登校に向けての準備を自ら始めたのだった。

このナラティヴ・アプローチに沿った話し合いが続くなかでは，クライアントがみせるごく微妙な変化と，それほど微妙とはいえない変化にきちんと対応することに価値がある。ピーターはまた外の世界に戻る方向に動いていた。両親と私は学校に戻る第一歩をどう踏み出すかについて彼と交渉を展開した。彼は，次の週のはじめに1度午後だけ，ひとクラスだけ出席することにした。

ピーターの問題に対する軌道修正を明確にするために，私は彼に尋ねた。「あなたの勇気は，学校に戻ることができるほど強いと思いますか？」

「うん，やってみたいよ」と彼は答えた。

この3度目の話し合いの後では，ピーターは自分と自身の勇敢さを証明したいと感じたのだ。この過程をいそがせることを避けるために，私は彼に一度にやりすぎないように話をした。

次回に会ったとき，ピーターはちゃんとひとクラスに出席したこと，それからはじめは少し加減したけれど，週の終わりにはきちんと登校していたことを報告してくれた。1月後と3か月後の話し合いでは，ピーターは，最初の12年間に体験した世界とは大きく違うけれど，「正常な視力」をもつことの利点を理解し始めていた。これらの話し合いで，私はピーターの進歩についての話をきき，彼と両親と一緒に好ましいオルタナティヴ・ストーリーに沿って，実際に現われたり，さらに具体化した瞬間の出来事や重要な出来事を探索していった。それを私たちは「見る勇気」とか「百聞は一見にしかず」とか名づけた。

あらゆる進展の過程には必ず後退の時がある。ある時，ピーターは2日ほど学校に行くのをやめた。理科のクラスで恥ずかしい体験をしたからだ。ジョアンはこれで「まったく逆戻り」するのではと，とても動揺して電話をしてきた。そのため私はピーターを話し合いに誘った。

この面談で私はピーターにこのセンターの相談役になってくれないか，と尋ねた。そして，彼と両親に自分たちの苦闘の物語のビデオをつくってみないかと誘った。そしてピーターにもしビデオを作成すれば，自分の勇気を見失ってしまった若者にそれを見せることができるだろうか，そうすれば，少なくとも彼自身がどうやってそれを再発見したかを伝えることができるだろうか，と聞いた。

第I部　理論

　ピーターはよい考えだと思い，両親も賛成してくれた。彼はビデオカメラに向かって，彼が直面した困難と，まったく変わってしまった世界で生活することの恐怖をどう克服したかを楽しみながら語ってくれた。

　ナラティヴ・アプローチにおいて，この段階はそれまでのもの以上にたいへん重要である。相談役という地位は，この治療的な会話においてピーターが主要な著者にふさわしいと認識させる。ピーターは自分と彼に続く者たちに向けて，自らの体験のなかから学習し発見することのできた知識というものを自分の言葉で述べているからである。このことは，彼と同じような年齢の人々が人生の困難を乗り切るだけの知識と勇気をもっていることを示すのみならず，同年代の人々に，周囲の者から尊重され，また助けることのできるような才能，能力，知識を彼らもまたもっていることを示すからである。さらに，ピーターの相談役としての役割は，自分のもつ能力やよりよい物語における重要な観衆ともなり，それによってこの物語の重要性はさらに増すのである。この過程を完了することによって，ピーターは治療の必要なかわいそうな頼りない人物から，「専門家」としての地位を獲得するのである。自分の人生における権威であるという輝かしく自信に満ちたピーターを目の前にして，両親はその違いを明確に認識した。

　最後に，もしピーターが何かのきっかけで一時的に恐怖におびえたとしても，彼には生き生きとした自分自身というすばらしい相談相手がいつもいるのだ。

○○ 決まり切った手順ではない，ナラティヴ・アプローチのあり方

　ピーターを交えてのこのカウンセリングの物語は，ナラティヴによる会話法の特徴のいくつかを紹介する手だてとなったと思う。当然ながらクライアントによって接し方は異なる。ナラティヴ・カウンセリングに決まり切った手順が存在するかのごとく伝えたくなる面はあるが，実はそうではない。実際のところ，もしナラティヴの技法を何かの公式か料理のレシピであるかのように使ったとしたら，クライアントは自分たちが何かをされたという体験をし，その会話から除外されたように感じることだろう。

　ナラティヴ・アプローチにおける共同の実践という考えは，カウンセラーの側に，クライアントをその状況における専門家であり，協力者とみなす能力を要求する。この専門家の知識というのは，カウンセリングにおける人間関係の初期段階においては，何世紀も積み重なった土壌の中に埋もれた文明の工芸品のように隠されているかもし

れないのである。しかしねばり強さ，忍耐力，熱意，そして技術をもってカウンセラーはクライアントの協力のもとに掘り起こしの作業を進めていくのである。この治療的な過程というのは意図的ではあるが，同時に相手を尊重し相互に作用する活動である。相互に作用するという意味は，クライアントが自己を語るにつれて，カウンセラーの知識や理解も増大していくからである。さらに，ナラティヴの会話法は，眠っている有能さ，才能，能力，そしてさまざまな資源を掘り起こし，胸の躍る，元気にあふれた瞬間を生み出すものである。

ナラティヴ・カウンセラーの姿勢

　クライアントとの接し方でナラティヴ・アプローチが他の方法と異なる点を考えるとき，治療的な過程を理解するうえでのいわゆるモダニスト的な見方とポストモダニスト的な見方との比較にたどり着く。

　セラピーにおいて，専門家の立場（これはモダニスト的セラピーが提唱したものだが）をとることは，私にとってクライアントとの接し方で最も満足度の低いものだった。専門家としての立場をとったとき，年を追うごとに仕事のなかで驚きを見つけることはなくなっていった。規範的な姿勢は，職業的な立場にたつ者が人々のなかに共通性を見いだすことを奨励する。予想し，解釈し，分類して実験済みで正しいとされる方法を使用することを決めるのだ。事実，この姿勢は自分の仕事がどの方向に向かっていくかについての自信を高める。主たる刺激は職業的なコースやワークショップから拾って試みたいと思う新しいアイデアを紹介することから生まれるようになる。これまでの規範的な視点からみれば，仕事におけるエネルギーや気分の高まりは私たちが実践家として新規の専門性や知識を導入することにかかっていて，クライアントの個人的な知識というものにはほとんど価値が認められていない。

　このような姿勢をもってすれば，私たちの専門的知識を求めてくるクライアントに対して，問題の解決法やそれに対する答えを編み出すためにせっせとはたらかなくてはならない。このことは倦怠感や単調さにつながりやすい。なぜなら，私たちは自らの専門性に頼り，それに縛られてしまうからだ。

　この規範的で専門性に基づく姿勢に反して，ナラティヴの方法というのはカウンセラーが調査し，探索する考古学的な見方をすることを奨励する。クライアントに対して，カウンセラーは真実を見つけ出す優位な立場にいる者ではないことを明確にする。カウンセラーの立場は一貫してクライアントの体験を理解する役割となる。もしクラ

第Ⅰ部　理論

イアントがカウンセラーに専門的なアドバイスを求めたとしたら，カウンセラーはそれを提供するかもしれないが，その前に，そのことに関するクライアントの理解を深めることを試みるだろう。その目的は，クライアントのこれまでの治療の体験を順を追って理解することで，何が役立ち，何が役立たないかをカウンセラーが学ぶことにある。クライアントのその時々の体験における自覚の度合いを確認しながら，カウンセラーは関心と好奇心を武器にクライアントの選択の好みを探っていく。カウンセリングの場では，クライアントの知識や能力を確認する機会がたくさん生まれてくるだろう。ナラティヴ・カウンセラーはこのような機会をしっかりととらえて問題に満ちた物語に反対する対抗策の現われを助け，クライアントが垣間見せる能力に正当な評価を与えるのである。

　この方向性を理解したうえで，カウンセラーはためらいがちな姿勢を保つことに留意する。この姿勢とは，よく知られた家族療法家のリン・ホフマンのよぶ「意図的な無知」（Hoffman, 1992）である。予言や確認，それに専門的な解釈というようなものはナラティヴ・アプローチにはなじまない。どのように進めるかについてあまりに確信があると，厳格で融通のきかない実践に陥ってしまう。抑制されることのない力やカウンセラーの専門性に対する確信は，それがなければクライアントから出てくるような知識や能力を沈黙に追いやってしまうだろう。

　この方法論は，クライアントとのやりとりのなかで生み出すものに対する道徳的な，または倫理的な意味合いと正面切って向き合うことを，カウンセラーに要求する。カウンセラーはもはやその倫理的な行動の根拠を「真実に基づく理論」の名の下に置くことはできないのだ。

好奇心の重要性

　好奇心というものが，クライアントをカウンセラーが望ましいと考える方向へ振り向けてしまうような，カウンセラーの専門性の落とし穴に対する格好の安全装置となる。クライアントの体験に寄せる好奇心は，今目前にある問題に対するクライアントの視点，認識，方向性といったものに関するさまざまな個人的な思いを明らかにさせるだろう。真の好奇心は，クライアントとカウンセラーが実際に何が起こっているのかをじっくりと観察する間をとってくれる。この好奇心とは，クライアントにはこれまでにみえなかった可能性や方向性に光を当てることができるような質問を生み出す特別なものである。マイケル・ホワイトはこの種の好奇心を，「人々が人生について

もっているすべてを包み込んでいる物語の外に落ちている」(White, 1992a) ものと言っている。

カウンセラーが探索の姿勢をもつとき，クライアントは自らのうちに存在している力を発見する機会を手に入れる。カウンセラーは，通常は問題行動とみられているものを，クライアントのもつ特別な生来の知識を発見するための資源とみなすことができる。

好奇心に満ちた態度を保つことは，カウンセラーが混乱やあいまいな状況との共存を受け入れることを助け，早急に治療的な解決に持ち込んでしまう非を避けることができる。

○○ 人が問題なのではない，問題が問題なのだ

ピーターとの会話において外在化する会話法を使ったことについてはすでに述べたが，この点についてはさらに説明すべきことがある。この会話法がカウンセラーの間で，ナラティヴ・アプローチについて一番大きな興奮の渦を巻き起こした特徴なのだ。外在化する会話法の即時的な価値は，カウンセラーの言葉遣いの微妙な変化というものが，クライアントとその人の抱える問題との分離を促進することである。その結果として，クライアントが自分自身や周辺の人々に責めを負わせる傾向が徐々に弱まる。

問題を抱える人々に責めを負わせないという考え方は一見単純にみえるかもしれない。これは，クライアントが自らの力不足や行動の責任を完全に認めてこそ，彼らの生活に重大な変化をもたらすことができるのである，という人道主義的な信条を無視しているかのようにみえる。多くのカウンセラーが，この信条を堅く守り迫力に満ちた方法でクライアントを支えてきたのであり，「なぜ，ここで変えるのか？ 問題がその人の外側にあるものとみなすと，その人の意思選択や責任をおとしめるのではないか？」という問いかけが出るかもしれない。

一見単純にみえるが，ナラティヴ・カウンセリングは，問題というのは社会的，文化的あるいは政治的な文脈のなかで形成されたものであるという見解にたっている。新生児は生まれた瞬間から「文化的なスープ」のなかで育つ。ナラティヴの視点からすれば，問題はこのスープの表面に漂っているかもしれないのだ。私たちが遭遇するさまざまな問題は，重なり合った層をなし，長い期間にわたって発展し，言語という手段を通して形づくられ，個々の体験を構成し演出する。文化的な文脈というものがどのように問題の演出にかかわるかを，私はハロルドの例をあげて述べてみたい。

第Ⅰ部　理　論

　ハロルドは，彼が小さい頃から真面目に働くこと，物質的な富をふやすこと，家族を支えること，そして個人としての選択の自由を手にすることを大切な価値として教えられてきた。これらの価値を彼に教え込んだのは，両親であり，祖父母であり，曾祖父母であり，小さい頃に見た映画でもあったのだ。これらのすべての影響やそれ以外のものも，彼が目にし，価値を置き，努力する目標を構成してきたのだ。ハロルドだけがこのような形で影響を受けてきたのではない。彼が価値を置くものは，西欧の白人系ミドルクラスの男たちが主流の文化的価値と理解するものの特徴であろうと思う。それらは白人系ミドルクラスの層において，さまざまな点から奨励されてきたものである。ハロルドがこのような価値体系に「忠実」であろうと努力し，もしそれが，たとえば失業であるとか，重度の障害児をもつことであるとか，病気の親の面倒をみなくてはならないことであるとかを通して，彼の人生で達成できないことになれば，彼は自らについての問題に満ちた物語をつくりあげていくかもしれない。彼の成功者としての意識はひどく傷つけられ，鬱状態に落ち込むかもしれない。この場合，責任はハロルドに授けられた価値基準のなかに潜むのであって，彼の精神の機能不全のためではない。

　このような視点から，クライアントは彼らの欲求，野心，目標などを形成している社会的，文化的な要素によって位置づけられていると見ることができる。カウンセラーは人それ自身が問題を体現しているとはみなさない。外在化する会話法は，問題をその問題が浮かび上がってきた文化的な価値体系のなかに位置づけることの手助けをする。外在化された描写というものは，価値体系の省略図であったり，その文化における「ディスコース」（これについてウェンディ・ドルーリィとジョン・ウィンズレイドが第2章において詳しく述べている）を明らかにするものである。このような文化的な要素というものは，それらが生活にもたらすものであるとか，問題が生じてくる状況において果たす役割であるとかについてクライアントに尋ねていくことによって，識別することができる。たとえば，ナラティヴ・アプローチを使って，ハロルドは高度のケアを必要とする子どもを育てることに伴う苦悩や鬱状態が，「個人の自由を貫徹し物質的な富を追求する」という社会的なディスコースに起因していることを見いだすことができるかもしれない。

　私たちはナラティヴの考え方が，治療の実践において新たな可能性の幅を広げるものであることを発見した。カウンセラーが物語の比喩を真の意味で組み込むことができるなら，その人はナラティヴの方法の実践者として立つことができるだろう。この本において，私たちはナラティヴ・アプローチの多岐にわたる応用の例を考えていこうと思う。

第2章 ナラティヴ・アプローチの理論的背景

ウェンディ・ドルーリィ（Wendy Drewery）
ジョン・ウィンズレイド（John Winslade）

　この本は，最近「ナラティヴ」とよばれているカウンセリング・アプローチの文脈において，治療の目的に到達するためにはどのような言語を使用するべきかについて述べている。この本のそれぞれの章では，このアプローチに基づく治療の実践例を提示している。この本そのものが，この一連のアイデアに寄せる私たちの熱情から，そして，わかりやすい方法でこのアプローチのもつ可能性を伝えたいという欲求から生まれ出たものである。しかしながら，この「ナラティヴ」という用語に，私たちは完全に満足しているわけではない。このアプローチはたしかに物語を語るという概念を見事に使用しているが，単にそれだけのことではないからだ。「ナラティヴ・アプローチの実践」というのは，相手に敬意を払いつつカウンセリングをしていくということである。その意味するところは，カウンセリングの過程においてクライアントのもつ力を弱めることなく，クライアントの人生の構築を促進するということである。
　この本の著者たちにとっては，このプロジェクトは単にカウンセリングについてのものではなく，意図的ではないにしろ相手を軽視することになるような話し方や尋ね方を避ける方法を学ぶ，ということであった。私たちは，カウンセラーとして自分たちを相手に対して異なるやり方で演出する方法に焦点をあてたいのである。つまり，カウンセリングについてであると同時に，生き方や政治的姿勢に関するプロジェクトでもあるのだ。このプロジェクトでは，西欧的な心理学の効用が限界に達しているという認識をその基盤に置いている。ことに精神医学の分野においては，各個人の功績よりは失敗を語ることによって個人の欠陥に焦点をあててしまっており，それが社会的な階層（たとえば，その人自身よりもその人の人生を理解しているとみなされるような専門家層）を生み出し，そのために私たちの相互依存の関係や共通の目的を保有

第I部 理論

するという意識が浸食されてしまったのだ。

この章では，ナラティヴ・アプローチの重要性を私たちが信じるにいたった理由のいくつかを説明する。ある意味では，この理論は何らかの形でかなりの期間存在していたのだが，私たちはその力について理解し始めたばかりなのだ。ここで試みているのは，一見ごく単純にみえる理論的視点というものが，どのようにして意図的に治療の道具として使われ得るかということの考察だ。その中心となる発見というのは，西欧的な言語使用の習慣というものが，否定的な視点と病理的な視点を生み出しやすいという点である。ガーゲンが論じているように，精神医療の分野で使用される名称の多くは，個人の欠陥，つまり私たちの何が「間違っているのか」（Gergen, 1994）に焦点をあてている。ガーゲンと同様に，私たちもこのような見方は有益ではないと考える。それは，私たちがカウンセラーとして本来避けるべき種類の影響を与えるだけである。したがってナラティヴ・アプローチでは，カウンセラーの技術は自分の言葉遣いといかに厳正に直面できるかにかかっている。つまり，自分の使う言葉やつくりだす文章によって相手をどのような「位置づけ」に招き入れるのか，に関心を向けることである。このアプローチは（クライアント中心であるが非指示的ではない）明確な意図，言語使用の技術，そして人々が自分の物語を語るとき，その背景に隠されている思い込みに体系的な注意を払う能力をカウンセラー側に要求する。

これらの必要条件は一見単純にみえるがそうではない。ここでこのアプローチには，ナラティヴ・カウンセラーになりたいと思う者が使えば必ず成功するというようなレシピも一定のマニュアルも存在しないことを強調しておきたい。私たちが提供できるのは，これまでとは異なった方法で「自らを語る」という過程に関する発展途上の理解だけである。この本の他の章では，このアプローチのさまざまな場面での応用について述べているので，この章ではその基本となる理論について検討する。この理論について考えるための寄り道にがっかりせず，ここでみなさんの知的好奇心を刺激してみてほしい。なぜなら，この基礎となる理論を理解することは，単に機械的な応用ではけっして得ることのできない力を内に秘めることを意味するからである。

言語とその力

ナラティヴ・アプローチが発展する基礎となった簡素な考えとは，物事の意味は人によってつくられたのであり，意味が最初から存在するのではない，ということである。この単純な命題には実に豊かな含みがある。第1に，このようにみなすことで，人々

第2章　ナラティヴ・アプローチの理論的背景

は自らの人生の運転座席に座ることになる。人々がその人生の意味をつくりだすことができるのだ。たしかに，私たちの話し方や何を話すかは，文化的習慣の一部である。それは私たちが受け継いできたものであり，意味を理解する手段となっている。この本が論じているのは，意味を理解する方法というものは変化することがあるのだ，ということである。私たちは話し方を変えることができる。そうすることによって，周囲の世界を組み立てたり理解したりする方法もまた変えることができる。言葉は単に私たちの考えや感情や生活を代表するものではない。言葉というのは，重なり合っている相互作用の一部である。どのような言葉を使うかで，世界に対する考え方や感じ方が変わってくる。同様に，私たちが考えたり感じたりする方法が，自分たちの話し方に影響を及ぼす。どのような話し方をするかは，この世にどのように存在するかということの重要な決定要因となる。

　だから，何を言うか，そしてどのように言うか，が大切なことなのだ。後に説明するように，この考え方を世界に存在する事物に応用するだけではなく，自分自身に，また他の人との関係に応用することもできる。この現実に対する言葉の影響に関する基本的な考えは広範囲に影響を与えるもので，今やそれは治療的な目的に利用されようとしている。

意味のある人生を生み出す

　ナラティヴ・アプローチは，意味というものは特定の文脈のなかで生まれるものであって，まず意味が与えられていて，その後に文脈のなかに持ち込まれるのではないと論じる言語哲学に，その根拠を置いている。意味は社会的に構築されるものである。1人の個人が，誰に対して話しているかを特定することなく，ある言葉を特別な意味で使うことを決めることはできない。コミュニティを形成するには，その成員が従う何らかの共通な慣習が必要になる。しかし，共通に理解される意味というものもさまざまである。同じ言葉が異なる場面で違った意味で使われることもあり，また時には，同じ言葉を異なる人々が違う意味に理解することもある（この考え方はナラティヴ・アプローチを使った調停における基本となるものである）。

　したがって，私たちは自分たちの社会の歴史に沿っている文脈のなかで，その人生の意味を理解し，自分がどのグループに所属し，自分が誰で，どのように，そしてどこにいるのかを物語るのだといえる。これらの物語が私たちのアイデンティティの一部をなし，その人生に一貫性を与えていく文脈となる。このような文脈が存在するからこそ，私たちの日々の行いやそれを実践する方法が意味をもつことになる。この考えに従えば，他の人々がどのように自分たちの生活を理解するかを知るためには，そ

第I部 理論

の人々の背景，つまり彼らのふだんの状況，彼らの物語や歴史を理解する必要がある。そして，この理解していく過程は，少なくとも2方向にわたるプロセスである。すなわち，物語は私たちの人生を形づくるものであり，それゆえに，私たちは時には外からの力がその物語を自分に代わって語っているように感じることがあるかもしれないのだ。往々にしてこの時点で，人々は彼らの人生が始末に負えないものになったと感じて，カウンセラーのもとを訪れるのである。

　ナラティヴ・アプローチの取り上げる視点というのは，人々が自分の世界を理解するために，自分で選択することのできる物語やディスコースを利用するほうが，現実と直接対決するよりは有益であると考える見方である。この種の哲学は，現実というものの性質について多くの疑問を投げかける。私たちは，現実は存在しないと論じているのではない。それは直接的には知ることができないもの，といっているだけだ。さらに，人それぞれによって，現実は異なる方法で描写される。したがって，その描写がカウンセラーによる描写やまわりの人々によるものと一致しないことがある。また，個人のものの見方というのは常に一定しているとは限らないので，1人の人が相反する描写をしてみせることもある。このことは，カウンセリングにおいて重要な出発点となり得るものである。

　これと同じ現象，すなわち重層的な現実という現象について述べるときに，社会構成主義的な視点からの見方と，異なる理論的根拠をもつ視点からの見方とをはっきりと区別することが重要である。ここで私たちは，異なる現実のなかにあっても，人はなお他の人と一緒になって意味を見つけようとするのだという考えに，焦点をあてている。すなわち，人は誰一人として自分の人生の意味を完全に統率することはできないのである。

ディスコースと力関係

　何が首尾一貫してわかりやすい，あるいは有意義である，とみなされるか否かは，力関係によって決まるということを理解するうえで，ディスコースという概念はたいへん役に立つ。ディスコースとは，世界のあり方について述べる，おおよそ筋の通った物語や声明のかたまりをいう。世界のあり方を説明するには複数の妥当な方法があるということを認めるとき，興味深い点はどの説明が主流となり，どの説明があまり聞かれないかという点である。人間の共同体のなかで，何が発言され，誰が発言するかというのは力関係の問題である。ディスコースは人と人との関係をも力関係として組織し調整するものだ。ディスコースとは社会的な実践であり，私たちがどのようにふるまうかを体系化するものである。ディスコースとは世界を理解しようとする際に，

私たちが用いる枠組みであり、この枠組みがお互いの関係を構築する。この文脈のなかでみると、力というものは特定の人々の「所有物」ではなく、ましてやそれは量的に限定されていて、特定の人々がより多く所有しているために他の人々がわずかしか行使できないというようなものでもない。むしろ、この力は社会の下位レベルではたらくものだ。家庭、学校の運動場、あるいは仕事場といった、生活のなかで意味を理解しようとする努力が払われる場所において、日々のやりとりのなかで機能する。この意味において力とは、抑圧し否定するものではなく、肯定し生産する力のあるものである。

　力というものの機能に対するこの理解は、多くのカウンセラーにとってなじみの深い、人間科学的な理解とは大きく異なる。人間科学的なディスコースでは、（十分に機能する）人間を、原動力を意味するものとして「主要な原動者」とみなす。つまり、人間科学的見地からみて、十分に機能している人間とは、「自分の生活を管理できる」者であり、「選択権をもって」それを良心的に行使できる者である。私たちの理論によれば、健康な人間の位置づけはこれとはかなり異なるが、そのような者が力のない者だというつもりはまったくない。実際のところ、何かに意味を見いだすという行為は真剣で倫理的な行為である。そして、そのなかで一人ひとりの行なう行為が意味をもち、その際に他の人との関係を考慮せずにはできない。力関係がどのようにはたらくかということの認識において、この差違を理解することが、ナラティヴ・アプローチを理解し実践するときに大切な最大のポイントとなる。この理解はカウンセラーを今までとは異なる位置づけに導き、すべての人間関係の理解に関して重要な意味合いをもつ。

位置づけ

　ここまでの分析によって、人は誰一人として自分自身や自分の環境を完全に支配することはできず、誰もがみな、多様で時として矛盾するディスコースの飛び交う社会で生活していることがわかった。ディスコースというのは、私たちが自分のことを理解するときに頼りとする、だいたいは筋の通った考え方の集まりであるのだが、これは私たちを他の人たちとの関係において一定のパターンにはまった位置に置くものである。ディスコースは往々にして物の見方を決める機能を果たす。たとえば、ニュージーランドにおける家族のディスコースというものには、妻、夫、母親、父親の位置づけがそれぞれ決められている。妻が夫との関係においてどの位置づけにあるべきか、あるいは父親が母親との関係においてどの位置づけにあるべきかについては、支配的な物語がすでに存在するのだ。もしある人が、その支配的な見方によって定められた

第Ⅰ部 理論

位置から動こうとすれば，かなり深刻な，長期にわたる交渉を続けなくてはならないだろう。「夫と妻」のあり方に新しい意味をもたせることはできるが，簡単なことではない。それがいかに難しいかは，家族のディスコースの内に潜む力関係に関連している。

ここで身近な例をあげてみよう。誰かに初めて会うときには，相手が何をしているか（つまり，何の職業に就いているか）を聞くことが多い。いま，私（ウェンディ）が1組の夫婦に会うとすれば，私はこの質問を男性と女性の両方に尋ねる。責任ある地位にある女性もそうでない女性もともに，自分たちの職業は大して重要ではないと受け取られる場合があるということをよく知っている。ある種の場面においては，そこにいる女性よりも男性のほうがもっと興味深い（したがってもっと重要な）人物であるかのような話し方をしないことに，多大の努力を払わなくてはならない。多くの人が現在このような努力を実際にしているということは，文化がそこまで変化したことを意味している。しかし，この例はまた，ディスコースがどのようにはたらくか，そしてこれまで話してきたように，力関係というものがいかに既成の位置づけにはめ込まれてきたか，を表わしている。同時に，この既成の位置づけに対して異議申し立てをすることは可能であることも表わしている。異なったディスコースが衝突し，新しい意味，新しい位置づけが常に調整され，このような社会的，文化的な変化が常に起こっているのである。

私たちは，このようなディスコースのなかで自分たちの生活をつくりあげようとしているのだが，そのような状況によって与えられる私たちの位置づけは，時としてたいへん微妙なものである。人々がカウンセラーを訪れるとき，このようなディスコースが作用している状況が原因となっていることが多い。ある「再編成された」家庭の子どもが，父親の新しい妻が自分を「いじめる」と言ってきたことがある。もちろん，この対立は紙上で説明するよりはるかに複雑ではあるが，この話はその妻が子ども部屋の家具を，子どもの希望を無視して配置したことに発していた。ごく幼い頃から，この子どもは自分で物事を決めることを奨励されて育った。彼の考えでは親というのは自分の経済的な必要性について相談する存在で，ほかにはあまり意味がなかった。それに対して彼の新しい「親」は，子育てというのはそれ以上のものだと考えていた。その結果，一方の側には「干渉」であることが，もう一方にとっては「責任ある行動」として理解されていたのである。

このように異なった名前をつけるという行為の効果に注目することは，カウンセリングではめずらしいことではない。しかし，ナラティヴ・アプローチは，この「意味を見いだす」過程にことに注目する。この件では，子どもと新しい親の双方が，大人

の権威とその世話になる子どもとの関係において，自らの思い込みというものを持ち込んだのだった。ナラティヴの視点からすれば，どちらも「正しい」とはみなされない。両者は新しい意味をつくりだす過程に取り組んでいるのであり，これはとても複雑な交渉の過程である。このような状況においては，どちらも「勝つ」ことはない。ナラティヴ・カウンセラーは，誰もがその人自身の人生に対する統治権を保持すると考え，この枠組みのなかで働くのである。したがって，子どもは，たとえ家具がその配置のままになるとしても，一人前の人間として扱われたという確証をもつことができる。カウンセラーの視点からすれば，どちらもその人間関係の意味について最終的な権威をもつことはない。「親」と「子」というのはディスコースであって，指針となることはあってもこの人間関係が発展するときの形を決定することはないのである（当然，これは力関係に関する交渉であるとみることができる）。この両者の関係がどのように発展していくかは，継続的で創造的な過程であるといえる。

◯◯ ディスコースを通して形づくられる私たち

話し方というものが自分たちの位置を決定するということにおけるもう1つの要素，すなわち多層な位置づけという概念について考えてみたい。ここにあげた家族のディスコースの例は，同じディスコースのなかにあっても，妻と母親，夫と父親のように複数の位置づけが可能なことを表わしている。これらの位置づけの一つひとつが，社会的に構築された相互関係（この場合は家族という関係）のなかで，相手に対してどのようにふるまうかというさまざまな期待を持ち込んでくる。しかしながら同時に，複数のディスコースにおいて異なる位置を保つこともあり得るのだ。たとえば，妻は同時に地方公共団体の首長であるかもしれないし，そのうえにフェミニストを自称する人物であるかもしれない。これらの描写のそれぞれが，他のディスコースにおいては異なる期待像を生み出すことになる。これらの（家族，地方政治，フェミニズムなど）ディスコースの一つひとつにおいて彼女が巻き込まれる力関係は，それぞれたいへんに異なったものである。これらの「主観性」は他との関係において特別な位置づけを反映するものであり，ある時は夫や家族に対して，あるいはその市の住民に対して，あるいはフェミニストのディスコースにおいて，それぞれ独特の（そして相互に相反する）期待像を映し出す。この「主観的な位置づけ」の一つひとつが，期待される会話のなかでの位置づけとなり，またその個人の力関係についての何かを示唆するものである。

第I部 理論

　このようにして，私たちはアイデンティティについて独自の物語を語る。私たちは他の人たちのあり様というものが最初から不変で単一なものとは考えない。そしてこの考え方が，人格に関する理論とカウンセリングの実践において，自己描写の基本となっている。私たち（ナラティヴ・カウンセラー）にとって人々がどんな人であるかということは，絶え間のない矛盾であり，変化であり，進行中の葛藤なのだ。そしてこの概念は多くのカウンセラーに親しみのあるものとは大きく異なるので，私たちは個人のアイデンティティという言葉より個人の主観性という言葉を使いたい。当然のことながら，異なった位置づけというものがお互いに衝突することはまれではない。往々にしてこのような対立が人々をカウンセリングへと向かわせるのだ。この主観的な位置づけに対する説明というのは，その人物が発言できるか，何が言えるか，誰に聞いてもらえそうか，誰と話せるか，などを決定していく力関係の次元を有するので，単なる役割の対立とは異なる。このようにして，ディスコースにおける私たちの位置づけというのは，社会に貢献していく能力を考える際に重要なものとなる。私たちが体現する主観性というものは必ずしも自らつくりあげたものではなく，それ自体が力関係の現われで，社会的な相互関係によるものである。私たちが他の人に話をするとき，あからさまにせよ，それとなくにせよ，相手に物語のなかの役割を演じさせているのである。このようにして話し手は，普通に物事が進行する場合，他の話し手が取り上げるべき主観的な位置づけを提供する。こうして私たちは他の人の主観性を，特に意識することなしに操っているのである。

位置づけの要請

　社会的に規定されたさまざまな場面で，ディスコースが主観的な位置づけを提供する。例をあげればカウンセリングをめぐるディスコース，職業的な関係をめぐるディスコース，学習者と教育者，あるいは倫理に関するディスコースなどがある。私たちがこれらの異なる位置づけにふさわしい対応をするときには，私たちはウィトゲンシュタインのいう「どのように話を続けるかを知っている」（Wittgenstein, 1958）ことを示すのである。洗練された話し手というのは，文中で使用する言葉の意味や文法的な用法を理解しているだけではなく，その「ゲームの規則」を理解し，その場面でどのような態度が期待されているかをも承知しているのだ。どんなやりとりにも既成の意味合いが持ち込まれ，そのやりとりがどのように最後まで行なわれるかも十分に予想がつく。そのうえで，両者は交渉を始めることができる。会話という言葉は，意味をつくりだしていく社会的な過程を表わすのにたいへん適した比喩である。それは，交互のやりとりを表わすのにぴったりの型をもつからである。会話に焦点をあてれば，

個人の内面的な動きではなく，人間相互のやりとりに注目することができる。ナラティヴ・アプローチは，このような言葉のもつ力や，自己がいかに形成され，再形成されるかに関する概念を生かしていこうとするものである。この経過は常に進行中であり，完成することはない。その人の死後においても，他の人々がその物語を語り続けるであろう。

現実と知識

　私たちが「物事」を説明するその方法自体が，それに対する自分たちの理解を表わすばかりでなく，それが何であるかをも決定するものである。私たちが「現実」とみなす物事の生産過程に関するこの理論は，私たちにとっての現実とは「そこにある」ものではないことを暗示している。したがって，現実とは変わり得るものであることも暗示している。この理論はナラティヴ・アプローチにはこのうえなく重要な要素である。まずそれは変化の恒常性を明示し，真実で確定した知識というものが存在するという理念に挑戦するものだからである。しかしながら，その含むところは物質界が存在しないということではなく，それについて私たちが説明することが（何を命名し，何を物体としてみなすかも含めて），私たちが生活する社会的文脈や歴史の意味をどう理解するかによって大きく影響を受ける，ということである。また同時に，私たちはまわりの世界にはたらきかけており，この相互作用は少なくとも双方向のものである。ところが，すでに与えられている言葉のなかにのみ，私たちは世界をつくりあげることができる。これが，私たちは「常に既成の社会」のなかにいるという意味である。つまり，私たちは反応する以外には選択肢のない，既成の文脈のなかに生まれ出るのである。まわりの世界をコントロールできるどころか，私たちは無数の影響力にさらされていて，しかもそれは明確なものではない。それどころかその多くは隠れた，出所不明のものなのである。さらに，社会的な文脈そのものが常に変化するので，唯一の真正な物語，それが何であるかの単一で正しい説明というようなものは存在しない。1つの出来事に関する異なった物語は存在し得る。何が起こったかを語るとき，どこから始め，どのように説明するかは，私たちがどのような質問をするかにかかっている。言葉のはたらきに関するこのような理解を，治療的な目標に向かって意図的に利用することができるのである。

　知識というものが与えられるもの，あるいは何か「そこにあって」発見されるべきものであると考えるよりは，私たちは「異なる知識」や「好ましい知識」について語りたいと思う。異なる知識はそれが生まれてきた文脈や，異なる目的や歴史との関連において，異なる正当性を主張する。このような見方は，社会構成主義とよばれる思

第Ⅰ部　理　論

想史における独特な文脈のなかに，私たちの理解を位置づける重要かつ複雑な視点である。社会構成主義の形式は一定ではなく，私たちはこの用語を私たちなりの使い方で定義しているということを，読者は理解していただきたい。この認識論，すなわち知識に関する理論というものの形式は，多くの西欧の科学や工学を生み出した哲学的な伝統からは大きくはずれた哲学理論の内に位置づけられる。

相対主義と倫理的実践

　私たちの理論的背景の物語は，たとえば真実や自己の不変性というような西欧的な思考法のなかに堅固にある価値を失うものかのようにみえる。これは，個人が原動力の焦点や源としてみなされるのに代わって，社会的な相互作用の所産というものに焦点をあてるということなのである。これは個人主義を明確に離れ，西欧的な思考のなかに固持されている個人の責任という考えに挑戦するものだ。社会構成主義による説明では，社会よりは個人の領域が人間理解における主要な領域である。しかし，このことは世界の現在の状況に対する私たちの道義的な責任を捨て去ることを意味しない。むしろその逆である。私たちは実際に自分たちの世界をつくりあげると同様に，他の人の世界の構築にも参与しているということなのだ。この視点を取り入れることは，西欧文化を世界の他のさまざまな文化，ことに地域に密着し集団性が高く評価されるような文化と同一線上に位置づけることである。同時に，社会構成主義は関係というものをその前面に押し出して議論することを可能にする。言い換えると，私たちは「まるごと」そのなかに存在するということである。

○○ 理論をどのように実践に結びつけるか

　カウンセリングの仕事自体が，社会的な関係において責任ある共同生産が行なわれるべき社会実践の1つである。カウンセラーはクライアントの人生における意味をつくりだす作業に影響を及ぼす。しかしながら，他のセラピストとは異なり，ナラティヴ・カウンセラーは「問題」を突きとめたり，「治療法」を提供することに関心を向けない。その目的は「解決法」を探し出すことではない。ナラティヴ・カウンセラーは最終的な意味でそれを「突きとめる」ことはけっしてないかもしれないという可能性を認める者である。

　ここで意味することは，問題とは，ある人が自分の人生を語るときにその人を窮地に落とし込むような，ディスコースの状態，または話し方のなかから生まれ出るもの

だということである。さまざまな主観性というものが，対立や不幸を生み出す描写法のなかに提示され得る。カウンセラーは，その人の主観性に対するさまざまな要求というものがその人に辛苦をもたらすものだということを，クライアントが理解する手助けをすることができる。しばしばカウンセラーはこれ以上のことをする必要はない。私たちの哲学の一環を成す考えは，人はその人生の意味を理解するために不断の努力を続けるもので，カウンセラーがその人に代わってこの仕事をする必要はないのである。私たちの大学院にいた学生の1人は，この姿勢をとるとカウンセリングの過程におけるストレスが減少すると話してくれた。ここではカウンセラーは「専門家」である必要はなく，（問題をつくりだす力に対して客観的な中立性を表明する代わりに）クライアントの人生に意義を見いだす過程で，好奇心にあふれた，関心を寄せている参加者であればよいのだ。この姿勢は，ナラティヴ・カウンセラーに求められている誠実な関与を表わすものであると同時に，このアプローチの生産的ではあっても技術には頼らない性格を示すものである。

物語とオルタナティヴ・ストーリー（新しい物語）

　ナラティヴの理論は，私たちが自らの人生に対する可能性を完全にコントロールすることはできないことを示唆している。私たちは，自分たちが利用できる言葉または物語の範囲でのみ，自分の存在について語ることができるのだ。しかし，もし私たちが物事の理解はそれしかない，と考えて育ってきたとしたら，それ以外のあり方をどうやって「知る」ことができるのだろうか？　たとえば，地球は平らで，ある方向にずっと行ってしまったらその端から転げ落ちてしまう，と信じ込めば，それは「事実」となるであろう。その見方からすれば，その他の可能性はあり得ない。私たちの語る物語は世界の「自然な」あり方を語るものとなり，世界はそのようなものとなる。往々にして，この種の意味づけは信条，すなわち同様の現象を語る物語の標準となり，何が正しく，何が間違いであるかの判断の基準となっていく。私たちの語る物語が，その他の物語の可能性に対して自分たちを盲目にしてしまうのだ。ナラティヴ・カウンセラーは，クライアントの語る「問題」の物語に取って代わるものに聞き耳をたてる。人が自分の人生を語るとき，筋の通った説明をしようと試みるものだが，問題に満ちた物語のなかにそれに相反する要素を見つけることができないほど，堅固な説明というのはあるものではない。あらゆる人生や生活は矛盾に満ちているのであり，この事実を治療に利用することは可能である。

第Ⅰ部 理論

エイジェンシー，あるいは「自らの声をもつこと」

　往々にして，どうすることもできないと感じるほど大きな問題に直面し，私たちは自分の人生におけるエイジェンシーを失ってしまうことがあるように思われる。この時点で起こっていることは，何が起こっているかを自らに語る物語が，私たちを動けなくしてしまうことなのである。このような物語のなかでは，クライアントは，位置づけをされてしまっているか，または服従してしまっている。クライアントは能動者ではなく，与えられた位置にとどまる受動的な受け手でしかない。ナラティヴ・カウンセラーはクライアントが自分の声で語り，自分で問題にはたらきかけることができるようなオルタナティヴ・ストーリーを探していく。この過程は位置づけの変更，あるいはクライアントの声を取り戻すこと，といえる。クライアントのエイジェンシーに対する比喩として，私たちは「語り」とか「声」という用語をあてはめる。クライアント自身の声で語られた物語は，その人に代わってその人生が語られた物語よりもずっと有効であることがわかっている。とすれば，ナラティヴ・カウンセラーの目標は，その人自身が物語を実際に語れるように，クライアントの位置を再定義することになる。この本で，治療においてどのようにこのことが可能であるのかを示していきたい。その目的は，クライアントが服従させられた人としてではなく，自身の主観的な位置から語ることができるように手助けをすることだ。この理論的な説明の根拠をエンパワーメントの概念にみる人もいるだろうし，自己発見にその根拠をみる人もいるだろう。自分の人生を自分の声で語ることができるようになる過程は，たしかにフェミニスト理論，革新的な教育論，そして共同体の積極行動主義からの成果である。私たちはこれらのつながりを認め，私たちの理論のなかにおけるこの過程はまだ形成の途上にあることを明らかにしておきたい。私たちの信じるものが治療において効果があることを示すにはもう少し説明が必要であるが，読者にこの理論と実践への探求にもう少し辛抱強く付き合っていただきたいと思う。

耳をすませ，脱構築すること

　ナラティヴ・アプローチの実践において興味深い要素の1つに，聞き取ることをいかに説明しているか，がある。ロジャース派の実践家は積極的に耳をすませ，クライアントの物語を何も歪曲することなく鏡のようなイメージで反映させるのだが，ナラティヴ・カウンセラーは隠された意味，隙間や割れ目，矛盾する物語の存在などに耳をすませるのだ。このように，語られなかったことに耳をすませる聞き取りを脱構築とよぶ。

　ナラティヴ・カウンセラーは，最初からクライアントの人生における意味を探る活

第2章　ナラティヴ・アプローチの理論的背景

動に積極的に関与する。隠された意味を探るという概念は，ジャック・デリダ，ミッシェル・フーコーのようなフランスの哲学者の著作から出現した興味深いものである。デリダによれば，言葉が意味をもつには，それが意味しないものが識別されなくてはならない（Derrida, 1978）。ここで彼は，言葉が意味をもつにいたる際の，その反対の意味の役割を述べているのである。彼によれば，反対の意味がどの肯定的な意味にも存在するのであり，ある意味が成り立つかどうかは，その反対の意味との差異が理解される可能性にかかっているという。この考え方には大きな力が潜んでいる。クライアントが語る物語のなかには少しも意味を成さないものがあり，私たちが「この物語が意味を成すには，どんな思い込みがその背景となっているのだろうか？」という質問をして初めて，理解できるものもある。私たちは言われなかったことに耳をすませることもできるし，その物語が何と区別して語られているかを尋ねることもできる。名前もつかないどのような前提がこの物語をつくりあげる背景になっているのだろうか？　このような聴き方をすることで，一見不合理とみえるものが道理にかなったものとして浮かび上がってくる。たとえば，ある種の「狂気」を理解することが可能になる。この意味における脱構築の複雑さとそれのもつ可能性を治療に利用することについては，それだけで1冊の本を書かなくてはならないだろう。あきらかに，カウンセリングの分野において，新たな意気込みで研究の行なわれるべき領域である。

　私たちは，脱構築という言葉を，フーコーが彼の著作でしばしば語っているもう1つの大切な意味にも用いる。彼は知識の所有（Foucault, 1979）ということにまつわる，力関係の隠されたはたらきを暴露することに関心があった。彼は，当初医学や教育，法律というような大きな知識の集合（それはすなわち社会的実践といえるが）に関心があったのだが，彼の生涯の終わりには，これらすべてが，倫理的に生きるということにどうかかわってくるのかに没頭していた。このことは，治療の目的とは何であるかの描写と同じであるといえる。フーコーと同様に，私たちも力関係がすべての社会的相互作用を特徴づけ，これらの力関係がことに自分の人生を語るときに使う言語のうちに展開される，と考える。とすれば，私たちの使う言葉が自分たちについて何を語るかに注意を払うこと，そして自分たちの主張する権威の根拠はどこにあるのかを分析することは，カウンセラーの義務だといえるだろう。カウンセラーは，クライアントの語る物語が，クライアント以外の権威を反映しているものであるために，クライアントに本当は望んでいなかった物語を認めさせてきた力関係をくつがえしていく。このような聞き方を始めると，世の中のありようについて，ごく当然のことと考えられていた思い込みをあばいて，それに挑戦することが可能になり，それによって可能性を探り出し，隠されていた空間を広げることもできるようになる。「伝統的

第I部　理論

な」考え方というものはこのようにして私たちを束縛していたのだということがわかる。このときには，目から鱗が落ちたような気がするかもしれない。世界は常に動いているものであるから，常にただ1つの「正しい」道というものはないのであり，言葉についてのこのような視点は，大きな開放感をもたらすものだ。この本の全編を通して，この過程がさまざまな状況においてどのようにはたらくかを描写し，読者がその効用について自分なりに判断していくことを，私たちは期待するのである。

外在化

　文化のなかで人々は意味をつくりだす方法や，支配的なディスコースの集まりを分け合っている。なおもそのなかで，私たちの一人ひとりが独自の方法で，誰に，いつ，なぜ語るのかによって物語を変化させながら，個人的に独自の物語を紡いでいる。そのどれもが独自のものだから，カウンセリングの場でどのように脱構築するかを教える公式というようなものはあり得ない。このため，ナラティヴ・アプローチを習得するのは困難だと感じる人もいる。第4章からも明らかなように，私たちはナラティヴ・カウンセリングがどのように「はたらき」，またそれをどのように教授するかについては，未だに理解を深める過程にある。現段階では，この過程が少しはわかりやすくなるような原則をあげておくにとどめ，今後の参考になる分野を紹介しておくことにする。

　この脱構築ということを，用語の微妙な差違にはふれずに，「問題を外在化する過程」として話す人もある。マイケル・ホワイト（White, 1991）によって脱構築とよばれたこのプロセスは，その人よりもその人の問題に焦点をあて，その後にその問題に対してその人がもつ資源を集結する方法である。外在化はナラティヴ・アプローチのもともとの提唱者であるホワイトとデイヴィッド・エプストン（White & Epston, 1990）が提案したやり方である。この本でも，いく人かの著者が外在化の過程について述べている。

　このアプローチは，最近になって単に「問題の外在化」ではなく，「外在化する会話法」という，もっと包括的な概念を取り込むようになってきている。外在化とは，ある人の人生を異なる方法で語ることを可能にしていく修辞的な技法をいう。この実践によっていくつかの成果をあげることができる。

　第1に，20世紀の西欧文化における支配的なディスコースが，（これまでに述べたように）個人というものをその人生の主要な原動者であるという考えを推進するものとすれば，外在化する会話法は個人の経験を形づくるときにディスコースが影響力をもっているという，新たな考えに対しての扉を開く。

第2章　ナラティヴ・アプローチの理論的背景

　第2に外在化の技法は、個人の人格に次から次へと欠陥を見いだしていき、クライアントが自らを欠陥のある人間であるとみなすのを奨励するような心理学の傾向に歯止めをかけるきっかけとなる。人をその問題から引き離すことは、彼らの内面の欠陥が悩みや苦しみを起こしているために、熱い石の上を歩く苦行をしなければならないだろうと考えてカウンセリングに来る人たちには快い驚きとなる。それどころか、クライアントは即時に自分や周囲の人たちの生活に対するエイジェンシーをもつ位置を与えられる。そして、人間にありがちな苦闘に対処する能力をうちに秘めた、知的な人物とみなされるのである。

　第3に、外在化は風刺的な効果ももつ。論理を内在化しようとする専門的な力を最大限に発揮しようとする世界において、外在化のプロセスはこの文化における支配的な思考法をパロディ化する。問題が位置づけられていたディスコースは、これによって茶番と化す。たとえば、ナラティヴの物語としてよく知られた「ずる賢いウンチ」（White, 1989）のなかでは、遺糞症という専門的な知識がマイケル・ホワイトの取り上げた外在化の描写によって茶番化され、この家族が専門家の手から離れて自分たちでこの問題に対処するエイジェンシーを取り戻すことになる。このように、新しい視点からみれば以前のディスコースは笑い飛ばすことができるようなものとなる。少なくとも、自然と弱体化されている。このような風刺的な効果というのは、正面切っての対決よりも実はもっと強力なものではないだろうか。

　第4に、外在化する会話法で話をしていく過程は、カウンセラーに助けを求めて来たクライアントの人生の内に、エイジェンシーの可能性を常にさぐっていくという姿勢を守り続けることに役立つ。この姿勢が、問題をつくりだしているディスコースを聞き分けることができるようにカウンセラーを訓練し、クライアントに欠陥者であると感じさせてしまう無意識の習慣から解放するのだ。この姿勢は、カウンセラーがクライアントに対してより敬意をもって接していく方向に導く。

　このような形で外在化する会話法は脱構築の目的を果たすことになる。この章では、私たちは脱構築という概念をホワイト自身が試みたように、より広い哲学的な視点から位置づけようとした。しかしながら、ナラティヴ関係の著書では、外在化と脱構築とが相互に置き換えて述べられることもある。ここに述べたのはこのような限られた用法に対する理解を深め、いささかは挑戦する意味で論じたものである。

「問題」の再検証

　脱構築がどのように使われるかの最も強力な例は、フーコー自身の分析のなかに見いだされる。彼は最もよく知られた著書『知の考古学』（Foucault, 1979）という題

第Ⅰ部　理論

名からもわかるように，ディスコースを通して権力というものがいかにはたらくかを「掘り起こした」のである。フーコーは，制度化されたものの言い方というのは，与えられたのではなくつくりだされたのだということを明らかにしてくれた（Foucault, 1973）。言葉の意味が常に変化しているという考え方の対極にあるものは，言葉は物の意味を表わすという「常識的な」考え方である。このことは精神衛生の分野にことに関連性がある。幸福とか，悲しみ，怒り，あるいは人格，自負心というような言葉は，多くの場合その人の内面の状況を表わすとされている。社会構成主義はこの視点に挑戦し，このような言葉は行動の様式を描写するのに便利であるにすぎない，と考える。ある人の，ある時における体験というものは，それを表わすのに用いられた言葉ではとうていとらえることはできない。社会構成主義的な枠組みは，その人の体験を再度名づけること，すなわち異なる意味づけをすることを容易にする。

　この考え方をさらに広げて，診断名に支配されることに対して挑戦することができる。特に，ナラティヴ・カウンセラーは多くの「科学的な」心理学による命名の与える害毒に対して挑戦を続けてきた。この理論分野では，フェミニストの著者たちが，何世紀にもわたる診断名の移り変わりの裏にかくされてきた女性の体験の意味づけや不可視性について論じている。ここで私たちは治療のなかで使われる言語の強力な文化的圧力（治療者を権威のある場所に位置づけるようなもの）に注目したい。私たちはクライアントを欠陥のある者として位置づけるような種類の言葉遣い，そしてそれに対する抵抗を奨励するような種類の言葉遣いについての考察に読者を招きたい。第5章では，特にこの点を論じており，治療者が主流の科学的な枠組みのなかに位置することを余儀なくされそうなときの困難について語っている。

再び，アイデンティティ

　私たちが提唱しているのは，もし言葉が何かを表わすとすれば，それは一時的な状態を意味しており，それを異なる名前でよぶことも可能だということである。当然このことは人にもあてはまる。私たちの理論では，私たちが何者であるかは変化を続ける現実であり，それは私たちの内に秘められた根本的なものではないと考える。私たちの潜在能力は無限であり，発達の過程は決まり切ったものではない。人生において何を為すかは，その人生をどこで終えるかにかかわるが，この過程も常に変化するもので，旧知そして未知の影響を受けるものだ。先にも述べたように，私たちが何をするかは大切だが，自分の環境を完全にコントロールすることは誰もできない。どんな人間に成長するかについては主要な役割を演じるが，誰になるかを簡単に決めることはできない。このような視点は，私たちの人生における文脈というものが，どのよう

な人物になるかを決定するのを左右する要素であることを前提として認め，同時に個人に何らかのエイジェンシーが残されているという考えである。ここでいう個人のアイデンティティの描写は，一般的にカウンセラーが考えているような，単一で統一された自己というモデルとは非常に異なることを理解しておかなければならない。この差違は微妙なものだが，私たちの理論にとっては中心的なものである。一方で，多くのカウンセリング理論にとっては単一の自己がその中心にある。使う用語の多くは同じようにみえるかもしれないが，私たちが提唱する世界の全体像というのは，たとえば自己を「備わる能力を十分に発揮した」ものであるとする理論とは大きく異なる。私たちの見方では，ほとんどの人々は日々を何とかこなし，できる限りの意味づけを試み，次々と現われては対応を要求するような不確定で，複雑で，新規な出来事に直面しながらも，判断を下して行動に移す，ということをしているのだ。物事が複雑になればなるほど，私たちはますます困難に陥るように感じる。しかしながら，私たちは自分を許すことも学ばなくてはならない。

○○ 自分自身の位置づけ

　この章で語っている物語は，科学的な知識の進化と，世界の状況を理解するにはさまざまな方法が存在することに関する，私たちの内に強まりつつある認識をめぐっての一大叙事詩の一部である。この物語の主要な登場人物は言語，力，知，そして自己である。これは，非常に現実的な応用のできる理論の物語だ。この物語には始まりも終わりもない。しかし，ここでは，私たちの目的のために，そしてこの論拠をあきらかにしない主張のゆえに，議論を引き起こす危険をあえておかして，この物語はカール・ロジャース（Rogers, C.）によってカウンセリングの分野で始まった現象論的アプローチと，科学理論，人文主義およびキリスト教の伝統における諸運動の結合において始まったとしておく。これらの歴史のすべてが，この本を書くのに携わっているグループとして，私たちの「アイデンティティ」は何か，に深く結びついている。私たちは全員，何らかの形でカウンセリングに携わっており，この本はニュージーランドで書かれている。この双方の位置づけというものが，私たちの行なうカウンセリングに重要なことなのだ。

　この叙事詩をひもといていくときに，その中心にカウンセラーが据えられるのは驚くには価しない。カール・ロジャースのカウンセリング理論は，ある人の体験というものを理解するということが，治療において重要であると彼が認識したことに深く依

第Ⅰ部　理論

存している。ロジャース派のカウンセラーは，アメリカ先住民のことわざにあるように「その人のモカシン（柔らかい鹿革靴）をはいて1マイル歩かなくては」その人の行動を判断することはできないという。この諺の意味するところは，ある人には理解できない，突飛ともみえるようなことが，別の人からみると完全に筋の通ったことであり得るということなのだ。意味とは，私たちとは関係なくただ与えられるものではなく，つくりだされるものだという考えが，この本の提唱する健全な生き方をつくりだしていこうとする概念を支えている。それは，知識とは何か，どのようにして私たちは「知っている」と言うにいたるのか，に関する独自の視点を有する哲学的見地である。この理論では，真実は多数あること，そしてある人にとって筋が通り真実であるとみえることが，他の人にとっては必ずしも同じではないとする。真実はつくりだされる。ただ与えられるものではない。これは表面的には魅力的な考えともみえるが，実は自然や宇宙について私たちが当然と信じ切っていることと真っ向から反するかもしれない。自然は与えられたものではなく，発見され，つくりだされたものだという可能性を私たちは追っているのだ。

　この場合の「私たち」とは，合理的な思考を通して達成した高度な産業化，工業化された文化のなかに生活している人間で，その他の多くの人にとっては，人類の最高の努力が実ったことを意味している。しかし現在では，西欧の科学的な知識が，単に1つの知識の形でしかないことは広く認められている。女性の知識，あるいは先住民の知識というようなものが，この論点において激しく議論される分野である。

　私たちの見方からすると，価値体系全体が（これは第1章でジェラルド・モンクが「文化的なスープ」とよんだものだが），いかに知識がもたらされたかという西欧の「科学的な」考えに沿って発達してきたものだ。どのようにして事実が告げられ，世界の変化がどのようにして起こったのか，または私たちがどのように生活しその生活を容認するのかは，私たちの考え方と密接に結びついている。

　西欧文化の視点のなかに自らを置く「私たち」は，自分のことを個人であり単一の個体であると考えることに慣れている。そして世界との関係については，ビリヤードのボールのように進路が交差したときに互いにぶつかりあうものだと考える。私たちは自分の世界を統制すべく努力し，自分たちに示された基準に沿って行動し，失敗したときは自己の責任だと考える。発達心理学の研究課題はすべて（そして西欧の教育システムの基礎もすべて），私たちは自分自身とまわりの世界に対して理性的な統制をしかけることができるという考えから発しているといってもよいかもしれない。人生を構築するうえで，私たちは生活の向上や何を善とするかに関する西欧的な考え方に沿って，多大な投資をする傾向がある。治療の領域でナラティヴ・アプローチを支

援していくことによって，私たちは意図的にこのような考え方に反対の声をあげていきたいと思う。その理由は，このような考え方は，そのほかの視点を除外することになると思うからだ。私たちは必ずしもその他の視点とは同意見でないかもしれないが，それらが敬意を払うに価することを理解しているからだ。アオテアロア（ニュージーランドのマオリ名）・ニュージーランドの最初の住民であるマオリ人たちは，西欧からの入植者の強力なディスコースに押されて自分たちの観点を失わざるを得なかった。現在も続くこの闘争の経過は，西欧的視点が他を威圧しがちなことや，自らの正当性を確実視する性向を，私たちに理解させた。第11章（訳注：この訳本では省略）を読むと，マオリ人との会話がどれほど私たちを感動させ，その結果自らの西欧的視点に深い問いかけをせざるを得なかったようすが少しはわかるだろう。どこでも，その国の最初の住民たちが，支配的なディスコースのなかにいる専門家に同じような体験をもたらす可能性を私たちは信じるものだ。

　ここまで書いてきたようなことは，私たちが自分はどんな人間であると考えているか，に密接に結びついている。この本の著者たちは，共通の職業的なプロジェクトのなかにいて，継続する治療的な会話の参加者であるという位置づけを共有している。私たちは，すべての人々がこのようにある枠組みのなかで自らを理解しその価値を悟るのだという考え方に注意を向けるために，ディスコースの文脈ともいえる，この独自の「文化的なスープ」のなかではたらいている「私たち」を意図的に使用した。自分たちが誰であるかということは，すなわちこのグループの「アイデンティティ」や「声」を構成している主観性を結びつけている共通の脈絡というものは，この文脈に関連してつくりだされるものであることを強調しておきたい。また，自分たちが権威のある者だという考えをつくりだすときに，知識についての哲学がいかに深くかかわるかを見過ごすことは実にたやすいということも強調しておきたい。このことは，私たちが当然だと考えるようなことが，同時に他の人にとっては抑圧そのものであるというような状況のとき，特に重要である。内省（省みていくこと）という知的能力を発達させることは簡単に達成できる課題ではなく，私たちはそれに生涯をかけていく必要があると感じる。カウンセラーである私たちが植民地化の結果に日々対応するとき，私たちのこの文明の建造において，抑圧が昔からの1つの礎となっていることを追及し，暴露することは非常に重要であると考える。そうすることにより，私たちは自分たちとは異なる基盤の上に建造された文明に関与することができるようになるかもしれない。それは何よりも職業的に根本的なレベルで，敬意を払うとは何か，という学習に取り組むことを意味するからである。

第3章

治療的関係（カウンセリング関係）

ジョン・ウィンズレイド（John Winslade）
キャシー・クロケット（Kathie Crocket）
ジェラルド・モンク（Gerald Monk）

「本当に私にカウンセリングをしているの？」とリサは言った。「ただ私が自分の考えをあなたに当てて跳ね返ったのを確認して，そして私の変化について話しているだけみたい」

このコメントはある機敏なクライアントがカウンセリング中に言ったものである。一見すると，専門家の知識でクライアントを印象づけるカウンセラーがいる「従来の」カウンセリングと，権威者としてのカウンセラーをあまり意識させないこのアプローチとの違いにとまどっているようにもみえる。

しかし，ナラティヴの視点からみると，このコメントは彼女のカウンセラーがカウンセリングの仕事を適切にしていることを示している。これは治療的（カウンセリング）関係に対する政治的姿勢を表明しているのである。このような姿勢が成立するためには，リサが「より共同的な関係」を体験することが必要となる。カウンセリングはクライアントが何かを受け取るだけのものではないし，またクライアントが何かをされるだけのものでもない。彼女が利益を得ることができるカウンセリングの過程においては，有意義なエイジェンシーをもつ存在として自分自身を認識しているものなのだ。偶然ではなく，彼女は自分自身の生活のなかで，同様なエイジェンシーを感じることがふえてきているのである。

リサのコメントは，私たちがクライアントと構築していきたい種類の治療的関係の結果によるものであるとみなすことができる。そして，これはそのかなりの部分を，特定の話し方に依存している。この章では，私たちが関係について話す方法と，治療的関係における話し方や私たちのあり方についての詳細に焦点をあてる。まずは助けを求めている人々にかかわっていく私たちの全般的な姿勢について，その姿勢の政治

的含みにも注意を向けながら説明する。そして，そのような関係を発展させていくために使われる実践や，強調したい点の概要を述べる。

カウンセリング・ルームに入る前に

　治療的関係を論じているテキストでは，カウンセリングに参加している人たちの間のやりとりにまず焦点をあて，それをどのように意図的に発展させていくことができるかについて述べるのが通例である。私たちはこの過程のもっと早い段階から始め，やりとりが始まる前から存在している影響について考えていきたい。第2章で概要を示したように社会構成主義的な考えから，カウンセラーとクライアントの関係において起こる大部分のことは，ディスコースによって形づくられているとみなすことができる。そのため，私たちはそのようなディスコースを考察することから始めたい。

　私たちの考えでは，職業的な役割とは，倫理的な関係と，面接の行なわれる場所の文化的背景のなかでどのように物事が形づくられていくかに対する認識のうえに立った関係を確立することである。リサが感じたように，クライアントが自分の人生に関する議論のなかで，より共同的な関係としての体験をしていくためには，ある種の手順が必要となってくる。ここでは，カウンセラー側の態度の変化も要求されるのである。特に，この関係が真に共同的なものとなるためには，カウンセラーは社会的そして職業的な実践において，どのような力関係が頭をもたげるかに敏感である必要がある。そして，自分自身の実践を内省していく技術を発展させていく必要がある。また，その瞬間ごとの反応を通じて，クライアントに対してそのような考え方の結果を伝えていく手段も見いだしていく必要がある。

共著，または権威を分け合うこと

　私たちにとって，「共著」という用語は，クライアントに対する私たちの行動や言葉を表現するときに使用する関係のあり方をさしている。それはカウンセリングにおける会話を形づくっていくときの責任の分かち合いを意味する。共著していくという考えは，随行者としてのカウンセラー像に挑戦する。このようなカウンセラー像とは，クライアントの内なる真の本性のつぼみが花開くことを妨げないようにと細心の注意を払って進む存在である。そしてこの考えはまた，賢明ですべてを知る専門家であり，長年のトレーニングの恩恵を分け与えて，クライアントを足元にひざまずかせるようなカウンセラー像にも挑戦していく。このようなものではなく，私たちはクライアン

第3章　治療的関係（カウンセリング関係）

トとの治療的関係をも含む，社会的な土壌における会話から出現するアイデンティティや個性について語っていくことを好むのである。著者であるということは，語る権利を所有しているということである。特に，自分自身の言葉で自分自身のために語ることである。会話を共著していくということは，相互に意味を生成していくことによって，カウンセラーとクライアントが共通の意味を獲得し，お互いの関係を調整することである。

職業的な実践

　会話を形づくっていくときのお互いの責任には，クライアントとの作業のなかで私たちがどのように自分の権威を使用するかについての意味も含まれる。共同的な関係を構築し，カウンセリングを求めてきた人々に会話の内容や方向性に関してその人たちの意思を行使する機会を与えることについては，一般的にカウンセリングの分野でもさまざまな技法がある。しかしながら同時に，この共同作業の精神と逆行して作用するような治療的関係についても多くの方法で語られている。このような話し方は，実践で具体化されるときに，専門家とその助けを求めにきた人々の間に距離をつくりだす，職業的ディスコースの産物であるといえる。

　私たちは共同作業の関係を語るとき，権威を原則として専門家の側に置き，クライアントにはわずかしか与えない職業的ディスコースの特徴に対して警戒心を養っていくように求めている。次に示す心理療法の実践における領域は，クライアントよりは専門家の権威の下にくるものであると考えられる。

・外部で定義されている基準に従ってクライアントの不安を診断すること。
・答えを解釈するために質問していくこと。
・クライアントが心配している問題を乗り越えるために何が必要であるかという知識とその治療計画の作成。
・専門家によって書かれ，物語の中心人物が第3人称の状態に格下げされるような報告書の作成。
・照会状を作成するときに他の人や組織にクライアントの情報を通達すること。
・クライアントとその生活について他の職業人と議論すること。
・カウンセリングのミーティングでノートをとること，そして何がノートに含まれるのが適切であるかを決定することと，職業的な目的のためにそのようなノートを維持管理すること。このようなことはノートに書かれている人に報告されない。

第I部 理論

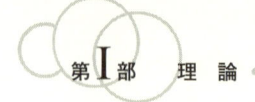

　ナラティヴの視点は，このような実践からの影響に懸念を生じさせる。私たちはこの懸念というものを，ディスコースが人々を互いにどう位置づけるのか，そしてこのような位置づけが何気なく取り上げられ，その結果人間関係（あるいは力関係）が形成されてしまう，という理論的な枠組みのなかに位置づけていく。ここに書いているような実践に身を置いているカウンセラーは，双方がその事実を意識せずに，クライアントを位置づけているかもしれない。カウンセラーが職業的な関係における著作権を分かち合うことなしに，このような権威を当然であるとするならば，それはクライアントにとって重要な問題に対してもクライアントの権威を奪っていることを意味する。クライアントが徐々に発展させてきた主観性に関して，クライアントの利益に反する行動をとっていることになる。これらのカウンセラーは，行動する権利をもつものとしての位置づけをとる一方で，クライアントには何かをされるもの，すなわち職業的実践の「対象物」としての位置づけを与えているのである。

　私たちがクライアントの生活のなかでエイジェンシーを生かす機会を利用するように支援しているということを知ってもらいたいとすれば，クライアントに私たちとの関係のなかで，本物のエイジェンシーを提供していく必要がある。この姿勢においては，思考や行動を対象物として分類する考え方を避けるために，上に示したすべての作業をする権威を分かち合い，私たちのやり方を語る方法について多大な注意を払う必要がある。たとえば，クライアントのもつ自らの人生に関する知識を超えて，専門的な「真実の体系」を優先することを認める診断やアセスメントというような言葉の使用を避けるのである。私たち自身が他の人の人生における主導権をとる主要な役割におさまってしまったり，または変化をもたらす行為者の位置を奪うようなことになってはならないので，私たちの実践を「治療」とか「介入」と表現することにはためらいを覚える。

　カウンセリングが困難なものとなってきたときには，クライアントのなかに困難さを位置づけていくことへの誘惑や，私たちの職業的なモードに適合していくことに失敗しているのであるとクライアントを説得することへの誘惑を，私たちは退ける。そのため，私たちは「抵抗」とか「否認」というような内在化する概念の使用には（専門家どうしとはいえプライベートな会話においても）同意しない。それは，私たちのほうがクライアント自身よりもクライアントをよく理解しているということを意味するからだ。「抵抗」をクライアントの内に位置づけることは，治療的関係において何が起こったかの責任を，一方の人間に突きつける責めの反応である。それは，クライアントに向かって，専門家としての力を強化することになってしまう。代わりに，私たちの間の会話や私たちを取り巻く文化的環境のなかでどのような制約がはたらいて

第3章　治療的関係（カウンセリング関係）

いるのかを探り，そしてこの吟味の過程にクライアントを誘い入れたいと願っている。

　クライアントが紹介されてきたときには診断上の分類（たとえば「アルコール依存症」「境界例」「機能不全家族」）のような言葉の使用を避け，クライアントを「事例」または「午後2時の予約者」のようにみなすことなく，絶えず人として話していくことによって，クライアント内の主観性を尊重していくのである。たとえカウンセリング・ルームで使わなくても，このような言葉はある種の関係を形づくってしまう。日々の実践において，カウンセリングの受付係にもはたらきかけ，「2時の予約者が来ました」というような表現に代わるものを見つけようと努力している。仲間どうしのスタッフ・ミーティングや学生との話し合いにおいても，そこにクライアントが同席していることができるような話し方を模索しているのである。

　「事例研究」というような用語の使用は中立でもないし，それを使用していくことはささいな問題でもない。このことを深く考えることは，学者ぶっているからではないと信じている。私たちが使う言語パターンによって関係が構築されるのであれば，クライアントに語りかけたり仕事で習慣的に使用している言葉は私たちの考え方にも影響を及ぼしている。同様に，これは新しい人との最初のミーティングのために部屋に入っていくときに，その背景となる仮説を形成するものである。

○○ カウンセラーが話す前に

　カウンセラーは初めの一言を言う前に，カウンセリングにまつわる姿勢や信条が最初のミーティングにどのように影響を及ぼすかを理解する必要がある。ミーティングの内容（紹介されてきた過程，会合場所，予約の遅れ，これまでの経過）も何が起こるかについて影響をもつ。クライアントとカウンセラーが互いを紹介するときには，身体的な容貌，姿勢，服装，性別で形づくられている文化的な背景も提示していることになる。初対面の者どうしの習慣的行為を執り行なうときは，文化的な伝統を引き合いにしているのである。ミーティングの金銭的な契約は，たとえそれがすでに決められている場合でも，双方の関係を特定の方向に制約する。話される最初の言葉が，その地方特有のパターン，声の抑揚，アクセント，語彙，そして敬語の度合いを通じて双方の文化的歴史について多くを物語っている。出会いの場におけるそれぞれの行為のなかで言語的または非言語的行為を通じて，非常に詳細なレベルにおいてさえ，人々は他人に対する位置づけの範囲を限定するという行為を通して双方の文化的な位置づけを体現する。

第Ⅰ部　理論

　上に述べたような行為は，人々が相手に「位置づけ」（第2章を参照のこと）を提供する行為であると私たちは理解している。それは一方が相手に応じたディスコース上の位置づけを受け入れ，相手にそれに応じた位置づけを与えることである。この原則によって関係が調整されていく。私たちと一緒に仕事をしているカウンセラーのソニヤはこのことに関する認識を次のように書いている。

　　クライアントとの初回ミーティングで，はじめから私は女性で中年の白人で，教育を受け，生活に余裕のある権威ある専門家というディスコースによって位置づけられています。この位置づけは，クライアントが置かれているディスコースに対比してのものです。1対1のミーティングで，クライアントは，私を女性，白人などの支配的なディスコースの主体であるという思い込みをもつかもしれません。カウンセリング関係が発展するにつれて，私が主観的に存在し，クライアントによく見える存在となるとき，クライアントに相対する私の位置づけが変化します。クライアントが女性であれば，性別に関して共通の基準が明らかになり，女性であるというディスコースに双方を位置づけます。これは，私を「女性としての経験」が豊かである人間として位置づけているのです。一方で，クライアントが男性であるときには，各自の性のディスコース内で私たちを位置づける力によって，異なる要因にいきつきます。私の個人的な体験から知ることができない男性の経験についてのまったく異なる側面があります。女性の服従と男性の支配というディスコースは，私たちの関係を色づけながら，公然と存在します。

　このような位置づけを決めてしまうものの多くは，初期にはどちらかといえば非言語的なものである。しかしそれらは人々がお互いに話し始めると，その言葉遣いのなかで発展していくのである。さらに，そのような交渉が行なわれている時間は，しばしば非常に重要な瞬間となる。私（ジェラルド）が数回のカウンセリング・セッションを行なっていたクライアントのジャネットは，「どのようにしてホモセクシュアルが起こるのか，現在のあなたの考えを聞かせて」と言った。
　以前に彼女は自分の息子がホモセクシュアルであると思うと語っていたので，この質問は彼女にとって自然なものであった。この瞬間，私はホモセクシュアルの原因論について重要な知識を有する専門家に位置づけられたのである。彼女の要求は自分のものに比べて私の知識を特権化しようとする気持ちから生じている。実際，彼女がホモセクシュアルについて知っていることは，この会話においてそれ以上出てきそうにはなかった。しかし，これは彼女から私に与えられた位置づけに対して私がどのように反応するかに依っている。たぶん，この場合の通常の対応は，専門家として彼女に答えていくことと，ホモセクシュアルに対する私の見方を伝えることだったであろう。

第3章　治療的関係（カウンセリング関係）

だがカウンセラーとして，どのように答えるかについて選択肢があることを私は知っていた。そして私の選択は，私の代わりに彼女が答えることができる位置づけに導いていくことであった。

　私が彼女のすすめるままに専門家としての位置づけを受け入れ，彼女が求めていた情報を伝えていたならば，私たちの関係は専門家対クライアントとして構築されてしまう。代わりに，私は彼女がすすめる専門家としての位置づけを受け入れずに，この場面で私が何を言えるかによって，彼女が低い評価を下す危険を敢て冒すことができる。別の可能性は，ホモセクシュアリティについて，彼女の考えに影響を与えているものに対する視点について彼女自身に尋ねることである。この方法では，この関係において彼女をより能動的な位置づけに置き，知識の交換をするように奨励することができる。さらに別の選択肢としては，彼女の「現在の考え」という表現のなかで彼女の認識を指摘できる。こう表現することによって，これらの問題が変化していること，「正解」はないのだということを示すことができる。現在ある考えを分かち合いながら議論をする可能性が開かれるのである。分かち合いながらの議論の基礎をつくりだすために，いくつかの読み物で補うこともできる。このように私がとることができたかもしれない数々の位置づけの選択肢にもかかわらず，私は驚くほど早急に専門家の権威の位置づけに入ってしまった。私は，性的志向に関連する種々の理論について十分に語った。ジャネットの質問に対して，2番目によい解決法しか提供しなかったことを私は後悔するものだ。

　ある位置づけへの招き入れやそれに対する応答がカウンセリング関係の基礎を形づくる。これが，ある意味で力関係になるということを避けることはできない。カウンセラーの役割そのものが，どのような会話においても正当な焦点がどこにあるべきかについて決める優先権をカウンセラーに与えている。そのため，カウンセラーは自分の有効性を失うことなしに，クライアントに意義のある権威を与えるこのような関係において，意図的に倫理的姿勢をとるべきであると信じている。

つながりをつくりあげていく

　カウンセラーとクライアントが話し始めるときに最初に生じる疑問は，何について話し始めるかということである。20世紀後半の段階までの精神療法の伝統では，カウンセリングや精神療法とよばれる分野における会話で，どのようなことが起きるのかについて予測できるいくつかのパターンができあがった。たとえば，クライアントの問題事項を早い段階で診断することが期待されるかもしれない。予約していた時間を世間話でむだにせず，仕事にとりかかるべきだという考え方が受け入れられている

第I部 理論

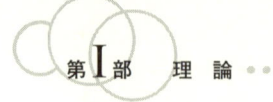

かもしれない。

　家族療法の文献では，カウンセラーがカウンセリングを求めてきた人々とつながりをつくるために，インタビューでのジョイニング段階が強調されてきた。パケハ（ヨーロッパ系白人）ニュージーランド人として，私たちはこのジョイニング段階にマオリ的な考え方の影響を受けている。マオリの歓迎の様式は，独自の伝統を強調してマラエ（部族の会合場所）における行事で完全な儀式が執り行なわれる。しかし，同様な儀式の要素の縮図は異なる多くの会合でみることができる。このような儀式は，伝統的に共通の祖先を通して家族の結びつきを意味するファナウンガタンガの概念を通じて関係が構築されることへの理解に導いてくれる。しばしばこのことは，マオリ人のクライアントと意思の疎通を構築することを容易にするための話し方として例にあげられる。しかしこの知識は，ただ特定の文化における話し方についてのものではなく，マオリ人であろうとなかろうと，すべてのクライアントとつながりをつくりあげていくための過程についての価値を，より真剣に考えなければならないということを示している。

　マイケル・ホワイトが家族と面談しているビデオを見せた最近の会合で，このことが再確認された。グループ内で2人のマオリ人の同僚がビデオを見ていた。学会で大勢の観客を前にしてこのビデオテープが撮られたが，このインタビューでホワイトはかなりの時間（50分のセッションで10分ほど）をとり，家族のそれぞれと少しずつ話し，どこに住んでいるのか，どのような仕事をしているのか，学校で子どもたちはどのクラスなのか，どのようにしてここまできたのかを話した。家族のそれぞれと世間話的な会話のやりとりの後で，ホワイトはミーティングの残りの時間で焦点をあてた問題について尋ねようとした。

　しかしホワイトは，放火事件のために何年間か家族から離れて生活していた18歳の少年マイケルに遮られる。マイケルは，ホワイトがテレビに出たことがあるのかという，少なくとも私からみればまったく関係のない質問をした。1989年のサンフランシスコ地震についてのテレビ番組を見ていたことを思い出したのである。ホワイトはていねいにその質問に答え，このミーティングの目的から外れているものを真剣に取り上げた。その後ミーティングは目的に沿って続けられた。

　ビデオテープのことを議論しているときにマオリ人の同僚が指摘したのは，この質問は関連性がなく注意をそらされたのではなく，ファナウンガタンガ（伝統的にはマオリ文化において親戚関係のつながりを示していたが，最近ではより広範囲のつながりとして理解されている）を構築する過程の一部として理解できるということであった。この少年は，カウンセラーが質問をする人としてつながりをつくりあげるという

第3章　治療的関係（カウンセリング関係）

会話の過程を裏返しているのだ。少年は短い間でも自分の人生に入り込もうとしているこの見知らぬ人と，彼に考えられる唯一の方法でつながる部分を探そうとしていたのである。テレビというものが彼自身とカウンセラーとの間の結びつきをつくる可能性として現われたのである。

マオリからの視点が私たちに教えてくれることは，つながりをつくる過程の重要性である。「習慣に従わない」アプローチをとったこの少年は，風変わりな質問をしたのではなくて，彼が信頼するに足るような関係の発展に対して，彼自身の方法で意義深い貢献をしたのである。このような「つながり」の瞬間は意識の内に刻まれた文化的儀式を通じて発展する。このような儀式を適正に尊重することについては後に議論していく。

もちろん，すべてのクライアントがこのようなつながりの過程を望んでいるのではない。フーコー（Foucault, 1978）が提唱するように，現代社会は「告白の社会」という側面を多く取り入れていて，カウンセリングは人々が個人的な経験を「告白」したいという願望を成就させるための場所の1つなのである。そのため，多くの人々がほとんど前置きなしに彼らの物語を送り出す用意を調えてカウンセラーのもとにくる。いくつかの物語は「むかしむかし，あるところに」というたぐいのものである。物語の最初から始め，時系列に発展してきた流れを説明し，その道筋に沿ってカウンセラーとクライアントのつながりがつくられていく。他の物語は，人生を輪切りにしたショート・ストーリーのように危機的状況から始まって，はっきりとした目的をもつつながりをつくるための緊急性によって特徴づけられる。

インタビューのこの段階で，伝統的なカウンセリング・アプローチを使うときには，クライアントが求めているものをカウンセラーが提供できるということを確認するために，カウンセラーとクライアントとの間で何らかの契約を交わすこともきわめて普通である。どのように進めていくかについての議論は，特にクライアントがカウンセラーに支払いをしていてその支払いの対価を受け取っていることを確認したいときには，カウンセリング過程において重要な部分となる。カウンセリングの目的や方向性に関する調整がしっかりとなされていないと，その過程でがっかりしたり，時には苦しんだりするときもある。この点をめぐって訴訟が起きたり苦情が出たりするかもしれない。

ナラティヴ・アプローチを使用するとき，この問題はいささか異なった方法で取り扱われる。まず提示された特定の問題の領域において，私たちは専門家の知識をあまり主張しない。これは，提示されたクライアントの心配事についての能力や専門化された技術が欠けていることにはならない。そうではなく，これはカウンセラーの知識

のゆえに特権的な位置づけがなされるという仮説に基づいた契約を取り交わしていかないということを意味している。代わりに，私たちはクライアントにカウンセリングで選択している方法を提示し，クライアントの能力や才能の探索を通して提示された心配事に対してこれらのものをより活用できるようにしたいということを説明する。私たちは最終的な結果について約束することはできないが，簡潔にそしてオープンに私たちのアプローチについて語り，カウンセリングにおける会話でパートナーとしての関係のなかで私たちの望むことを強調することができる。

　当然，クライアントによっては困難さの虜になっていて，カウンセラーがどのようにはたらくのかについて聞くことに特別の興味を示さないかもしれない。それでも私たちの役割について話をする準備をしておくことは大切である。なぜなら，クライアントが特別な解決方法を提供してくれると期待しているかもしれないからだ。クライアントに何が起こっていくかに対して準備ができるように，私たちはクライアントに対してオープンでありたいと思っている。このアプローチの宣言は必ずしも言葉で行なわれる必要はない。カウンセリングを始める前に，私たちのアプローチを説明したパンフレットをクライアントに提示することで解決することもできる。

カウンセラーの権威を利用する

　共著をしていく姿勢は，専門家としての私たちの権威を放棄しなければならないことを意味する必要はない。カウンセリング関係における著作者の役割から私たちが完全に撤退することはないのだ。それよりも，クライアントの人生におけるその人自身のエイジェンシーの選択の背後に私たちの専門性を感じさせるような形で，カウンセラーとしての権威を使うように心がけたい。どこに注目するのか，私たち自身をどの路線に合わせていくのかを意図的に選択することによって，私たちはこのことを実行していく。私たちが求めるナラティヴの路線決定は，問題に敵対し，人を隔離させ，人の欠陥を誘導するディスコースに敵対しながら，人々のために，という方向に向く。最近のカウンセリングにおいて，あるクライアントを苦しめている困難の1つである鬱についてごく気軽に反対の声をあげて，話をしたことがある。彼女は突然顔を上げて，鬱を取り除きたいのだとはっきりと言った。その時彼女の姿勢が変わり，声のトーンが変わり，そして鬱と彼女との関係が変わった。鬱に反抗する姿勢をとることで，私の権威を利用することで，彼女が問題に反対して立ち上がることのできるスペースが開かれたようであった。

第3章　治療的関係（カウンセリング関係）

物語を聞く

　いったい何が，私たちがクライアントの物語に耳をすませるのを可能にするのだろうか？　第1章にある考古学者のように，忍耐強さと精密さを心にとめておく。この章でふれたリサはこのことについて次のように述べた。私（キャシー）とのカウンセリング・セッションで何が彼女にとってよかったかというと，自分の体験を処理するための時間を十分にとることができたという感覚であった。彼女は急がされたというようには感じなかった。

　カウンセリングの時々で，私たちは注意深い追跡者であり，物語がどこに私たちを連れていくのか知らないが，クライアントとともにそしてクライアントのためにそこにいる，という勇気を確信している。リサが言ったように「自分が体験したものはいつも重要なこと」なのだ。

　カウンセラーとして物語を聞くために勇気を示す必要があるというのは当然のことといえる。結局のところ，クライアントは私たちに会いにくるために勇気が必要だったのである。私たちは勇気，忍耐，そして敬意をもった好奇心との組み合わせを提供することで，物語の全貌を聴くことができる。再びリサの言葉によれば，「私の物語がどれほどひどいものとなったときでも，私は恐れとか，痛みとか，カウンセラーに判断されたとは感じなかった」のである。

　このように聴くことは深い効果をもたらす。リサが自分のより共同的な関係について語った次のセッションで，強く心に訴える物語が彼女の心に浮かんだ。彼女はその考えについて私と意見交換をし，彼女の体験に照らし合わせた。彼女は子どもの頃にあったクリスマスにまつわる家族内の出来事について語った。

　クリスマスの朝，リサは目覚め，弟と一緒にクリスマスツリーの下のプレゼントを開けた。2人の子どもは興奮してそのプレゼントを抱えて両親の部屋に向かった。その時リサは，クリスマス前夜の深酒から二日酔い状態の両親と会った時のことを思い出した。また，母親がプレゼントを開けてしまったリサに対して激怒した時のことも思い出した。感情に声を詰まらせながら，リサはプレゼントを新聞紙でくるみ母親のためにもとの通りに木の下に戻したことを話した。

　カウンセラーとして，私はこの物語の痛みに対する証人である。しかし中立的な証人とはいえない。私は彼女が語ってくれたことによって，個人的に気持ちを動かされたのである。さらに，リサが自分の人生を説明することによって，この痛みから彼女自身を解放しているということにも気づいていた。このクリスマスの物語は，詳細について語るという意味ではなく，語り手と観客の両方の立場からリサがより完全に物語っているという経験である。小さな少女が新聞紙でプレゼントを包み直しているの

第Ⅰ部　理論

を思い出し，彼女は自分自身と私に「そんなことはしなくてもよいはずだったの」と言った。私は彼女の考えに同意した。しかしリサがより共同的な関係にあり，と同時に観客であることも意識もした。彼女自身が同情心に満ちて共感とともに自分の話を聞いていくことは，私が聞くことよりも意義深いものである。この関係における私の貢献は，私自身が信頼に価するという信念である。専門的知識から何を知っているのかを押しつけることなく，彼女の言葉による物語が進展するのを聞くことによって，彼女が自分自身に思いやりをもつようになることができる余裕を広げたのである。

　この時点から，リサは棄てられることの痛みと自分の体験してきた不当な扱いについて話し始めた。彼女は自分の人生における育児放棄と不正からの影響をたどり始めた。彼女がこの痛みから生き残ることができたということは，私たち双方が認めていた。彼女は，もちろん子どもの頃もそうして生き残ったのだ。しかし今大人として，子どもの頃に自分が体験してきた困難さと自分の強さとの両方の目撃者になったのである。

　私は特に好奇心が旺盛だったのではない。それほどたくさんの質問をしたわけでもない。特に彼女の言葉をやさしくかみ砕いてあげた（脱構築した）わけでもない。ただ彼女の強さに敬意を払い，彼女の経験の説明と彼女の言葉「そんなことはしなくてもよいはずだったの」に焦点をあてること以外には何もしなかったのだ。

　勇気がカウンセリングの会話のなかで優勢になるにつれて，クライアントは自分自身を自ら低く評価することから生まれる孤立や耐えがたい孤独感から逃れる機会を見つけだす。ナラティヴの会話の領域で語るとき，しばしばこの低い評価のもつ影響力が薄れていくことを感じて，クライアントが安らぎを感じることがある。カウンセラー自身が信頼に足る存在であるという自覚をもつことができれば，同時に問題に苦しんでいる状況においてもクライアントが自分の内に豊かな資質があるということを経験する手助けをすることができ，心配事を抱えながらも前に進み始めていることを自覚することの手助けもできる。

　自分の心配事を探求していくときにクライアントは，カウンセラーが自分の問題によって消耗しきってしまわないと信頼し，そう信じる必要がある。そして，心配事を比較的安全にすべて表現することができるように，カウンセラーが境界を提供してくれることを期待する。リサはキャシーを信頼したカウンセリング関係について，「必要であれば，私にチャレンジできるほど強く，大胆で，知的であってほしかったの。それは私に威圧されないためにも本当に必要なことだったの。だからこそ，私は彼女を尊敬し始めることができたの」と書いた。

　カウンセラーは自分自身の痛みに満ちた物語を探求し，信用している人々の助けで

第3章　治療的関係（カウンセリング関係）

自分自身に対するより深い理解を得ることに積極的である必要がある。そうすることによって，クライアントの苦痛に満ちた物語に対して適切に応答する能力への自信を育てていくことができる。ナラティヴ・カウンセラーは自分が信頼できる存在であることに自信をもてるとき，豊かで，検閲する過程のないやりとりをクライアントとするための十分な準備ができているといえよう。

観客としてのカウンセラー

　共著者としての役割のなかでカウンセラーが感情的に巻き込まれていくことと，クライアントが詳しく話す痛みに満ちた物語に動かされるカウンセラーの率直さについて話をしてきた。しかし私たちの感情的な反応は，支配的な物語の生み出す痛みに対するものだけではない。ナラティヴ・カウンセリングにおいては，カタルシス的な解放感を伴って体験されている痛みを継続させ，それを増幅していくような質問の仕方はしない。このような方向性は，他の手法を学んだカウンセラーがナラティヴ・カウンセラーは人々の感情を重要なものと考えているのかという疑問を抱く原因となった。私たちはこの提言に対して反論したい。もちろん，人々が私たちに語ってくれる痛みについては深く関心を傾けるし，話されたことにも感情的に動かされる。私たちは，彼らの感情を否定してしまうかもしれないような何らかの「認知的過程」の形式にクライアントを誘導していくことはしない，ということだ。他の心理療法で受けるように，変化の過程の際立った位置に感情のカタルシスを置くことはしないだけである。

　その代わりに，ナラティヴの考え方は，抗議の筋書きや豊かな資質を秘めたオルタナティヴ・ストーリーに焦点をあてていくようにする。それにつれて，それらの影響がカウンセラーである私たちのうえにもたらくことを伝えていくようになった。私たちは人々の勇気や豊かな資質に対面して，しばしば心から謙虚になり畏敬の念にかられるのである。それらは痛みや孤立の表現と同様に，感動的なものだ。

　カウンセリングの会話を通じて，クライアントにとってごく個人的な体験でしかないものが，クライアントの外のディスコースに持ち込まれる。しかし依然としてこの場は制約されていて（観客として機能する者はたった1人だけかもしれないからだ），守秘義務の職業倫理のように，その場で語られる際の安全性を確立できるような境界がある。カウンセラー／クライアント間のこのような関係は，カウンセリング・セッションにおいて自分の声をもつ者としてクライアントを位置づける，肯定的な力の使用例とみなされるかもしれない。そしてこの声は，聞き手がいることによって正当性が与えられる。注意深い傾聴，適切な言葉の返し，要約，言い換えを通じて，カウンセラーはクライアントが自分自身を新しいやり方で聞き直すようにすすめていく。そ

第I部　理論

れは，自分の手による自己の生産の観客となることであり，勇気や高い資質，そして希望のなかで成長を促すような話し方で，自分自身が語っているのを聞くことなのである。

　ここで，観客としてのカウンセラーがとる行動にはいくつかのものが考えられる。はじめに，クライアントが物語を提示してくれたことに対して，ただ気づき，認めることができる。物語を語り，それをしっかりと聞いてくれる別の人をもつことの意義を過小評価すべきではない。クライアントが以前に自分の声が排除されたり拒否されたのを経験しているとすれば，カウンセラーの力をクライアントの声を正当化することに向けて集中することが最も重要なこととなる。

　2番目に，カウンセラーは観客としての反応を提供できるかもしれない。描写されたディスコースと同じようなものに影響を受けた1人として，クライアントの物語がカウンセラーに与えた衝撃を分かち合う。カウンセラーは心から「そうですね。私も難しい場面での『女性に対する規則』というものの影響に気づいています。ここで異議申し立てができるのかどうか，ということに関してですね」と言うことができる。他のときには，適切な観客の反応は喝采であり笑いであるかもしれない。いずれの場合においても，自分の物語をカウンセラーと一緒に観客として聞くように，クライアントを暗にまたははっきりと誘うことができる。この過程は，言葉の返しや強調のような伝統的なカウンセリング技術を継続して使用することを正当化するものだ。

　3番目に，カウンセラーはクライアントの物語に敬意を払いながら，コーラスの役割を果たすことができ，この役割にクライアントを誘うこともできる。これを行なう1つの方法は，物語を語るときに話されているディスコースの位置づけに名前をつけていく作業を分け合うことである。ディスコースのなかのこのような位置づけは，クライアントによって不快で苦痛な方法でしばしば体験されるが，力関係としてはっきりとは述べられることはない。例をあげれば，あるカウンセリング・セッションで若い女性が最近デートをしたときの「最悪のセックス体験」のことを話した。彼女がこの物語の詳細を30分ほど語った後で，この経験に「レイプ」という名前をつけるところまで私たちは一緒にたどりついた。

　時々，観客としてのカウンセラーが物語を選別してあたかも鑑賞家のようにふるまうこともあるかもしれない。これは，カウンセリング関係が進展していくに従って強くなっていく役割であるが，過程の初期段階で始めることもできる。たとえば，クライアントが話している内容の意義深さ，特に力関係や排斥の過程が急に出現したような場合には，カウンセラーはクライアントがそれに気づくような話し方をする。カウンセリングには要約を通して，一貫性のある物語をつくりだすことに貢献することも

第3章　治療的関係（カウンセリング関係）

含まれる。ここで要約とは，カウンセラーが物語のめだった側面を洗い直しながら物語を発展させていくはたらきを意味する。

この章で登場したソニヤは，ジャックとのカウンセリング関係の初期段階について書いている。

> ジャックが私と会って最初にしたことは，私が心を開いて話をするのに値する人間であるかどうかを判断しようとしたことだ，というのがわかっていました。そう表明したも同然でした。何に取り組みたいのか，はっきりとした課題をもってきていました。最初のセッションも例外ではありませんでした。ジャックはとにかく早く心の重荷を下ろしたかったのです。私の最初の役割は，ジャックが過去の傷，喪失，虐待による彼の痛みや嘆き，そして他の人たちを傷つけたことに対する良心の呵責を涙とともに表現するのを聞く手助けをすることでした。それは，癒しのプロセスだったと理解していますが，これがたどるべき作業のステップとして重要だったことは疑いの余地はありません。

ソニヤはジャックの人生において，それまではまったくプライベートな話のなかで起こっていたことについて最初にかかわった人物であった。一度物語が語られると，本人自身とその物語との関係を発展させていく機会が開かれる。もちろん，家族内，職場内，または法廷のような公的な場で公的なディスコースの一部がすでにその人の物語としてできあがっているような場合には，状況は異なる。しかしそのような場合でも，登場人物の非常にプライベートな部分が残っている物語の側面があるものだ。その人とかかわっていく過程では，物語の公的な要素と私的な要素の間の相互作用を考慮に入れる必要がある。

新しい物語を有効なものとしていく

どのような種類の人間関係が，クライアント自身の声を自分自身のために自分の人生において語れるようにするのであろうか？　これはナラティヴ・カウンセラーにとって重要な関心事である。この質問に対していくつかの点で答えていきたい。そして，カウンセリング関係で私たちが推進していきたい会話の精神を明らかにするための物語を紹介する。

最初に，先に述べた言葉に対する感覚と同じ意味での治療をカウンセリング・ルームに持ち込んでいきたい。クライアントが問題であると感じていることについて話し合っているときに，クライアントが苦しんでいるなかでその人を孤立させてしまうような話し方は絶対に避けたい。そのためには，個人的な欠陥をほのめかすような言葉

第I部 理論

や表現の使用を意図的に避けることだ。クライアントにその問題についてどう責任をとるかについては尋ねない。なぜならそれは，その人が現在無責任であることを暗示するかもしれないからだ。代わりに，問題の影響に対する責任を，注意深く問題そのものに属するものとしていく。さらに，責任や資質，自分と他の人に対する倫理的な側面，問題との苦闘のなかで明白に認められるクライアントの勇気を見きわめ，それらを最大に伸ばしていく。

　私たちが行なうことの1つに，その問題をどのようによぶかについて質問する作業をクライアントとすることがある。クライアントを自分の人生における専門家として扱うことには，このように名前をつける権利を与えるということも含まれる。そのため，問題のある物語を外に出して風に当てた後で，認識された問題をそれ以後どのように語るかについての会話に誘うことができるだろう。選択された名前をどのように使用してほしいのかをクライアントに聞くことをすれば，私たちはディスコースの構築におけるクライアントの役割を確認しているのであり，そしてそのためにクライアント自身の意識の構築においても，本人の役割の正当性を保証しているのである。一連のクライアントの事例で，同じような特徴をもった個々のケースにおいてまったく同じ描写が使用されている外在化する会話法においては，ナラティヴ・カウンセラーがクライアントに言葉を押しつけていると想像されるかもしれない。たとえば，「ずる賢いウンチ」がナラティヴの決まり文句となってしまい，そしてそのために治療における新鮮さが失われてしまうのである。クライアントに決まり文句を押しつけることを避ける1つの方法は，問題に名前をつけていく新しい方法を，クライアントから学んでいくことを絶えず求めることである。そのときに独創的な名前が考えられなくても，たとえば「以前に他の人と『カップル文化』ということについて話をしていました。私たちが話をしてきたものに対する名前としてなるほどと思えますか？　それとも何かもっとよい名前を思いつきますか？」と言うことができる。

　マイケル・ホワイトは，職業的な知識に服従している描写よりも「経験に近い描写」の価値について語っている。彼は，精神医学のシステムで躁鬱病と診断された男性との会話を例にあげている。最初にホワイトはその男性の経験を描写するために，本人が学習した病名を使用する。たとえば，その男性の人生において躁病の影響について尋ねるのである。しかし後に，問題が十分に探求された後でホワイトは名前のことを再び取り上げる。その男性に問題の名前としてこれが一番よいものかどうか尋ね，もっとよい名前が考えられないかどうか誘ったのである。その男性は自分を抑圧している問題を表現するために，「熱狂」という言葉を思いついた。

　フォローアップ・インタビューで，ホワイトがこの言葉の使用について尋ねたとこ

第3章　治療的関係（カウンセリング関係）

ろ，その男性はその問題をより制御しやすく感じ，圧倒されることが少なくなったようにみえる，問題をよりコントロールできるように感じる助けになっているので，有効であると答えた。これは，共同での言語使用が経験の軌道を変えていくことによって，経験を再定義することを助ける。経験に近い描写の副産物は，真実という名の絶対的な物語の大砲から引き出される一般化された専門家の知識に対抗するものとして，ローカルで特定の知識を認めることができることである。

私たちが言葉の使用によって治療を実践していくもう1つの領域は，エイジェンシーをクライアントに属するものとしていくことである。外在化する会話法における言葉は，問題をクライアントの責任の外側にあって，ディスコースの世界のなかにあるものとして意図的に語っていくものだ。しかし，人を自分自身の人生のすべてにおいてモラル的に主体性がないものとして常に語っていくことは間違いである。人間はディスコースの嵐の前に，ただなびき続ける草のような存在であるという考えを広めたいのではない。

そのため，オルタナティヴ・ストーリーが出現し始めると，その物語のなかにエイジェンシーのことを書きこむ可能性に注意を向ける。このことは，時には本人が達成したものであるとほとんど気がついていないようなものについて，どうやって達成できたのかを尋ねるために話を中断することもある。時にはさりげないセリフやその意義がくみ取られていない筋書きの発展，または語られた物語に組み込まれていない変化に耳を傾け，コメントをしていくことを意味する。マイケル・ホワイトは，人々が自分自身の人生でつくりだす変化と，そのような変化にかかわる自己説明との格差を「自己エイジェンシーの格差」（White, 1992b）とよぶ。このような格差に気づいたときカウンセラーは，このようなことを達成したということを人々がしっかりと認識することによって，人々の生活における重要な展開と自分の資質や能力との接点を見つけようとするのだ。

マリオンの物語

次の物語はクライアントの権威を確立していく過程を示している。

マリオンは，数年の間に精神科の専門家から数多くの診断名を与えられていて，その一連の治療に引き続いてのカウンセリングを受けるために訪れた。彼女はカウンセリングが正しい診断名を決めてくれることを期待していた。というのは，診断名が決まればその権威によって彼女のアイデンティティも定義されるからだ。

私（キャシー）は，彼女が自分の問題をどう名づけるのかに興味をもった。しかしこれは彼女を惑わせ，いらいらさせたようだった。彼女は問題を名づける権利を与え

第I部 理論

られることに慣れていなかったし，権威が自身の経験を規定するのに任せていた。しかし，彼女は自分に払われる敬意に好奇心をそそられ，一緒に取り組んでいくことに同意した。2回目のセッションの最初に，マリオンは初回のミーティングの後に私が彼女に出した手紙に「ひどく驚いた」と語った。それは，私が彼女の混乱を十分理解したことを伝えただけではなく，彼女の物語を聞いて，彼女の健全性を確認できるような方法でそれが記録されていたからであった。彼女は私が「気が狂っている」という名札をつけるだろうと予想していた。自分の物語が正確に聞き取られ肯定的な方法で表わされるという経験が，彼女にとって新しいものであることは明白であった。

話を続けていくにつれて，問題に名前が必要となった。その名前が何であるかは特別重要なことではない。名前はその問題について語るときに便利であり，彼女自身から問題を徐々に分離していく手助けとなる。私は率直に，診断名は過度の重要性をその問題に与えすぎるので，診断名で話をすることにはためらいがあると伝えた。診断名はすでに十分な注目を集めていたのである。マリオンは，彼女自身が人生の中心舞台に立ち，自分の物語を語っていくことに熱意を示し始めた。この物語にはこれまで観客がいなかったのである。他の誰かによって語られた第三者による物語ではなく，これは当事者自身によるナレーションとなる。これまで数多く彼女に与えられてきた「神の目」という位置からの専門家によるナレーションとは，特に区別されるべきものであった。

マリオンとその問題との関係を探求していくなかで，マリオンが立ち上がりホワイトボード用のペンをつかんで彼女が語っていることを書き始めるまで，それほど多くのセッションは必要としなかった。私の専門知識を当てはめようとはせずに彼女が語っていることを理解するために，私は質問をしていった。そして彼女の経験を脱構築し，彼女が好む方向で再構築することができるように支援した。突然，彼女は自分を意識して止まってしまった。

「ねえ，変ですよね。私が専門家のようにここに立っているのって！」と彼女は声を上げた。

そこで私たちは，私が教えられる人としてここに座り，彼女が知っている人の役割についていることの体験について吟味してみた。その時マリオンが気づいたことは，問題に関して専門的知識をもっている人間としての自分の物語をつくりあげているということだった。さらに私の質問によってマリオンは，一緒に連れ回っていた彼女自身の描写にサブタイトルを付け加えていくことも学んだ。今彼女は，自分が知っているということに気づき自分自身の経験を認めることができる人間として，自分自身をみなすことができるようになったのである。この気づきは，問題に対処するための力

第3章　治療的関係（カウンセリング関係）

を高め，問題に対抗する彼女と私の同盟が強くなっているという気づきを分かち合うことができるようにした。

　問題に対処するための能力についてのオルタナティヴ・ストーリーを語り始めた後に，マリオンは以前には誰にも語ることのなかった問題の一部について批判し始めた。私は彼女に，それについて語るということはどのようなことであるのかを尋ねた。彼女は理解されることの価値について語った。私は彼女にとって，彼女の健全性を立証する証人となっていたのである。

　経験のどのような部分が秘密として存在したのか，壊れやすいものとして存在したのか，そして見逃されていたのかについて証人となる作業は，カウンセラーの肩にかかる重要な役割である。カウンセリング関係が成立してはじめて，このような解釈に声が与えられ，ていねいに聞かれて，そしてそのゆえに有効となり，強化されていくのである。

カウンセラーの物語を持ち込む

　ナラティヴ・アプローチに関する文献において興味深いことの1つは，カウンセラー自身の経験をクライアントと分かち合う資源として使用することについて，わずかしか語られていないことである。同じようなディスコースによって形づくられた共同体で生活していることを考えれば，私たちはクライアントによって語られたものではないとは言い切れない位置づけの経験をしていると考えられる。たとえば精神療法について書いているフェミニストは，家父長制度のディスコースに刻まれた性に関連する影響に関して，女性たちが身近な状況を互いに認め合うことができるかについてかなり強調している。ことに抑圧的な問題の影響が個人を孤立させていくとき，分かち合える知識や物語についてのオルタナティヴな体験をクライアントに提供することには価値があると私たちは考える。問題と一緒に，または問題によって孤立していくという感覚を壊していくことは，それ自身が孤立させているディスコースを脱構築することにつながる。それは，どのように孤立が作用しているのかの仕組みを明らかにするだけでなく，他の多くの人たちにも影響を与えるからである。

　さらに，人々が苦戦しながらも自分自身の人生のなかで問題の力が縮小するように考え，感じ，行動する方法を構築していくことに取り組むとき，カウンセラーも含めて他の人々が同じような戦いを遂行していかなければならなかったということを理解することは，その過程を強化する。人がくじけそうになったとき，他の人もくじけそうになったのだと知っていることで安堵するかもしれない。勇気や支援を与える物語は，もちろん，他のクライアントや本，映画，文学からもたらされることがあるが，

第Ⅰ部　理論

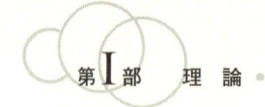

カウンセラーの個人的な経験からもたらされることもあるのだ。
　しかし，このことについていくつかの注意点をあげておきたい。

- カウンセラーとして自分自身の経験についての長々しい話に没頭してしまったら，そのことによって，クライアントが目的とするものから離れて，クライアントを観客として位置づけカウンセラー自身の発展の証人として位置づけてしまう。
- クライアントの物語のなかに自分自身の体験を誤って読み込んでしまい，カウンセラーとクライアントの間に異なるサブタイトルが存在することを見過ごしてしまう危険もある。結果として，無意識のうちに他の人の経験を自分自身のものより下に位置づけてしまう。
- あまりにも早く始めると，クライアント自身のユニークな結果やオルタナティヴな自身の描写をクライアントが発見していく先に行ってしまい，クライアントがどのように行動し，考えるべきかという規範的な響きをもつものとなってしまう。

　すべてのカウンセラーと同じく，ナラティヴの考えに基づいている私たちのなかには，特定の理由のために人を助ける職業に参加したいと考えているものもいる。職業人となる前には，多くのカウンセラーは，家族内，友人間，そして共同体内で支援する者とみなされていた。カウンセリングの職業は，他の人から必要とされ感謝されることを好む人がこの分野に魅力を感じることが多い。これがこの職に就く主な理由であるけれども，人の役に立ちたいという強制的な欲求は治療的な関係を傷つけてしまうので，クライアントとの作業においては避けるように気をつけるべきものである。なぜならそれはカウンセラー自身の力の位置づけに焦点をあてさせ，クライアントが自身の能力や才能としっかり結びついていく機会を，カウンセラーが見過ごしてしまう危険を伴ってくるからである。必要とされたいという探求のなかで，カウンセラーが治療的な関係において，自分自身だけに能力があり資源をもっている存在とみなし，クライアントは壊れやすく弱い存在とみなす誘惑にかられていく。
　しかし，私たち自身の体験を分かち合う適切な瞬間を見つけていくときに，このような罠に陥ることを避けるためにできることもある。クライアント自身の声を見つけ，クライアント自身の物語を発展させる時間を十分にとった後に，そのような分かち合いの時が通常は訪れる。それは通常短いもので，教訓的な口調や熱心な指導的なものではなく，クライアントの資質の発展を支援するようなものである。私たち自身の物語の分かち合いは，聞いてくれる人がほしいからではなく，クライアントの物語への反応から自然とわき上がってくる必要がある。それは，私たちの物語られた経験の出

会いを象徴しており，そのため人としての私たちの出会いを象徴しているのである。クライアントとカウンセラーの物語の間に類似点よりはむしろその違いに注意を傾けることによって，私たち自身の物語を押しつけてしまうのを避けることができるし，経験を分かち合うためにそれらの物語を引き合いに出すことができる。

　ナラティヴの視点は，クライアントの資質を探し，認め，そしてそれらに関する意味づけを増幅させ，つくりあげていくように取り組んでいくことをカウンセラーに要求する。ナラティヴの考えは，欠陥と結びついた診断名から私たちが離れていくように導く。それ自体が，逆転移の分析理論が警告しているような種類の関係にカウンセラーが陥らないようにする。ナラティヴ・カウンセラーの役割は，変化をもたらすような解釈，診断，強化，または肯定的なリフレーミングを提供することではない。このようなものの役割は，潜在的にその力で人を酔わせるものだ。その代わりにカウンセラーの役割は，クライアント自身のために，これらすべてのことをクライアント自身が行なっていくように誘い招いていくことにある。

転　移

　心理療法の分野において，転移の問題にかなりの注意が払われた長い歴史がある。これは家族療法から発展してきたカウンセリング法の視点からすると，場違いな話題であった。転移の理論は単純に異なる方法論（パラダイム）に属し，そのためナラティヴの枠組み内で実践していくカウンセラーにとっては関連性のないものであるという議論もある。このような尊大な姿勢は魅力的ともいえるが，私たちの実践について考えてみるときそれを確証することはできない。カウンセラーとクライアントの関係において，あたかもお互いが別の人間であるかのように反応し合うときがあり，その時には，他の人間関係についての物語が現在のカウンセリング関係に押しつけられてしまうときがあることを認識しておかなければならない。そのため転移という比喩で説明されている人間関係の現象を黙って見過ごすことはできない。

　一方で，この現象に対する現存の描写についても満足はしていない。それらは，狭い範囲に焦点をあてており，ナラティヴの原則に合わないカウンセリングの考え方を助長する傾向にある。転移を不可欠で普遍の現象とみなし，すべてのカウンセリング関係においての中枢とみなす傾向は，内密の専門的知識の下に人々の経験を服従させていく危険を伴う誇張であると私たちにはみえる。事実，膨大なトレーニングを終了した者によってはじめて識別される現象として転移を語ることは，潜在的に危険な方法でクライアントの知識を超えてカウンセラーの知識に特権を与えることになる。転移の考えは1つの視座の知識を保証する一方で，他の視座の知識を不適格とみ

第Ⅰ部　理論

なすことに利用されてしまう。

　この項において私たちは，転移の問題におけるナラティヴの位置づけを要約するのではなく，ほとんど語られていないと思われる転移の課題についての議論を展開してみたいと思う。そのため，他の実践家が取り上げ反応することを期待して，いくつかの試案を提示してみたい。

　最初に，転移とよばれているものの社会構成主義的な定義を，通常この現象が議論されている精神医学界内の用語から離れた場所にうちたてることができるのではないかと期待する。自立した個人の精神というものを基準とする枠組みと，個人の家族の起源の影響を力強い決定要因（母親と父親に関する厳正な性別に基づく概念も含めて）とする仮説は，この世界を見つめる社会構成主義の視点からは適正であると考えることができない。

　家族の起源の政治学を用いてその後に生まれる関係のすべてを単純に描写していくことは，非常に硬直したアプローチである。転移についてのナラティヴの解釈が，人間関係における位置づけがいかにディスコースの影響に左右されるか，を説明することを期待している。たとえば，カウンセラーとクライアントの関係には，カウンセラーが親などの権威をもつ人々を相手に仕事をするときのような，他の多くの関係に共通する要素がみられる。そして，そのような類似性は以前の関係で学んだパターンに対応するような反応を導くかもしれない。しかし私たちは，そのようなパターンは個人の心因性の損傷や欠陥によるというよりも，ディスコースのなかに位置づけられていると主張したい。

　前に論じたように，位置づけに招かれていくという概念がここでも有効である。どのようなやりとりのなかにおいても，人々はお互いに相手が受け入れるかもしれない位置づけを提供し，そしてそのように提供されたものに対して反応することで，位置づけが調整されていく。会話における一連の動きのなかで，位置づけの集まりは確定した関係の位置づけに統合されていくかもしれない。そのような動きの選択は，両者が歴史的に経験してきている関係のパターンを反映すると予想されるかもしれない。このような意味において，人々はある関係のパターンを他の関係に移し，相手を別の関係または別のディスコースにふさわしいと思われる位置づけに誘い込むかもしれない。限られた範囲のディスコースにとらえられているクライアントは，カウンセラーを理想的または完全な人の役割，あるいは全知全能の専門家の役割に誘い込むことがある。加えて，支配的な社会文化的な伝統は，カウンセラーが親のような位置づけについてくれることをクライアントに期待させるかもしれない。クライアントの「誘い」またはカウンセラーに対する支配的なディスコースの影響に応じて，カウンセラーが

第3章　治療的関係（カウンセリング関係）

意図せずに過保護な姿勢で行動し，クライアントを壊れやすく，未熟で，傷ついている存在としてみていくこともあろう。このような位置づけのうえにつくりあげられた関係は，強迫観念にとらえられたようにアドバイスを与える姿勢，またはクライアントの領域を不適切に侵害していく姿勢を，カウンセラーから誘い出してしまう。

　他の人と関係していくことは，多様なディスコースの影響によって常に左右される複雑な過程である。人間関係の複雑さを管理しようと努める場合に，私たちが会ったばかりの人について迅速な決断に迫られる必要性がしばしば生じてくる。緊急事態にあっては，特に初回または早い段階でのやりとりのなかで，親しみ深いディスコースの知識からその人の見方をつくりあげていく。明らかに表面的な情報の断片に基づいて，一瞬にして私たちはその人に対して何を言うのか，どのようにふるまうのかを決定する。このような決定は，服装，声の調子，社会的な地位，職業，皮膚の色，性別，その他の多くのさまざまな特徴とディスコースとのつながりのうえに決められる。転移とよばれるものが作用し始めるのはこの領域内のことである。

　他の治療的方法論は，転移は幼少時代のねじれまたは不完全な人間関係に基づいて，偽りの人間関係の形成に貢献していると提唱してきた。幼少時代に発展してきたねじれた投影は，精神療法家のふるまいがクライアントの内に引き起こすものとみられている。しかし社会構成主義の観点からは，人間関係において何らかの純粋な形態が「実在」するものとみなすことはない。すべての関係は，カウンセリング内のものも含めて，ディスコースによって「ゆがめ」られているということができる。そのため，「実在」に基づいてカウンセリング関係を生じさせるという期待は蜃気楼のように消えてしまうのである。私たちの基準点はせいぜい暫定的なものである。それだからこそ，現在の関係において私たちが取り組んでいる課題によって明らかになるディスコースのなかに，過去の関係が包み込まれているのがわかるのである。

　カウンセラーのほうが，クライアントに承認されることや常に頼りとされることを求めて，クライアントと性的な，あるいはロマンチックな感情や不適切な社会的関係を発展させる危険性もある。ナラティヴ・アプローチを使用しているカウンセラーは，他のカウンセラーと同様に，非倫理的な関係に陥る危険にさらされている。治療の領域に持ち込まれたそのような不適切な感情または行動に対しては正しく対処しなくてはならない。社会構成主義の観点からみると，カウンセラーは状況に作用しているディスコースへの気づきを維持し，カウンセリング関係内における仕事の目標を絶えず確認し，そしてそれらの価値，偏見，思い込み，倫理的な行為について内省的な説明をつける方法を学ぶ必要がある。治療的な領域に不適切な感情を持ち込ませるディスコースの威力をカウンセラーが認識していることは恥ではない。しかし，クライアン

第Ⅰ部　理論

トに対する不適切な思いや感情を処理するためにカウンセラーが何もしないことは，職業人として容認できないことであると考える。不正な関係を生む脅威となる感情を扱うにはスーパービジョンが最も適した方法である。しかし，時にはクライアントを傷つけるのを避けるために，カウンセリング関係を打ち切る必要性があるかもしれない。たとえば，クライアントに対して，カウンセラーが他の関係で発生した強い否定的な感情をもってしまうようなときである。

もう少し転移について

　社会構成主義の視点から転移という現象に取り組むために，これが初期の考えを提示したにすぎないということを認めつつも，この考えを押し広げてみることに挑戦してみたい。この議論を難解にしたり知的に説明しすぎるのを防ぐために，例をあげてこの考えを具体的なものとする必要がある。私（ジェラルド）は何年も前に治療グループに参加しているとき，この状況が重くのしかかった経験をしたことがある。
　グループの一員であった女性が，ワークショップの最初の段階で私に極端な敵意をむき出しにしてふるまった。私は彼女に失礼な態度でふるまったわけでもなかったので彼女の否定的な反応の強さには驚いた。後に，私の姿や声が子どもの時に彼女を性的に虐待したおじに似ていたということがわかった。彼女がこのつながりを発見したことが，私に対する彼女の行動を変化させ，以前の評価や判断が過剰であるという認識をもたらした。
　この出来事は，それが発生するすばやさと「無意識」のうちに現われるという両方の点において，転移の古典的な描写内に適合するものである。しかし，私たちは核家族的な体系のなかに転移の源を位置づける伝統的な説明から距離を置く方法を求めている。より広い社会的な文脈のなかにその現象を位置づけることを好むのである。転移を説明するために，特定の人々や場所との直接的な関連性の確立にクライアントを招き入れる代わりに，ディスコースそのもののなかにおいてのさまざまな経験に対する多様なつながりをつけていく可能性を残しておきたい。
　例としてあげた女性の反応は，おじによって受けた虐待と何らかの関連性をもっていたかもしれない。しかし，そのような虐待は特定の社会的な文脈で意味をもつものである。そのような文脈は，虐待があった場面と私が彼女に出会ったグループの場面に付随している性に関連する歴史的な状況が含まれているであろう。さらには，彼女の私への反応は，私たち両方が位置づけられていた治療的な文脈内でつくりあげられていたディスコースからの影響の作用を受けていたかもしれない。したがって，虐待のトラウマとグループ内における女性としての反応の間の単純な相応を強調する考え

第3章　治療的関係（カウンセリング関係）

方から，もっと複雑な考え方に即座に移行することができる。何が転移をもたらしたのかは，家族内の環境と同様に社会文化的な環境のなかにその起源をもっているというべきである。

　ここで私たちがめざしているのは，この現象の精神内部の描写よりは社会的な相互作用の描写である。しかし，精神療法において転移現象を根本的な概念として確立することや，転移パターンの変化を精神療法の最終的な目標として確立したり，人々の人生における本当の変化への鍵として確立することを，私たちは望んでいるのではない。他の関係からカウンセリング関係へ何が転移されたのかという厳密な解釈ではなく，より重要なカウンセリングの目的として，私たちの関係を形づくっているディスコースで関与するパターンに，私たちは変化をみているのである。さらに，カウンセリング関係それ自身において，どのようにディスコースが私たちを位置づけているかに気づいていることは十分価値があると，私たちは信じている。1組の関係から別のものへの情報の転送の過程について，精神内部の説明を減少させ，社会的な相互作用として追求していくのと同様に，（すでに理由を述べたように，この時点では試験的に）精神療法理論の分野において転移の概念を再び位置づけるために議論をしてきた。ここでのいくつかの意見は，このことがどのようにして成し遂げられるのかについての簡素な試みであるが，この主題についてより徹底的な研究を行なっていく必要性は十分に認めている。

　カウンセリング関係における会話は，特別な分野に属するものである。それは「自然に」生まれた分野ではないが，だからといって別の種類の会話ということではない。すべては文化と歴史的な伝統の産物なのである。言い換えれば会話は，私たちの生活における社会的状況の産物であると同時に，その状況を生み出す場なのである。そのような会話のなかでどのように私たちが機能するかを考えるときに私たちが引き合いにしてきたカウンセリングの伝統は多様なものである。カウンセリングにおけるナラティヴの会話のアプローチは家族療法の伝統の影響を受けているが，この伝統にも隙間があることを私たちは認識している。たとえば，ダイアログ（対話）内の関係性の要素に注目していないということである。私たち自身の背景において，このような関係性の要素に目を向けさせてくれた他の個人カウンセリングの伝統があることも認識している。ある意味において，この章はナラティヴ・アプローチの発展に貢献する目的のために，さまざまな伝統を引き出そうと試みたのである

　精神医学に身を置く人たちをトレーニングするうえで必要な部分であるとジェームス・グリフィスとメリッサ・グリフィス（Griffith & Griffith, 1992）がカウンセラー

第I部　理論

の教育者として結論づけているように,「関係性と対話の厳正さ」を体現できる実践を,学生のためにそして私たちの継続的な発展のためにも,提供していく必要性を感じている。ナラティヴのカウンセリングをしていくときには,まだ発展途中ではあるが,この章で概要を示した考え方に則った会話をするように注意する必要がある。ディスコースによる作用は,私たちが議論してきた特定のカウンセリング関係の解釈の中心となる。すでに述べたように,クライアントとカウンセラーが部屋に入る前に,口を開く前に,そして一緒にカウンセリングの物語を進展させるためのやりとりにおいて,ディスコースが作用している。私たちが提唱しているのは,ディスコース内のこのような位置づけから始まり,敬意を払い,倫理的で,共同的な関係に向かって実践していくカウンセリングのアプローチについてである。人間関係はある意味においていつも生産的である。しかし,私たちはクライアントが自分自身の声で語り,自分自身のために行動することが可能になるよう,そしてクライアントにとって主観的な位置づけをつくりだしていけるよう,常に求めていくのである。

第4章 ナラティヴ・アプローチのトレーニング

ウォリィ・マッケンジー（Wally McKenzie）
ジェラルド・モンク（Gerald Monk）

　私たちは新しくカウンセリング畑に入ってくる人たちや，すでに他の方法論で経験を積んだ人たちに対して，ナラティヴ・アプローチを教示することを試みている。この章で述べることの基本にあるのは，ナラティヴの考え方を他のカウンセラー，セラピスト，教員，心理学者，または福祉関係の仕事に就いている人々に教えた経験である。ほとんどの読者は，ナラティヴ・アプローチを自分の仕事に応用したいと感じていると想定する。この章にあげた資料には，私たちがワークショップで使用して役に立った演習がいくつか含まれている。私たちは，これらの演習を通して行ない，それについて考えてみることが学習者にとっても教員にとっても価値のあることだと考えている。

　それとともに，ナラティヴ・アプローチの使用について，ワークショップのなかで判明した，教える側にとっても参加者にとっても困難に感じられた点をいくつかあげておいた。あなたの仕事の場面にナラティヴの実践を入れていこうとする際に，同じような苦悩に出合うことになるかもしれないからだ。

　ナラティヴ・アプローチというのはごく単純で身近な理論のうえに成り立っている。しかしながら，実際の経験ではこれを自らの治療実践に組み込むには2年から3年はかかる。治療の領域におけるナラティヴ・アプローチは常に進化発展しており，私たちが教えるときにも治療実践においても常にその考えは発展し，拡大している。

第I部　理論

○○ ナラティヴ・アプローチと他の方法論との比較

　ナラティヴの最初の集中コースの後で、毎日の実践に組み込むことはとても難しいという意見があった。アイリーンは次のように語った。「内容はとても難しいものでした。ホワイトとエプストンのアプローチが、これまでの折衷的なアプローチとは違っていたことが、私には最大の難関でした。自分がやってきた仕事のなかで、どこにどう位置づけたらよいのかがわかりませんでした。知的な面では恋に落ちたも同様ですが、実際には使えませんでした」

　学習者のこの種の困難に対応するために、私たちはナラティヴの考えをどのように提示するかを絶えず修正してきた。今では訓練コースを始めるにあたって、治療に用いられるよく知られた比喩のいくつかがどのように生まれてきたかの背景を、ナラティヴのものと対比するために提供することにしている。次にあげるのは、ナラティヴと他のアプローチとの哲学的、理論的差違を鮮明に描写するために使う、3種類の異なった比喩の記述である。

機械の治療：故障した機械を修理する

　まず「故障した機械」の比喩を活用した治療法についての話から始めよう。この種の治療法では、カウンセラーは何が壊れているのかを詳しく調べ、その修理法を考えていく。このような比喩では、私たちが人々の人生における問題を位置づけ、見極め、そして識別名をつけるような話し方を奨励する。私たちの多くがクライアントにある欠陥、力不足、機能不全を修正するような一連の技法を習得している。たとえば精神衰弱、社交性の欠落、怒りの抑制不能である。その問題の性質を明らかにしたうえで、私たちはクライアントに以前にはなかった能力や技術を身につけるための一連の手だてを提示する。この場合、人々はまるで機械であるかのように話される。初期の心理学ではこの機械の比喩の選択は蒸気エンジンであり、もっと最近ではコンピュータが人間心理学における描写の基準点となった。

　このような考え方の基本には、多くの場合人や問題について何らかの客観的事実・真実が存在することが前提となる。それが発見できたとき、カウンセラーは自信をもって治療のための介入プログラムへと進むことができる。このような治療の比喩はカウンセラーがクライアントに、その人の不合理な考え方、ゆがんだ認知法、欠陥のある処理法、適応不順というようなものを調整するための新しい知識や技術を授けることが期待されている。

　治療行為のはじめには、クライアントの位置づけは未知のままであり、カウンセラ

ーは知識のある専門家の位置づけから，何らかの障害や欠陥をもつクライアントに専門知識を伝えていく。治療の成果はクライアントがどのくらいカウンセラーの専門知識を受容できるかで測定される。これらは具体的な計画書や目標の履行，新しいスキルの習得や実行，正常で合理的な考え方の発展，問題解決の手順の応用などによって証明されるものである。

ロマンティシズムの治療：タマネギの皮をむく

　その他の治療法については「タマネギの皮をむく」という比喩を使って説明することにしよう。これらの治療法は，人間には奥深い核というべきものがあり，それはタマネギの皮のように保護的な幾重もの層に覆われている，という視点に賛同するものだ。その人が成長する過程で，その「内なる自己」を危害や痛みから守るために幾重もの保護膜が作り出されたのである。

　この考え方は，これらの膜を取り払う大がかりな手術のようなものを連想させる。この長時間にわたる過程は暴露すること，弱みをさらけだすこと，そして苦痛を伴う。それが意味するのは深刻な精神の再構築である。カウンセラーは，治療のなかで提示された問題を，保護膜によって守られたクライアントの自己からもたらされた表面的な事柄であると解釈するように奨励される。支援する作業とは，外側の層に切り込み，それを取り払ってクライアントの内なる関心事や内なる心のはたらき，すなわち真の特性をあらわにすることである。この内なる核が真正の自己とみなされ，内なる導きであり，真実と神聖な知識の源となるのである。

　この比喩によれば，カウンセラーはその人の真の感情を解放するべく働くことを期待される。クライアントは生命力や人生に対する情熱から引き離され，接点を失ったのである。治療のための面談においては感情の発露が奨励され，その度合いが治療の進展をはかる指針であると考えられる。思考するという行動は，目前の作業から注意をそらせる，疑わしいものとみなされる。それは，タマネギの外側の皮のように保護的な機能と結びつくと考えられるからだ。

　治療の成果は，クライアントが現実の世界において内なる自己を表現するときの自然度や自発性によって測定される。治療が成功裡に終わるとすれば，そこには知的な障壁や防御に遮られることのない，直截な情熱にあふれた感情の発露がみられるはずである。

ポストモダンの治療：物語

　ナラティヴ・カウンセリングはポストモダンの哲学の路線に沿った新しい治療法の

第I部　理論

1つである。前の章で述べたように，これらのアプローチは物語の比喩を使用する。

　カウンセラーは現実世界においての実際の経験を基礎に，人々が自分自身についてつくりだしていく意味づけを理解することに興味がある。物語はその意味を生み出す機能を果たすものだ。この視点からみると，私たちは自ら物語をつくりあげると同時に，他の人々が私たちについてつくりだした物語の筋書きのなかに位置づけられてしまう。人々は，重要な出来事を一連の支配的な筋書きに照らし合わせて人生の意味を作り出していくとみることができる。

　ナラティヴの方法は，人々がどんな人間であるかについての真実を発見するためのものではなく，人々がどのようにして自分について，また周囲との人間関係について真実を構築していくかについての探求である。人々の感情や行動というものは，物語を語ることによって展開する意味を体現するものだと考えられる。

　問題をもつ経験をしている人は問題のある物語の筋書きのなかに位置しているとみなされる。カウンセラーがクライアントの好む物語の筋書きの共著者の役割を演じることができるようになると，前向きの成果を認識することができる。クライアントにとってより好ましい物語は，問題に支配された物語に対する対抗策として使われるような，実際に体験された瞬間を基礎としている。

　私たちのワークショップの参加者は，はじめの2種類の比喩を理解している場合が多い。大多数の人にとって，このような比喩こそ精神的な治療が意図するものであるかもしれない。だいたいにおいて，機械の比喩とロマンティシズムの比喩はともに私たちの歴史や神話に組み込まれている。私たちの多くが，このように構築された過程を「治療の過程」として疑いもなく暗黙のうちに認めている。私たちは，コースの参加者にこれらの比喩を放棄してほしいというつもりはない。物語の比喩がアプローチ習得のうえで真に正しいものだというつもりもない。しかし物語の比喩は強力なものだと考えるし，西欧社会において利用されている伝統的な方法と並立して提供されるに価するものだと信じている。

○○ ナラティヴ・アプローチの主要な概念と技法

　この項では，ナラティヴの考え方を有効に利用するための主要な原理を説明する。もしカウンセラーがこの主要な原理のいくつかを無視するとしたら，クライアントが彼らの問題がかつてその人生を色づけていたのと同じ方法で，今度は彼らの選び取った説明がその人生を彩る喜びを目撃することはまずないといってよいだろう。カウン

第4章　ナラティヴ・アプローチのトレーニング

セラーがカウンセリングの過程において発展させていくより好ましい描写に注目することから始めよう。

より好ましい描写

　トレーニングコースの参加者がカウンセラーとして持ち込んできた物語から，私たちの探求は始まる。コースを始めたばかりの頃，新しい参加者のそれまでの人生経験にはあまり注意が払われていなかった。往々にして，新しい参加者は，それまでの自分たちの多くの体験を消し去ったり，無効であると考えたりすることが多かった。しかしこのような体験はカウンセラーとしてのより好ましい描写の継続的な発展につながっていくかもしれない。これまでの参加者たちは職業的な研修の場を個人的な体験から切り離されてしまい，両者の関係は失われていた。

演習：より好ましい自己の描写

　ワークショップの参加者が日常の体験とカウンセラーとしての職業的な研修との接点を見いだすために，ワークショップの講座の合間の時間を使って次のような演習を考えている。参加者の多くが，この演習をカウンセラーとしての成長において，最も有益なものであったとみなした。

　　3，40分の間ペアになって作業をする。カウンセラーとしての自分の好ましい描写を互いに相手に伝える。その好ましい描写が発展するのに役立ったと思われる自分の歴史や経験を相手と分かち合う。この探求の手助けとして次の質問に対する答えを考えてほしい。

1. あなたのこれまでの人生において（あるいは作業の相手に会ってから）カウンセラーとしての好ましい描写に近づくのに役立つどんな経験をしただろうか？
2. クライアントとの面談について，あるいは自分自身について好奇心を感じているだろうか，その好奇心はどこから生まれてくるのだろうか？
3. 自分にとって好ましいカウンセラー像を受け入れたとき，人々はあなたに異なった反応を示しただろうか？
4. 上のような変化はどう説明できるだろうか？
5. このような変化はこれまでに経験してきたことと同様なものだろうか，それともまったく新しいものだろうか？　このことについて会話を続けてください。

　このような内省は自分の人生において役立った出来事を思い出す手助けとなり，自分に

第I部　理論

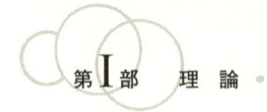

対する理解を深めることになる。

　過去とのつながりのいくつかは以前の職場での経験であったり，成長の過程での宗教的な背景であったり，家庭生活の困難を生き抜いたことや人生哲学であったりする。次にいくつかの例をあげる。

「教員になる訓練をしていたときのことですが…」
「浮かび上がってきたことの1つに，私の宗教的信念がありますが…」
「自分の家族には家庭内暴力の問題がありました。それでこの問題に取り組む洞察力が養われました」
「じつはカウンセリングの個人主義的な性格に常に疑問を抱いていたのです。70年代の学生紛争の頃から，いつも個人主義に挑戦したいと思っていました」

　このような人生における経験を内省することは，参加者の物語を生きたものとする。それはカウンセリングの実践者としてのアイデンティティを構築する際の力強い背景を形成するものとなる。

忍耐強く，純粋な好奇心をもつ姿勢

　私たちは試行錯誤を通して，ワークショップのなかで好奇心の発達に焦点をあてることに時間を費やすのが一番有効であるとわかった。なぜなら，この姿勢はナラティヴの考えにとっては不可欠なものであるからだ。第1章で述べたように，この好奇心はクライアントの欠陥や落ち度にではなく，長所や能力に向けられるものであるから，カウンセラーは敬意を払ってそれを活用するべきである。好奇心から出た質問は，往々にして尋問のディスコースを思わせることがあり，クライアントは質問に対して身構えてしまうこともあるだろう。カウンセラーの側の敬意のこもった姿勢というものが，そのような反応をやわらげる。

　私たちの経験ではこのアプローチを使い始めたカウンセラーたちは，クライアントの能力を示す物語への探求をあまりにも安易にあきらめてしまいがちだ。たとえば「最近，あなたを悩ませている問題の引き起こす害が少し減ったと感じたり，自分で減らしたと感じるような体験の例がありますか？」という質問をしたとき，その問題のただ中で奮闘しているクライアントは「いいえ」と答えることだろう。ナラティヴ・アプローチの新人は，このような答えを額面通り受け取ってしまうことが多い。

　ワークショップへの参加者はクライアントの最初の応答で満足してしまいがちで，

その人がそれまでじっくりと考えてみることのなかった人生の領域についてさらに探求していく際に，ためらいを覚えることが多い。クライアント中心の様式による訓練を受けたカウンセラーはクライアントからの返答を容認することに慣れており，さらに加えてクライアントからの情報や考えを聞くことは，侵入することと同じだと感じるかもしれない。

次にワークショップで使用した，ねばり強さと好奇心をいかに持続するかということの演習をあげる。

演習：好奇心に満ちた質問の使い方

好奇心を抱くということには練習が必要であるということを，私たちは理解している。これをごく自然に感じられる人もある一方，はじめはとても居心地が悪いと感じる人もある。ワークショップでは参加者に，敬意を伴った好奇心の表わし方と敬意を伴ってねばり強く続ける練習を十分にしてもらう。好奇心に満ちた質問方法は，初期においての適切な訓練である。

> ペアを組む。片方が質問者で，相手が物語の語り手となる。15分間ほど毎日の行動について，たとえば朝食の用意のしかた，朝どう起きるか，仕事に出かける手順などについてお互いに話す。質問者はそれらの決まった行動や意味の詳細を明らかにしていく。質問者は敬意のある，心からの興味を示し，尋問するような姿勢を避ける。この作業は，健全な好奇心に満ちた質問を通して，語り手が自分自身や話されている行動についての新しい情報を発見することを助ける。

これは適切で準備運動的な作業であり，敬意を伴う好奇心の安全な練習法でもある。

演習：「かみ砕いていく質問」の準備運動

「かみ砕いていく質問」をするということは，問題に満ちた物語に隠されてしまっているクライアントの資質や才能を探求する際に，ねばり強く興味を示していくのに役立つ方法である。ここで「かみ砕く」とは，クライアントの人生において十分に発展していなかった体験について考えてみるようにクライアントを誘うときの，独特な質問の仕方を意味する。これらの体験というのは，記憶の切れ端であったり，クライアントが取るに足りないものだと考えてはいても，じつはその能力や可能性を示唆するような瞬間であったりする。

第Ⅰ部 理論

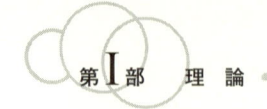

この演習ではカウンセラーが，体験の切れ端，あいまいな記憶，表面的には取るに足りない瞬間や考えなど，問題に満ちた物語に対するオルタナティヴ・ストーリーの存在を思わせる事柄にいかに接近していくかを助けるような質問の仕方を話し合う。次にその例を示す。

　問題があなたの考えることに影響を及ぼしていなかったような，ほんの短い瞬間を思い出せますか？

　私たちの会話のなかで，あなたの問題が私たちの一緒の時間を完全に支配していなかったような時がありましたか？

　問題が占領していないような小さな領域が，まだあなたの生活のなかにありますか？

　問題にまだ色づけされていない夢を最近になってみましたか？

このような質問の仕方は，クライアントが気づいていない新しい可能性への見通しをもたらすものである。現在の生活のなかで起こっている，もっと好ましい出来事に気づくことは，希望への足がかりが生まれつつあるということだ。

　このアプローチを利用するときには，クライアントが最近その人生においてまだ気づいていない，そして心配事に対して利用していない力や才能の破片を示す経験をどこかでしているに違いないという，揺るぎのない信念をもつカウンセラーは成功率が高いといえるだろう。

　ナラティヴの実践家の多くがそうであるように，もしカウンセラーがクライアントの潜在能力を信じていれば，クライアントが不完全なまたは途中までしか語られていない物語の筋書きを再発見する支援をやり遂げるのは可能となる。この好奇心のアプローチは，クライアントの物語のより好ましい説明やより望ましい自己理解を発展させる材料を提供してくれる。

　次に述べるのはカウンセラーが好奇心とねばり強さをみせているやりとりである。マリアはインタビューに同意してくれたワークショップの参加者である。この面接の目的は，マリアが小さな頃から自分がどんな人間であるかについて他の人から言われた物語にただ加わるだけではなく，不正に対して反対の態度を明らかにすることができたのだという，より望ましい物語の発展を支援することである。

　　カウンセラー：あなたの幼い頃の体験で，あなたの今の中立的で人を悪く思わない
　　　　　　　　　姿勢を育てることになった状況をもっと知るために質問をしてもい
　　　　　　　　　いですか？

第4章　ナラティヴ・アプローチのトレーニング

マリア：はい，いいですよ。
カウンセラー：人について批判的ではないという姿勢を育てていくのを助けてくれた以前の経験は何ですか？　そうですね，あなたが小さな子どもだった頃の？
マリア：そうね，ちょっと思いつきません。
カウンセラー：あなたが小さかった頃，他の人を決めつけないことを身につけたように私は感じるのですが。そして公平でありたいと思った，と。私の考えはあたっていますか？
マリア：ええ，たぶんそうね。
カウンセラー：小さな子どもだった頃，そうですね，4歳か5歳の頃を思い出せますか？　公平性や正義について，その頃目にしたことや自分が巻き込まれた事件がありましたか？
マリア：とても昔の話だし，特にこれといってありませんね。

　ナラティヴ・アプローチの新人としては，このあたりであきらめてしまうかもしれない。ナラティヴ・カウンセラーは他の人のプライバシーに踏み込みたいのではない。しかし，マリアはすでに自らの隠された能力について探求する許可を出してくれている。ここでカウンセラーは，マリアが自分の知らない初期のうちにこの能力をはぐくんでいたのだと信じているので，自分の興味を追っていく用意があるのだった。

カウンセラー：それではあなたがもう少し大きくなった頃，自分が公平性ということについて生活のなかでよく考えていたことを思わせるような，何か特別な出来事を覚えていますか？
マリア：8歳の頃，それにちょうど合うような出来事を覚えています。
カウンセラー：ではそれについて話してください。
マリア：小さな頃教会に行くときに，お金持ちの人たちは教会の片側に座って，貧しい人たちは反対側に座っていたのに気がついていました。それで，みんなはそれが正しいやり方だと思っていたようですが，私はそれがとても間違っていると考えていたのを覚えています。

　ナラティヴ・アプローチを使い始めたばかりのカウンセラーは，クライアントの最初のいくつかの返答で満足してしまうかもしれない。しかし，カウンセラーはねばり強く，どのようにしてマリアが物質的な富によって人々を分けることが間違っている

第I部　理論

と感じたのかを聞き出していく。カウンセラーは，もしマリアが気づくことさえできれば，富んだ者が教会の片側におり，貧しい者が反対側にいることの不調和を感じ取ったかを説明する初期の物語がどこかで聞き出せると感じているからだ。そこで彼はさらに尋ねる。

　　カウンセラー：マリア，あなたは教会での体験の前にすでに不正や公平性について
　　　　　　　　　理解していたように思うのですが。

これはこの点を尋ねる4度目の「質問」である。

　　マリア：そのほかには思いつかないわ。
　　カウンセラー：もう少し時間を使って他の体験のことを探しだすのはいやですか
　　　　　　　　　ね？　もっと何か発見できる気が確かにするのですが…。
　　マリア：ええ，いいですよ。

　質問者は同じことを形を変えて聞いているだけだが，マリアはこの段階ではまだ十分にその過程に参加している。自分の能力を反映するようなほかの記録が昔の生活のなかにあったかもしれないことに魅せられており，質問者が自分の子ども時代のことに興味を示すことを楽しんでいるのだ。

　　カウンセラー：あなたがとても小さかった時，そう，4歳くらいでしょうか，家で
　　　　　　　　　起こった出来事で，あなたが不正や不公平をきらうきっかけとなっ
　　　　　　　　　た何かがありましたか？
　　マリア：そういえばですね。ほんの小さな頃から私の祖父母が男の従兄弟たちを女の従兄弟たちより上に扱うのがいやだったんです。男の子のほうが私たち女の子よりもいい食べ物をもらって甘やかされるのは不公平だって，祖父母によく言ったものですよ。不正とか不公平というのはいつもいやだったのですね。

　このアプローチにおいては，ねばり強さはカウンセラーの徳である。しかしながら，新人にとっての難しさはクライアントが尋問された気になることなく，好奇心を貫徹することにある。問題から浮かび上がってくる物語よりも，より望ましい自己描写の始まりを教えてくれるような，人々の生活のなかに埋もれてしまった破片を探し出そ

第4章　ナラティヴ・アプローチのトレーニング

うとするカウンセラーの意気込みを，クライアントは理解してくれることだろう。

　質問を始める前に，すべての質問に答える必要はないのだということを明確に伝えたうえで，一連の質問をする許可をクライアントに求めるのはよいやり方である。このことで，クライアントがその過程を管理することができる。この好奇心とねばり強い質問方法にとっては，カウンセラーとクライアントの肯定的な関係が必須のものとなる。同時にこのように敬意を払って仕事をすることが，共同的な関係を保持するとともに，意図的ではないにせよ，クライアントがカウンセラーの視点からその問題を考えるよう圧力をかけてしまうことを回避することにもなる。これがナラティヴの実践における倫理的な要素である。

　次は，カウンセラーが広く社会文化的な文脈で継続している意味の重要性と，カウンセリング実践におけるその関係とを認識するための演習について述べる。

ディスコース

　トレーニングの初期の段階で，参加者はディスコース，位置づけ，脱構築，再構築のような用語を紹介される。このような概念はナラティヴが構成される道具となるからである。

　一般の文化のなかで作り出されていく一連の考え方をさす「ディスコース」という用語は，ナラティヴの考え方を理解し応用するのに役立つ。ディスコースは最初は捉えがたい概念である。これを学生たちに提示するにあたり，私たちはそれを身近で楽しいものにするように試みている。ディスコースを描写するための資料は限りなくある。童謡を使ったり，詩や漫画，物語，テレビのコマーシャル，トークショウ，映画などを利用してディスコースがどのようにはたらくものかを提示する。愛情をめぐるディスコース，性や体型，欲情のディスコースなどが，男性と女性に対していかに異なった形で生み出されるかは，これらの概念を紹介するのに非常にすぐれた話題となる。ディスコースはまたカウンセリングの人間関係のなかにはたらいている力の根底となるものである。ディスコースは人々を特定の位置づけに置き，自分と他の人々との関係を特定し，その特定の視点から世界を描写することを促すのである。ディスコースが物語や比喩を生み出すにいたる素材なのである。

演習：ディスコースの実際──新聞や雑誌を使って

　広く読まれている雑誌の表紙を集め，それらの写真や語句に注目する。お互いの文化的な理解を結集して，表紙を構成するにあたって何が当然の知識と考えられているかを決定する。

第Ⅰ部　理論

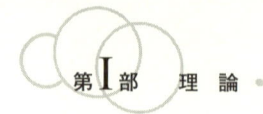

性のディスコースに明確に焦点を当てるために，女性向けの雑誌と男性向けの雑誌でよく知られたものを比較する。

グループで，人間関係のなかにおいてこのような意味や位置づけを宣伝するディスコースとは何かを話し合う。このディスコースはどのような人間像を喚起するだろうか？　どのような関係を思い起こさせるだろうか？

その後に，グループで異なったディスコースや意味や位置づけを奨励するような女性向けまたは男性向けの雑誌のカバーデザインを試みる。作業は表紙，雑誌名，見出し，そして提案された記事のレイアウトにとどめておく。

位置づけ

ディスコースは私たちを他の人々との関係において特定の位置づけに定め，これらは物語の筋を追う会話のなかに浮かび上がってくる。ディスコースに関連しての位置づけの概念の学習は，例を通して行なうのが一番よい。ディスコースにおける位置づけを説明するには，カウンセリングの実演とビデオによる録画を両方使うのが有効である。最近の例をあげると，ワークショップのなかでカウンセラーが2人の就学前の子どものいる家族の相手をするのを見学してもらった。その家族の両親は異なった民族的背景から来ていて，ミイはクック島出身のマオリ人，パエアはトンガの出身だった。

ミイは子どもたちの世話を一手に引き受けていて，幼い2人からの要求に押しつぶされそうに感じていた。同時に自分の職業を失ったことを嘆いていた。パエアはわずかの賃金のために長時間の単純労働を続けていた。ミイは給金の高い自分の仕事に戻り，パエアに育児を担当してもらいたいと思い，それが不可能ならやむを得ず子どもたちを保育園に預けたいと考えていた。パエアはこれに反対していた。

私たちは参加者にこのカウンセリングの場面における主要なディスコースが何であるかを探り，ミイとパエアの位置づけを探るように尋ねた。ディスコースに名前をつけることが，位置づけを理解する最短の道である。参加者たちは次のようなディスコースを発見した。

　父親が第1の稼ぎ手であるべきだ。

　父親が決定権をもつ家庭の当主であるべきだ。

　子どもたちが幼いときは母親がそばにいるべきだ。

　子どもたちを外部のケアに頼むのは母親としての義務を怠ることだ。

第4章　ナラティヴ・アプローチのトレーニング

　　　父親が長時間働くのは自分の家族を大事にしていることの現われだ。

　　　妻に「養って」もらうような男は稼ぎ手としての価値はない。

　　　女は生物学的に育児を担当するようにできているので，当然父親よりは有能な育児担当者である。

　このようにして参加者たちは，ミイとパエアがお互いの関係において矛盾した位置に置かれていることを理解した。パエアが子どもたちの育児を担当すれば，彼は結婚生活において適正な男の役割を演じていないことになる。ミイは子どもたちを保育園にやれば，母親として育児の責任を果たしていないことになると感じた。このどちらの位置づけも，彼らの関係における対立を解決する役には立っていない。
　同じようにカウンセラーとクライアントもまた，カウンセリングにおける関係，問題の性格，どのように解決されるかといった事柄に実際の影響を与えていく重層的なディスコースのなかに位置づけられているのである。

脱構築

　ミイとパエアの物語においてディスコースを見つけ出す過程というのは，じつは脱構築の例である。すでにふれたように，脱構築とはある出来事や状況を構成している，当然と思われている前提を取り崩してみせることである。問題をめぐるこのような当然と考えられている前提が，多くの場合クライアントとカウンセラーが変化に対する新しい可能性を探っていこうとする機会を閉ざしてしまうものだ。脱構築というのは，ディスコースのベールをはがし，そのなかでの人々の位置づけを明らかにしていく過程である。たとえば民族性，性別，あるいは性的指向をめぐるディスコースというものが，私たちがカウンセリングを行なう際に影響を及ぼすことを十分に理解する必要がある。
　次にあげるのは，異性愛的視点と同性愛的視点との関連から，アイデンティティを脱構築していく例である。

演習：アイデンティティの脱構築
　参加者たちは長期にわたる人間関係かまたは理想的な結婚の相手を選択するという文脈において，男性か，女性か，あるいは異性愛か，同性愛かの自らのアイデンティティによる欲求を示すことを求められる。そのうえで，参加者たちは親密なパートナーに求められる，最も望ましい性質についての話し合いに招き入れられる。この作業

85

第Ⅰ部　理論

はこれらの欲求の歴史を脱構築し，時間の流れに沿ってそれが変化してきたかどうかを探索するものだ。

> ペアを構成する。お互いに理想的な結婚の相手を選択する際に期待するものを話し合う。適切と思われるときには，自分の性的指向を明らかにし，あなたの求める最も望ましい性質について語る。
>
> これらの欲求をさらに探索し，それはどこからくるものかを話し合う。
>
> 質問者として，それらの欲求の歴史や影響，またその欲求がどう発達して来たのか，どのように語り手の人生に入り込んできたのか，を探索する。このような欲求の構成に貢献したディスコースを明るみに引き出すには，敬意のこもった探求が必要となる。
>
> この相互の探索を助ける質問として次のようなものがある。
>
> 　これらの欲求に影響を与えるものは何でしょうか？
>
> 　これらの欲求は，あなたがそうなりたいと感じている自己像の形成に，現在役に立つものですか？
>
> 　これらの欲求を自分に反するものではなく，自分のためのものとするためには，どんなことをするのが一番役に立ちましたか？

この演習は，人々の民族的背景や社会的階層の背景の影響を探索するのにも使うことができる。

演習：強い信条を探索する

この演習は，強い信条や価値基準の影響を脱構築するのにたいへん役立つ。さらにこの演習によって，外在化，歴史化，影響の描写，関連する影響をめぐる質問法，またはディスコース，位置づけ，そして脱構築というような，ナラティヴ・アプローチのなかで使われるさまざまな要素の簡明な概要が理解できる。ナラティヴ・アプローチの感覚を味わってみたい人に対して，わずらわしい専門用語や一連の言葉遣いなしに主要な考えを紹介できる。

> これからの90分間は，私たちは次の2点の原則に基づいて作業をしていきます。
>
> 1. その人が問題ではない。問題が問題なのだ。

第4章　ナラティヴ・アプローチのトレーニング

2. ここで話すことは何であろうと，すぐに問題であると考えられるべきではない。

一人ひとりが自分の人生に影響を与え，自分がとても大切だと考える信条を思い浮かべる。それは何に関してでも，どのような信条であってもよい。

人種に関すること，祖先，特権，文化，社会的階層，教育，宗教，性的指向に関することであってもよい。

ペアになって，自分のもつ特定の信条について話し合う。

まず一方がこの信条とそれが人生にあたえる影響について語る。相手はその話に関心をもち，好奇心を示しながら話を聞く。そしてその信条が話し手の生活にどのような効果をもたらすかの探索を勧める。その際には，家族，仕事，霊的側面，人間関係，個人史，将来の展望，地位というような心に浮かぶあらゆる側面に焦点をあてて質問をする。この会話は表面的な議論を越えて発展していくべきものである。

この作業の目的は信条というものの影響を徹底的に理解しようとする試みである。

この信条の影響を探索するにあたり，話し手の人生におけるこの信条の歴史，起源，その発達をさぐる。

その際に，この信条の意図は何か，話し手の人生にどのように役立つのか，を考慮する。

性別，人種，年齢，階層などの側面を考慮したときに，話し手にとってこの信条の歴史的な意味合いや，将来における予測はどのようなものになるかを尋ねる。

この演習は非常に個人的な面にふれるものであるから，会話をどう解釈するかを明確にするとよい。以下はそれを補佐する質問である。

1. 以前よりもこの作業の相手と知り合えた，あるいは相手に自分のことを知ってもらえた，と感じているか？
2. この会話は，あなたの作業の相手に対する好感や親近感に影響を与えただろうか？
3. この人は，このような信条をもって生まれたのだろうか，それともほかに根拠があるのだろうか？　この信条は，この人のアイデンティティをつくりあげる手助けとなっただろうか？
4. この会話は，あなた自身やあなたの人生や信条を理解するうえで，どのような影響を与えただろうか？

このアプローチは，私たちのコースへの参加者に大きな影響を与えている支配的な信条というものを脱構築するためにはたいへん効果的である。

第I部　理論

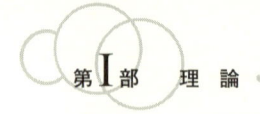

演習：脱構築する質問法

　当然のことながら，参加者が互いの信条や価値観の脱構築を試みたのちに，クライアントとの場面でのナラティヴ・アプローチの応用へと進む。まずは一連のロールプレイによって始めていく。参加者のグループは，自分たちの家族に関する知識や経験をもとに想像上の家族を構成する。または，参加者がクライアントとなってナラティヴによるカウンセリングの場面を演じてみせる。そのなかで，とても楽しく，かつ参加者に十分な訓練を提供してくれた演習は次のようなものだ。

　　3人1組のグループをつくる。指導者はクライアントとして問題を提供し，グループで脱構築する質問を用意する。

　　各グループは決められた時間内（30分程度）に自分たちの聞きたい質問を用意する。用意ができたらクライアントの役割をする指導者を相手に交互に質問する。

　　他のグループはそれをよく聞き，その過程を観察する。各グループが質問を終えたところで，またそれぞれのグループで質問を再構成し，新しい質問を考える。

　　この過程を繰り返す。

　この演習は15人から20人ほどの参加者でだいたい2時間ほどかかる。この演習は質問を考え出す機会を数多く提供してくれ，小さなグループのなかでアイデアを出し合う利点がある。加えて，他のグループがどのような質問をするかを観察する機会も与えられる。

エイジェンシー

　参加者が指導者の提示した物語の筋道をふくらますことに焦点をあてずに，自分たちの主導権を発揮することが重要だと，指導者としての私たちは考える。参加者は自らの仕事内容を内省することによりその職業的な成長について自分なりの説明をつけることを期待される。この経過は，参加者がクライアントとの会話をクライアントの了解を得たうえで録音し，その会話の各部分について考察し内省することで実践される。そのうえで，参加者は適切な部分について同僚や指導者，あるいはスーパーバイザーと話し合う。そのなかで，参加者は自分の仕事のなかで焦点をあてて発展させたいと願う要素を選択し，ナラティヴ・カウンセリングのなかで，自分が力をつけていると自覚できた要素を選定する。この選定された要素が，カウンセリングのディスコースのなかでの新しい位置づけを取り上げる一歩となるのである。

第4章　ナラティヴ・アプローチのトレーニング

○○ つまずきとなる障害をどう切り抜けるか

　この章の後半では，ナラティヴの考えを積極的に仕事に応用している参加者に立ちふさがる困難について述べていきたい。そしてこれらの困難な点をいかに回避するかの選択肢を探索したい。またナラティヴ・アプローチの会話における治療的な可能性にさらに肉付けをしていくことができるような，付加的な要素についてもふれていきたい。

　この方法論における懸念というのは，新しくこれを試みようとする人たちが，ただ順々に学習することによってナラティヴ法を習得できると考えるのではないかということだ。折りにふれ，機械的な方法でナラティヴ・アプローチの応用を試みるカウンセラーをみることがあった。そのやり方では先に行かないことを私たちは確信している。

　ナラティヴ・アプローチの工程図を提供することの危険性は，初心者がクライアントに注目する代わりに工程図を追ってしまうという点である。会話のなかで浮かび上がってくるユニークな出来事に反応する代わりに，カウンセラーが気づかずしてカウンセリングの過程の次の理論的な段階にクライアントを同調させてしまうかもしれない。カウンセリングのセッションのなかで浮かび上がってくる論点がナラティヴの会話に説明された展開に沿っていないとき，カウンセラーが共同作業的な姿勢からセッションにおけるすべての要素を組織していくような支配的な関係に移動してしまうのはありがちなことだ。これは明らかに治療的関係の質を低下させるものである。結果として，ナラティヴ・アプローチはあまりにも認知面に焦点をあてているためにクライアントの感情を無視している，と考える人もいる。たとえば，ある参加者はこのように言った。「ナラティヴ・アプローチは私には困難です。なぜなら人々の感情を扱う部分がほとんどないからです。敬意をもって感情を扱える方法が見つかりません」。私たちには，これは初心者がナラティヴの公式に注目するあまり，クライアントとの交渉の質をないがしろにしているからではないかと考える。

　また私たちが憂うもう1つのことは，治療的会話に関する方向性や比喩として始まったこのナラティヴという方法が，ナラティヴの考え方を使う際の正しい，あるいは間違った方法を確立するための一連の手続きとなってしまうことがある。そうなれば，いわゆる真実を基盤においた哲学や正説をうちたてる方向に行ってしまうのは容易であろう。このような知識の構成の周辺に厳正な上下関係を形成するのは簡単なことだ。

　そこで，カウンセリングの際に，一連の段階を厳守しようとすることによって起こるような問題をみていこうと思う。

第I部　理　論

外在化する会話法の使用

　ナラティヴ・アプローチを使うカウンセラーは，たとえば「私は臆病で役立たずなんです」というようなクライアントの使う内在化の言葉を離れて，「臆病や無力感はあなたに何をさせるのですか？」というような外在化する質問へと移動する。すでに説明したように，この目的は自己非難や自己判断に縛られることなしに問題に直面する可能性の扉を開くことにある。

　ナラティヴの比喩を使う新人は概してクライアントの最初の言葉から外在化を試みる傾向がある。このことは必ずしも弊害を生み出すとは限らないが，カウンセラーはこれぞと思う最初の外在化の描写に執着してしまうかもしれない。ごく初期の外在化の描写にとびついてしまうと，これが重複になってしまうことがよくある。クライアントが問題の物語の説明を推し進め，その関心事のより中心となるテーマを理解し始めるからである。もしカウンセラーが初期の外在化の描写を繰り返すと，クライアントは容易に幻滅してしまう可能性がある。きちんと聞いてもらっていないと感じ，肝心の問題とはあまり関係のない初期の描写の厳密な繰り返しに混乱してしまうかもしれない。

　私たちの経験では，このアプローチにおける新人は外在化する会話法にしがみついてどのような問題に対しても外在化した名称をつけようとするものだ。時にはカウンセラーが面談の初期の段階で特定の名称をつけるよりも，単に「それ」または「この問題」といった程度の言葉を使ったほうがよい場合もある。カウンセラーとクライアントが，クライアントを困難に巻き込んでいる主要な心配事が何であるかが明確になるまでに1，2回の面談を費やすこともあるほどだ。

　しかし，これらの警告をしたうえでなお，クライアントが必要な情報を出してくれた段階で，ぴったりした名称を思いつくことには十分な価値がある。同時に経験からいうと，クライアントに密着して物語がどのように展開するかを追っていくことが大切である。外在化を変形させることが必要になるかもしれない。場合によってはクライアントが描写することが込み入っているときは初期の外在化以外のものも使うことが適切であるかもしれない。たとえば第1章ではピーターが視力を回復した後にピーター，ジョアン，ブルースが直面した困難は，「この問題」から「正常な視力」「問題」そして「恐怖」へと，会話が向かう方向によって変化していった。

　ナラティヴ・カウンセリングにおいては外在化する言葉遣いをすることのほうが外在化される問題を突き止めることよりも重要である。ここでの要点は，私たちは要約された外在化の生産を主張しているのではなく，外在化する会話法の過程を普及させたいのだ。

第4章　ナラティヴ・アプローチのトレーニング

　一般的に言って，問題に満ちた物語が徹底して探索され，問題の筋書きの名称がクライアントにふさわしいときにはただ1つの外在化された描写を使うことが望ましい。クライアントにこの外在化の名称が適切であるかどうかを聞くのは大切である。もっと望ましいのはカウンセラーとクライアントの間で，外在化をどう名づけるかを話し合うことである。クライアントが問題を名づけることはカウンセラーがそうすることよりも断然価値がある。クライアントがその役割を果たすことができれば，クラィアントとカウンセラーの面談の共同作業としての性格は向上する。

　問題のなかには，ことのほか回復力を秘める外在化された描写を生み出すものもある。私（ウォリィ）とある家族の例をあげよう。11歳のマヌと彼の父親ビルは毎朝マヌの夜尿症に悩んでいた。父親も息子もその状況についてとても困っていた。マヌは罪の意識を感じていた。毎朝濡れていやな匂いとともに起きるのを嫌っていた。彼はこの問題にずっと悩み続けていたけれど，それは彼が努力を怠っていたということではけっしてなかった。私は，何について話し合っているのかをはっきりさせるために問題に名前をつけることを提案し，適切な名前はないかどうか2人に尋ねた。すると2人はためらうことなく，ほとんど異口同音に「雨男」と言ったのだった。この言葉は外在化された名称となり，マヌの直面していた問題の適切な描写となった。父親と息子はこの「雨男」を共通の敵とみなしたのだ。この外在化は迅速で効果的な結果を招いた。

　クライアントの直接の関心事が明らかに確立した問題をめぐるものでない場合は，カウンセリングの初期にはクライアントは必ずしも自身の心配事に外在化の名称をつけることができない。たとえば「鬱」のように，すでに分類された心配事について話をするかもしれない。このような場合，カウンセラーは鬱を外在化した問題として話し合う一方で，鬱がどのようにしてクライアントの人生に入り込んで来たのかについて探索する会話を始めることができる。他の場面では，助けを求める人は問題を確定することができず，ただいつも非常に疲れているという話をするかもしれない。このようなときは，この疲労を外在化して，問題の付随的でささいな要素にすぎないかもしれないものに的を絞る以前に，もっと全般的な状況を探索することに価値があるだろう。問題を外在化した描写をすばやく確立しようと試みるカウンセラーは，クライアントの関心事の全面的な探索を凍結してしまう可能性がある。

　カウンセラーが初めて外在化する会話法に取り組む際には，ことに大人相手の場合は照れくさく，不自然な感じがするものだ。これは自分の言っていることが相手には奇妙に響くかもしれないことを考えているからかもしれない。たしかに，クライアントはこの一風変わった言い回しにとまどうことだろう。しかし経験を積んだカウンセ

第I部　理論

ラーはこのとまどいが一時的なものであると理解している。クライアントがこの話し方に参加してくれるすばやさというのは驚くべきものだ。

　ナラティヴ・アプローチが提供する方法にはクライアントと分け合うことのできないような内密の手法は何もないので、カウンセラーはクライアントに外在化とは何か、それをどのように使うかを説明することができる。たとえば、トニーはカウンセリングの実践でナラティヴの応用を学習していた。彼は外在化を使うことに居心地の悪い思いをしていたので、次のクライアントには何を試みているかを告げることにした。彼はクライアントに次のように話した。

　「私と話をする人たちは、自分たちの悩んでいる問題に名前をつけてそれがまるで独り立ちしたもので、自分たちとは別であるという形で話すとやりやすい、ということに私は気がつきました。このやり方で問題について話すと、以前にはできなかったような課題との取り組み方がひらけてきたのですが、その方法であなたの心配事について話し合ってもよいですか？」

　クライアントはたいていの場合外在化に引きつけられて、この方法を歓迎することが多い。

問題がその人に与える影響を描写する

　ある意味では、問題の及ぼす影響をクライアント自身が十分理解しているのに、カウンセラーがさらにその影響を考察するのに時間をさくのは奇異に思えるかもしれない。それだからこそ、クライアントは助けを求めているのだ。人々が助けを求める理由が明らかであるからということで、その問題の影響や作用を飛び越してしまうカウンセラーもいる。しかしながら、この段階でのナラティヴのやり方はクライアントの助けとなるじつに多くの情報を生み出すものなのだ。この段階での面談がうまくいけば、クライアントにとっての物語の新しい筋書きをともに書き上げる下地が準備されるのである。

　ここで私たちが注目しているのは面談における脱構築の段階である。脱構築のための質問はクライアントが自分の文化社会的文脈のなかに存在する、暗黙の前提を見つけ出す手がかりになる。このような前提に名称がつけられれば、クライアントはそれを当然のことと考え続けるか、あるいはベールをはがされたディスコースに対しての以前のかかわりを再評価するかを考慮することができる。

　助けを求めている人からは、問題に満ちた物語によるすべての影響というのはほとんど聞かれないものだ。カウンセラーが話を聞き、問題の中心にある趣旨をつかみ始めたところで、カウンセラーはクライアントの毎日の生活における問題の影響の内容

第 4 章　ナラティヴ・アプローチのトレーニング

を聞くことができる。それがどのようにクライアントの身体的，精神的な健康に影響するか，自分自身と大切な相手との関係や，仕事，余暇，友情，そして霊的な側面にどのように響いているのか，に注目する。問題の影響の探索は広い範囲にわたるもので，先のリストに加えてその特定のクライアントに焦点を合わせた内容も含まれる。「この問題はあなたの子どもたちやパートナーとの関係にどのような影響を及ぼしますか？」という種の質問もその範囲に含まれる。

　面談のこの部分は最初のセッション全体に及ぶかもしれないし，クライアントの生活のある部分だけを探索する場合には比較的短時間で終わるかもしれない。場合によっては，すぐにクライアントが自身の能力や可能性を探る用意ができているかもしれないし，カウンセリングの初期の会話でこれらを認識しているかもしれない。またすでに問題に満ちた物語の影響についてじっくりと考えていて，そのためにこの段階は必要がないかもしれない。

　私たちの経験では，問題の影響をじっくりと調べることによって，クライアントがきちんと聞いてもらい，その心配事が真剣に受け止められたと感じることができる。多くの場合，クライアントは自分の負っている重荷を心に留め，その問題の及ぼす害からいかに抜け出すかを積極的に考えるようになる。そのうえ，その問題が最初に危害を及ぼし始めた経過についてより理解を示すこともある。「この問題が最初にあなたの人生に姿を現わしたのはいつですか？」というような質問は，その自覚を促すものである。ここでのカウンセラーの仕事は，クライアントがその問題の発端から現在までを物語るのを助けることだ。カウンセリングに行くことを決めたとき，クライアントは問題のある面だけを認識している場合が多い。問題について物語ることのできるクライアントはより明確な認識をもち，そのままのコースをたどればどのようなことが起こり得るかを思い浮かべることができる。「もしこの問題が現在のまま続けば，1週間後／1か月後／1年後／5年後にはどんなことがあり得るとあなたは考えますか？」というような質問は，問題が企んでいる策略に焦点をあて，その影響を弱らせようとするクライアントの決意を強めることになる。

　この方向に沿って話していくことは，クライアントが問題の物語における筋書きを確立しそれに名称をつける手助けとなる。この筋書きに名前をつけることは古い問題の物語と今後発展していくはずのより好ましい物語の間の差違を明確にする。この筋書きの名前は外在化された言い回しによるものになるだろう。

　その後にカウンセラーとクライアントは，この問題がクライアントの生活を完全に支配してはいなかった瞬間を発掘していく。以前にもふれたように，最初はクライアントにはそう思われるかもしれないが，問題の物語はけっしてその人の全体像ではな

い。

　カウンセラーは問題が完全に支配しているのか，それともクライアントの生活の片隅には問題をコントロールしている部分があるのかに興味を示すことができる。質問がほんのわずかな一部分でも問題から自由であるような生活の場面を探していくような枠組みで組み立てられていれば，クライアントが忘れ去っていた，あるいは未発見の能力を見いだす機会への扉が開かれるのである。このためには，ねばり強く，微妙に調律された質問が欠かせない。

クライアントが好む状態を決定する

　問題から自由になった状態というのが望ましい人生であるかどうかは，クライアントが決めなければならない。これも，カウンセラーからみればクライアントが問題から自由になる体験を求めるのは当然であるかもしれないが，クライアントはこのことを公然と表明するように奨励される。

　面談におけるこの段階はよくナラティヴ・カウンセラーに無視されることがある。なぜならクライアントの問題に束縛されていない生活面が尊重され，クライアントは問題から完全に離れることを望んでいると思いこんでいるからだ。しかし私たちの多くが，問題と決別するために一大決心をしなければならない困難を考えるときの躊躇はよく理解できるだろう。先送りの癖，完全主義的性向，仕事一途の傾向などの問題と決別することがいかに難しいかを考えてみてほしい。時としては，クライアントを支えようとするカウンセラー側の決意や意欲のほうがクライアント側からのそれより高いことがある。

　そして次にはクライアントが私たちと一緒に，より好ましいその人の人生における異なる側面を探索するのに参加してくれるだろうと考えるのは容易である。この過程にあまりに力を入れてしまい，カウンセラー側が望ましいと考えるようなオルタナティヴ・ストーリーにクライアントを引き込んでしまうことがあるかもしれない。このようなことが起これば，カウンセラーはクライアントが耐えられないような結末を求めて議論するという，不当な立場に立つことになる。たとえば，ある夫婦と話し合いをしている状況を想像してほしい。片方のパートナーはすでにこの関係を解消することを決めているのだが，この決意をまだパートナーにもカウンセラーにも話してはいないのだ。引き下がりつつあるクライアントは関係を復活させる気はなく，これから高めていくことのできるようなこの関係の側面についての探索に参加する気もまったくないのである。クライアントが将来の行動について個人的な決心をしていて，しかも何らかの理由でそれを明言しないという状況はめずらしいことではない。

第4章　ナラティヴ・アプローチのトレーニング

　カウンセラーは，援助を求めている人にとってもともとの心配事に関して問題から自由になることが好ましい結果であるかどうかを確かめる必要がある。

　当然のことながら，カウンセラーのもとにやってきたということからしても，この質問に対して「はい」と答えるのが普通だろう。しかし，クライアントが質問に対して明白な答えを表明するという行為には少なからぬ価値がある。私たちはクライアントが意図的に人を欺いたり不実であったりするというつもりはない。クライアントは何らかの理由で自分に好ましい目標をはっきりと明白に表明することをためらっているかもしれないのだ。自分の意図や好みについてはっきりと表明することは，そしてそう言っている自分の声を聞くことは，そのような制約から自分を解き放つことに向けての大きな第一歩となる。オルタナティヴ・ストーリーを発展させていく用意のある時点にたどり着いたクライアントは，その意図をはっきりとした，矛盾のない答えで返すように奨励される。そのような参加意思の表明なしにカウンセリングを続けても，クライアントが問題に取り組む力を生み出すことはできない。そのような場合に探索される課題というのはカウンセラーのものでクライアントのものではないのだ。

　このように，クライアントが自分で主張することに躊躇し始めるにつれて，カウンセラーが自分自身の信じるより望ましいオルタナティヴ・ストーリーを主張し展開することに熱心になるという状況に引き込まれるのは簡単なことである。綱引きのような状況がこれに続いて起こる。これはカウンセリングやセラピーの場面ではけっしてまれなことではない。

　クライアントの意図するところが明確になった時点で，カウンセラーはクライアントがなぜ問題から離れて，カウンセラーの支援によってクライアントが気づき始めている能力のほうへ近づいていきたいのかを探索していく。ここでクライアントは自分の欲求や目的の輪郭を描き出す機会を与えられ，これは多くの場合クライアント自身とカウンセラーにとって新鮮な情報が生まれる場となる。中途半端な矛盾を含んだ返答は積極的な結果が生まれる機会をつぶしてしまう。クライアントが何を望むのかを明白に表明することは面談に弾みをつけ，クライアントの動機を高めることにもつながる。

クライアントが問題に与える影響を描写する

　面談におけるもう1つの側面は，クライアントが作り出し始めた「自分自身」のオルタナティヴ・ストーリーを拡大し発展させていくことである。この段階ですでに，クライアントは問題に完全に浸されていないほんのわずかな瞬間を報告することを通して，その人生が問題に完全には支配されていないのだという感覚をもっている。こ

第I部　理論

の時，ナラティヴ・カウンセラーとクライアントは，クライアントが問題に与える影響は何かを探求する用意ができている。

　問題のなかに埋もれてしまっていた何らかの能力を発揮する領域が存在するということに驚くクライアントは多い。クライアントがまだ名づけられていない，あるいは発見されていない問題解決の能力をもっていることをカウンセラーが確信しているということは，クライアントにとって非常に価値のあることだ。この部分は面談のなかで心の躍るような，そして手腕を問われる場面である。

　場合によってはこの過程は地図なしで埋もれた宝物を探しあてるに等しい難しさがある。クライアントのなかには直面する問題にあまりにくじけ，疲れ果てて，問題に対処する力があるとはとても考えられない人もいる。そのなかで潜在能力を発掘していくにはカウンセラーの不屈の粘り強さを必要とする。もしカウンセラーが，人には問題に完全に支配されていない，何らかの記憶や知識の切れ端があるものだという強い信念をもっていなければ，クライアントの絶望感に同調してしまうのは容易であるからだ。もちろん，クライアントのすべてが絶望感にとらわれているのではなく，その人たちはカウンセラーの支援のもとに比較的短時間に自身のより好ましい描写を集めることができる。問題がクライアントの人生の大部分を支配し，差恥心や罪悪感に満たされているような物語の場合にも，カウンセラーとクライアント双方の不屈の献身が求められる。このような場合には，クライアントは運動選手が長距離走から重量挙げに転向するときのように，自身を再訓練する必要があるだろう。

　面談のこの段階を私たちは再構築の段階とよぶ。より好ましい描写が集められていくにつれ，問題に満ちた物語の支配的な筋書きに対抗する新たな筋書きが生まれてくる。この時点でのカウンセラーの仕事は，独創的で問題の描写とは異なったクライアントのあらゆる考え，感情，行動，希望を確認していくことだ。カウンセラーは今，「輝かしい瞬間」を探しているのである。

問題から離れているユニークな出来事を探し出す

　最近，私（ウォリィ）は両親が別居した5歳半の男の子に会った。トムは父親を月に1度，24時間訪問していたが，その訪問が終わる前にひどく泣いて母親のもとへ戻りたいと言ったと報告されていた。彼がそのような訪問にはまだ幼すぎるとか，母親が彼に父親の悪口を言ったとか，彼は手に負えない子どもであるというような描写がいたるところで聞かれた。彼の父親は「もう少し大きくなって何とかできるようになるまで」回数を減らす提案になびいていた。私がその子に会ったとき，彼は父親の家には屋根の上に巨人がいるので，特に雨が降ると怖い気がする，と話した。彼と私

第4章　ナラティヴ・アプローチのトレーニング

はその巨人について真剣に話し，彼がどのようにしてその巨人を手なずけるかを話し合った。学校で先生が巨人の本をたくさん読んでくれて，彼は巨人についての専門家だったからだ。私はまた，その子どもにお父さんの家で過ごす時間を短くしたいか，たとえば泊まらずにかえるとか，それとも2泊して長くしたいか，と尋ねた。

「ちがうよ」と彼は答えた。

私はまごついて，どういう意味かと尋ねた。

「3泊だよ」と彼は勇んで答えた。「お父さんに僕がうまく巨人をおどかすのを見せたいんだ」

ユニークな結果の質問はクライアントに与える問題の影響を物語るのに沿って発展される。それはカウンセラーが，問題に与えるクライアントの影響の探求にかかわっているときに浮かび上がって来ることが多い。しかしほとんどのナラティヴの会話で起こるように，ユニークな結果の質問と脱構築の質問は同時に起こり得る。なぜならこの2つの段階はたいてい重なり合っているからだ。

ナラティヴ・アプローチへの新人はこのユニークな結果をクライアントの昔や初期の生活のなかに見いだすことが多い。これはクライアントが問題に逆らったり反抗したりした最近の事例を探し出す支援をするほうが難しいからである。

昔の出来事について質問をするのは間違いではないが，この形でのユニークな結果はクライアントにとってあまり役立たないかもしれない。クライアントがそのような昔に起こったユニークな結果は現在直面している問題にはかかわりがないという見方をするかもしれないからだ。

マイケル・ホワイトは，ユニークな結果として「体験に近い出来事」を選び出すことに価値があると話をしている。これを見つけるのはさらに困難なこともあるが，クライアントにとってははるかに意義深いものがある。問題に満ちた物語がクライアントの最近の体験に与える影響のゆえにこそ，質問を繰り出すにあたってカウンセラーはねばり強くかつ創造的でなければならない。めざすべきは，より望ましい物語の筋書きに役立つような肯定的で，創造性のある行動を選び出していけるようにクライアントが集中するように支援することである。

より好ましい物語の筋書きを生み出すためには1つや2つのユニークな結果では十分とはいえない。カウンセラーはクライアントとできるだけ多くのユニークな結果を収集して，クライアントがこれらのことを単に偶然であるとか，まぐれにすぎないと感じることがないようにしなければならない。オルタナティヴ・ストーリーはクライアントの人生におけるさまざまな好ましい出来事を集めて構成されなければならない。物語は，時を隔てて一連の出来事が筋の通ったつながりで成り立っていなければなら

ないのだ。ばらばらの意義深い出来事では対抗する筋書きをつくりあげることはできない。

ここで、クライアントとカウンセラーはカウンセリングにおける再構築の段階に入っており、オルタナティヴ・ストーリーとクライアントのより好ましい自己理解とを生み出す過程が始まっている。

あらゆる物語の説明がそうであるように、輝かしい出来事も正しく時間的に位置づけられることによって、現在の能力が生まれ出る源となることの証明となるはずだ。これはクライアントに問題から離れた価値のある体験を作り出すにあたり、クライアント自身がどのように貢献したかを確認してもらうための、一連の質問をしていくことによって達成される。クライアントのなかには問題に打ちひしがれて、自らが先導して見いだしたどのような能力をも偶然であるとか他人のおかげだと考えてしまう人もいるからだ。ナラティヴの面談の次の段階は、能力や力を導き出していく質問をするという、新たな領域に入っていく。

望ましい出来事に貢献した力を探求する

1990年代の前半に、マイケル・ホワイトは「行為の風景」と「意識の風景」という比喩をナラティヴ・アプローチの文献に紹介したが、これは心理学者ジェローム・ブルーナー（Bruner, 1986）の業績から導き出したものだった。これらの用語は、以前には「ユニークな説明の質問」そして「再描写の質問」といわれていたものをさしている。「行為の風景」の質問というのはユニークな結果を収集して順序づけるためのものである。「意識の風景」の質問は、クライアントにそのような成果を生み出したときの自らの貢献について考えることを奨励するものである。この質問の形式はともに、物語を再度語る過程には不可欠のものであり、またクライアントがより望ましい形で相互作用を生み出してきたようなさまざまな能力を発見するための情報を、カウンセラーとクライアントに提供するものだ。

「行為の風景」の質問は、個人的な歴史における最近の関連ある出来事を含めて、以前には語られなかった好ましい出来事に焦点をあてる。このような質問はオルタナティヴ・ストーリーの隙間を埋めていく。「その次の行動に移る前にどのような準備をしましたか？」や「あなたがそのような進歩をみせるような力を生み出すために、あなたの人生にはその時何が起こっていたのでしょうか？」という質問はその風景描写に鋭い、正確な輪郭をつけていく。輪郭のはっきりしたより好ましい実際の体験の風景描写は、カウンセラーとクライアントがその人の資質、参加意思、好み、欲求というものを探っていく手助けとなる。「意識の風景」に関する質問はナラティヴ・カ

ウンセリングでは往々にして，特に新人には忘れられがちである。しかし，これらの質問はクライアントが自分の参加意思はどこにあるのか，自分の性格や能力はどこからくるのかを理解するうえでの強力な手段となり得るものだ。

この行為と意識の風景はナラティヴ・カウンセリングにおける再構築の段階の顕著な特徴となる。

ピーターが視力を回復した物語のなかで，私（ジェラルド）は彼にこう聞くこともできた。「あなたの世界が逆転してしまったときに学校に行くことについて考えることができるということは，あなたという人間についてどんなことを語っているのでしょうか？　そのことは，あなたが自分の人生に何を求めているというだろうか？」。基本的に「意識の風景」の質問は，クライアントに行為の風景のなかに描写されている体験をどのようにして生み出したかについて評価し内省することを奨励するためなのだ。マイケル・ホワイトは一方の風景が他の風景の先に現れる必要はないといっている。双方の風景がお互いに貢献するものなのである。

ピーターに意識の風景に関する質問をして行動の風景に焦点をあてさせることもできた。たとえば「あなたは根性があるということを示すのに，ほかにどのようなことをしていましたか？」のように。

このような質問に答えていくうちに，クライアントは問題に満ちた物語ではなく，それに代わる好ましい物語の内に位置づけられるとはどのようなことかを感じ取ることができるようになる。

好ましい発展を見守る観衆を探す

クライアントが初めて個人的な物語を語るとき，多くの人はその物語が他人にはどう映るだろうかと心配する。そのうえ，前の章でも述べたように，私たちにとって大切な存在である周囲の人々は，私たちが自分をどう見るかについて大きな影響力をもつような物語をすでにもっているのだ。家族や友人は問題の物語を演じているときの観衆であることが多い。それらの人々が見つめるなかで望ましい変化をめざすというのは時に難しいし，表立ってではないがこれまでと同じようにふるまうように圧力をかけられていると感じることもある。それは，周囲の人々が彼ら自身の人生についての物語を維持していくことでもあるからである。

もし1人の観衆が私たちの直面する問題を維持することに大きな影響をもつとすれば，私たちの新しい物語の発展を支援し影響を与えてくれる観衆もいることになる。クライアントがカウンセリングを通して変わっていくことの目撃者となってくれる観衆を動員できれば，クライアント自身の新しい描写の正当性を立証することになる。

第I部 理論

　この新しい展開を理解することのできる観衆は，クライアントの変化が想像上の絵空事ではなく現実のものであることを証明してくれるのだ。

　どの人々がクライアントの変わろうとする努力を理解し認めてくれるかを明確にすることは，強調されるべき重要な点である。そのような観衆を確実に動員する方法の1つに，大切な相手やグループの人々に手紙を書いて，現在起こっている変化を語ることがある。例をあげると，16歳のイアンは長い間車の窃盗をめぐって警察や福祉事務所の厄介になっていた。私（ウォリィ）は彼と6か月面談を続けたが，そのうちの4か月間，彼は盗みをしなかった。私たちは共同でイアンを窃盗常習者として記憶している人々に公開の手紙を書き，彼の人生に起きている変化について語った。彼はわくわくしながら10通の手紙を大切な人々に送り，そのなかには警察のファイル用の1通も含まれていた。警察は返事を書いてきて，同じ種類の手紙を他の人々からも期待する，といってきた。

　しかしながら，観衆を動員することは特定の形式の質問を使うことによって，カウンセリングの面談のなかで抽象的に行なうこともできる。最も一般的な形のナラティヴの質問は，たとえばクライアントが今試みている変化をみて一番驚きそうにない人は誰か，という質問だろう。多くの場合クライアントは家族のなかで応援してくれ，よいところをみてくれた人のことを語ってくれる。家族のメンバーが出てこなかったら誰か遠い親戚の人，学校の大切な先生，あるいは古い隣人であるかもしれない。

　そこでクライアントにもしこの大切な人が今の新しい物語を聞いたら何と言うだろう，と尋ねることができる。このことについてカウンセリングの最中に，または次の回の前にじっくりと考えて，クライアントはこの人に手紙を書こうとするかもしれない。もしこの2人が会うことがあれば，起こりつつある変化を態度で示す機会もあるかもしれない。

　またクライアントに，この変化をみて最も驚きそうな人は誰か，と聞くこともできる。この質問はことに，親戚の予想を越えて見事に達成したということを家族の者に証明することに深い意義のある場合に効果的である。このアプローチは子どもや青年期の若者に有効だが，成人にも十分価値がある。

　できることならカウンセラーはより好ましい発展の目撃者を1人以上見つけていきたい。この新しい物語の出現の観衆がいなかったり，生存者でなかったりすることもある。このような場合にはカウンセラーにはいくつかの手段がある。たとえ大切な人が死亡している場合でも，その人について話し，クライアントの行動の変化にその人がどのような反応をみせるかについて尋ねることができる。クライアント自身にこの好ましい変化の観客となることを提案してもよい。「いまあなたが試みているこのよ

第4章　ナラティヴ・アプローチのトレーニング

うな変化というものを考えたとき，毎日の生活のなかであなたが自分を見る目に影響がありますか？」という質問は，クライアントが自分の新しい描写について明確な焦点をあてることを奨励するだろう。

変化が自己描写に与える影響を認識する

　カウンセラーがクライアントに何か新しく再評価できる点が生まれたか，と尋ねるとき，古い物語におけるクライアントの位置と新しい物語のなかに与えられた役割との間に区別が生まれる。この変化の意義をクライアントが熟慮することは，より好ましい自己定義が根付いていく助けとなる。

　例としては，第1章でピーターが人生をほとんど盲目で過ごしたのち，視力のある世界にどのようにして入っていくことができたのかについて考えてみるように誘われたとき，彼は自分を困難な環境にも敢えて挑戦するタイプの人間だと再定義してみせた。これは，「君はいつも自分が人生で壁にぶつかったときに勇気をみせる人間だと思っていましたか？」というヒントによって導きだされた。私（ジェラルド）が聞くことのできた質問としてはこのほかに，「もし私が小さい時の君を知っていたとしたら，これほどの勇気のある子だということを理解できる，どのような場面に出会ったと思いますか？」や「君が人生に求めていることは，僕に何を物語っていると思いますか？」などがある。マイケル・ホワイトはこの形式の質問を「経験を体験する質問」(White, 1992a) とよんでいる。このような質問は，人々が過去の語られていない経験にさかのぼって，現在のより好ましい自己描写の内で再体験する機会を提供する。

新発見の効果の可能性を考える

　クライアントが自分の生活を振り返り，そこですでに見せていたような，以前は語られることのなかった能力を心に留めるようになっても，この過程はまだ完了してはいない。ナラティヴ・カウンセラーはクライアントが過去の能力を現在に結びつけ，これらの力が将来に起こり得る困難に取り組むときにも手元にあることを理解する支援をする必要がある。

　新しい物語とクライアントの関係に，過去，現在，未来を通しての一貫性を追求する試みは価値のあるものだ。この一貫性があればクライアントの能力は効果的に語られることができ，それによってその人の可能性や才能が将来にわたって力強く維持される。「ユニークな可能性の質問」はクライアントにさらに弾みをつけ，将来起こり得る困難に対処する際の方向性を示すことになるだろう。「このような能力を発揮したことによって，あなたの将来にはどのような可能性が開けてくると思いますか？」

101

第Ⅰ部 理論

や「将来Xに対処するときに，あなたの資質はどのような効力をもつでしょうか？」という質問に対して，クライアントは自分のもつより好ましい知識をはっきりとした自覚のもとに利用することができる。

カウンセリングにおける発展を記録する

このアプローチの後半は再構築の過程を完成，強化することに焦点をあてる。この目標を達成するための強力な手段としては，どのように進展があったかを録音したり，ビデオ録画したり，手紙を書いたりすることである。

面談が進行する過程でその大部分を問題に満ちた物語の記録に費やすよりは，ユニークな結果やユニークな物語について詳細な記録をとるほうが望ましい。より価値があるのはオルタナティヴ・ストーリーが姿を現わすところを記録していくことで，これは文字で書かれたもののほうに価値があり信憑性があると考えられるためである。西欧社会においては記録された言葉というものは少なからぬ重要性をもつ。私たちには，通常の症状や問題の込み入った描写よりはクライアントの能力の記録のほうがより好ましく思われる。

手紙を書く

ナラティヴの手紙をどのように書くかについては相当量のものが書かれている。ナラティヴ・カウンセラーのなかには，1回の面談の後で，あるいは次回の面談の前に，熟慮して書かれた手紙は面談の5回分に相当するという者もいる。

ナラティヴの手紙には独特の形式がある。通常それは面談の記録であり，問題の外在化の描写やそれがクライアントに与える衝撃，さらに面談のなかで浮かび上がってきたクライアントの能力や才能などの描写を含むものだ。手紙ではクライアントが問題と取り組んできた苦闘に焦点をあて，また問題に満ちた物語と発展しつつあるより好ましい物語との区別を明らかにする。以下はこれらの特徴を説明する，フランとマークに宛てた手紙である。

> フランとマーク様
> 　前回の訪問で私たち一同はあなた方2人からいくつかの重要なことを学びました。そのうちの1つにあなた方の関係が「パートナーシップ」であった時期が明らかにあった，ということです。それは，たとえばフランがオーストラリアから戻って来た時

第4章　ナラティヴ・アプローチのトレーニング

でした。でも，ある時には「伝統的な」関係が乗っ取りをしかけてきて，大混乱を引き起こすのでしたね。
　「鬱」がフランの上にやって来るのは自信をなくしたときだということにあなた方は気づきましたか？　鬱はあなた方2人の関係のあらゆる不愉快な面から生まれ出て怒りを伴ってやってくるのでしたね。これらの不愉快な面はあなた方の関係に大きな害を与えるのでしたね。馬鹿にしたり，けなしたり，世間体がよいとか悪いとか言うことや不作法，中傷，それにフランがしたいことに選択の余地がないということ，などでしたね。しかし，これらはみな「伝統的な」関係の大きな要素で，関係を継続させ活発にさせるものでもあるのでしたね。マーク，私の理解では，金融界というのもまた「伝統的な」基準に従って動いている世界なので，それもあなた方の関係に影響しているかもしれない，と言っていましたね。会話のなかで「私」と言うときと「私たち」と言うときの間に対立があるのに気がつきました。私には「私」は「伝統的な関係」で「私たち」は「パートナーシップ」のように思われます…

　ナラティヴの手紙を書くにはかなりの訓練を要し，最初は1通の手紙を書くのに数時間かかるかもしれない。このアプローチへの新人なら，カウンセリングのなかで浮かび上がってきた「輝かしい瞬間」を記録することに集中したほうがよいだろう。しばらくしたら自分なりの書き方が生まれて短時間で手紙を作成することができるようになる。
　小さな子どもを相手にするときは，面談中の進展を確認するのに証明書や賞状の形式をとることもできる。
　私（ウォリィ）には子どもたちとかかわるときの「虎の王」がいる。この「虎の王」の手紙にはレターヘッドがあり，前足の印をサインの代わりに押し，封筒には王冠の封印をする。「虎の王」は彼の体験とその祖父や祖母から伝えられた知恵を子どもたちと分かち合う。子どもたちはよく彼に返事を書き，写真を同封したり問題についての考えやどう解決していくかについて語る。
　青少年における行動の好ましい変化を記録するもう1つの方法は，その進歩の足跡を録音したり録画したりすることである。この録画や録音の記録は，昔の問題がまた顔をのぞかせようとしたときに新しく発見された才能を確認するために使うことができる。またこの記録は同じような問題に悩む他の若者たちのために使うこともできる。第1章のピーターは正常な視力に対する恐怖を打ち負かし，そうしている時の自分の才能と体験を記録に残すことにした。この過程はデイヴィッド・エプストンによって「『自分』という相談相手に相談すること」と名づけられた。
　以前は問題に打ちひしがれていたクライアントが，それとどう取り組むかを学習し

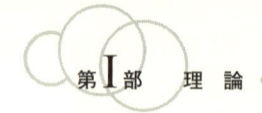

た後に他の人々の案内役になることには意義がある。これは誰かの助けを必要とする人間から、自分の人生と他の人々に対して支援を提供できる人間への変化を正式に認めることになるからだ。

継続的な発展を支えるために

ワークショップの参加者がトレーニングを終了した時，よく聞かれる質問は「ここからどこへ向かえばよいのですか？　どのようなサポートがあるのでしょうか？」ということだ。これは重要な質問で，私たちはそれに答えるべきだと思う。本書で提案された考え方は伝統的な支援の方法とは異なっている。結果として，参加者は孤立しがちで他のカウンセラーから支援を求めることはできないかもしれない。

私たちはナラティヴの方法を学習した参加者たちに継続的な発展を支えるために極力自己研修グループをつくることをすすめている。同僚によるスーパービジョンはこの仕事の勢いを保つためには非常に価値がある。ナラティヴ・アプローチは少しずつ認められてきており，カウンセリングのスーパービジョンに取り入れられているので，この形式のカウンセリングへの支持は高まっていくことと思われる。ナラティヴの実践経験をもつスーパーバイザーは有能でスキルに富む実践者の助成には欠かせない存在である。

「それではご機嫌よう」と言う前に

この章を読み終わったあなたに尋ねたい質問がある。同じような質問をカウンセリングの面談の後や授業の後に聞くことが多いのだが。

1. この章を読んで，これは役に立つ，と感じたものが何かありましたか？
2. あなた自身の実践や経験と，この章で読んだアイデアの間のつながりは何でしょうか？
3. あなた自身の経験や考えのなかに，この章で紹介されたことに貢献するものがあるとしたらそれは何か，じっくりと考えてみてください。私たちに手紙を書いて教えていただければうれしいです。
4. ここでの資料とそれに対するあなたの反応はどのような形であなたの将来の実践に役立つでしょうか？

第4章　ナラティヴ・アプローチのトレーニング

　ここに提起した内容はナラティヴ・カウンセリングの訓練のためのアイデアの数例とその課題にすぎない。ナラティヴ・アプローチの治療的な可能性を考えるとき，私たちは自分たちの研究を引き続き発展させ，拡大し，修正していかねばならないことを強く感じる。この方法への新人と同様に，私たちも絶え間のない推移のなかで自らの能力や可能性を発展させ，その一方では避けられない後退を経験してきた。私たちがそこから得たものは驚異的であった。私たちが経験したように，ともに取り組む人々が人生において前進できるような能力や資質を発見するのを目撃するときの高揚感をあなたも体験することを期待している。

第Ⅱ部

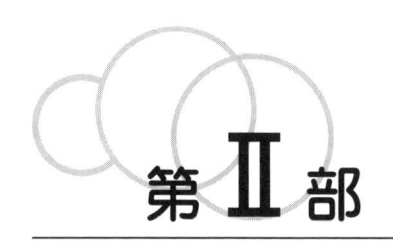

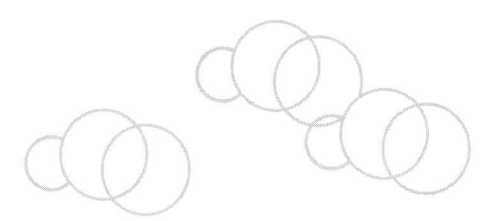

実践

第5章

レイラと虎
精神医学におけるナラティヴ・アプローチ

グレン・J・シンブレット（Glen J. Simblett）

　レイラはマオリ人だった。24歳，女性の患者だった。彼女は私のオフィスに突っ立って1枚の絵を手渡した。彼女も私もまだ腰をおろさないままだった。私は当惑していた。レイラは最近精神科病棟から退院して，今日はそれに伴う通常の外来診察のはずだった。そのような時に普通は絵のようなものは使用しなかった。10分ほど前には，私は彼女が予約通りに現われるかを危ぶんでいた。私たちが会ったのはそれまでに2回だけだった。前回の面談はことのほか難しく不愉快なものだった。彼女が自分や家族を傷つけるように命令する幻聴にひどく悩まされていたので，診断と治療のための入院をすることに同意するよう説得しなければならなかったからだ。入院中彼女は話すことも食事をとることも水を飲むことも拒否した，と私は後で聞いた。彼女の身体的な状態は急速に悪化した。医師たちの勧告に反して，彼女は家族を説得して治療を中断し，病院を退院した。そしてトフンガ（マオリの心霊治療家）に会いに行ったのである。懐疑的な言葉が白人の精神医学に携わる人々の間でささやかれた。靴の中にジャガイモを入れておくことで鬱病や統合失調症が止まるのか，という懸念が口にされた。

　その答えを私は今，見いだすはずであった。

　その絵は虎の頭の不完全な横顔だった。

　「虎ですね」と私は力なく言った。

　レイラは黙ってその先を待っていた。虎の横には何か言葉が書いてあったはずだ。消しゴムの跡が見えたからだ。

　「ここに何か書いてありましたか？」

　レイラはほんの少し頭を傾けてうなずいた。「その絵のお話があったの。書こうと

思ったけどやめました」

　私は自分の手の中に何か重大な物があるのは知っていたが，どう答えたらよいのかさっぱり見当がつかなかった。それまでの精神医学の訓練は意味をなさなかった。私が生まれてきた国や文化の外側のことだった。その認識はあったが，どう進めたらよいのかはわからなかった。

　藁にもすがる思いで私は言った。

「この絵はとてもいいですね。でも何を意味するのかわかりませんが…」

「物語を聞きたい？」

　私たちはためらいながら時間を引き延ばしていた。自分よりレイラのほうが扉に近い位置にいて，扉がまだ開いているのを，私は意識していた。彼女は私の視線を避けていた。

「ええ，聞いてみたいですね」

　レイラは大きく息をした。「これは虎。虎には9つの命があるの。この虎には5つしか残っていないの。ほかの4つに何が起こったか知りたい？」

　知りたくないこともなかったが，本当は知りたくなかった。次に何が来るのかわかる気がして，それを聞きたくはなかったのだ。

「ええ，知りたいですね」と私は嘘をついた。

「最初の命は生まれてきた家庭での虐待や体罰で消えたの。次の命は薬物とアルコールで消えた。3つ目の命は希望も自分の考えも許されない結婚生活でなくしたの」そこで彼女は息を継ぎ，マオリ文化の見地からすれば驚くほどの大胆さで真っ直ぐに私の目を見つめた。「4つ目の命は精神科病棟に入れられたときになくしたの」

　また息を継いだ。

「彼女の命はもうあまり残っていないわ」とレイラはつけ加えた。

　彼女は静かに辛抱強く待っていた。それは告発ではなかった。表明でしかなかった。彼女の視点からの表明だった。

　ここからどこへ向かえばよいのだろうか？　とにかくもう一度やってみよう。私は彼女に腰をかけるようにすすめた。扉を閉めて私たちは話し合った。そして双方の視点を理解しようと試みた。責める言葉は使わないよう努力した。

　私は今でも，なぜ彼女がこんなふうに機会を再び与えてくれたのかは理解できない。なぜ彼女は自分を理解してくれないパケハ（ヨーロッパ系白人）の医師がまた1人いる，と見切りをつけなかったのだろうか？　もし立場が逆だったとしたら自分はこれほどまでに寛大だったろうか，と私はよく考える。この虎の絵は今でも私のオフィスに貼ってある。その絵は，支配的なディスコースの危険さを穏やかにではあるが，絶

第5章　レイラと虎　精神医学におけるナラティヴ・アプローチ

えることなく思い起こさせる。あの日以来，私はこの物語を多くの人たちに何度も繰り返して語った。私はいつもレイラの名前や事情を変えて彼女のプライバシーを保護している。私は虎がこれ以上の命を失うことにけっして加担したくないと思うからである。この物語に埋め込まれた意味の深さとこの物語が人々に引き起こす反応の多様さを理解するのに今でも苦心している。

一方では，この物語のなかの非人間的な医師や看護師の外見上の虐待に，すなわち無力で誤解されている患者を制御するために薬を使うことに，強く反応する人々がいる。それには何らかの意味があるが，その逆の視点はどうなるのか？　私がレイラに起こっていたことに危機感を抱いたのだ，ということはどう考えられるべきなのか？

精神科病棟の医師や看護師は患者を目の前で死なせないために劇的な救命手段をとるべきだと考えたときにのみ，極端な治療法を使うのである。このことが思いやりのない専門家の行動なのだろうか？

たぶん，思いやりだけでは足りないのだ。

また，私がこの物語にこれほどの重要性を見いだすことに困惑する人々もいる。彼らにとっては，これは単なる誤診にすぎない。レイラが回復したのはそのせいだ。彼女ははじめから精神的な疾患はなかったのである。しかしながら彼女の聞いた幻聴は，私のこれまでの経験からしても紛れもないものだった。

彼女の診断と治療は思慮深く注意深いものであったし，別の医師の意見も聴き，精神医学の実践としてはできる限りのものであった。

たぶん，最上の精神医学の実践だけでは足りないのだ。

この物語が精神医学における根本的な逆説を浮き彫りにしているという人々もいた。精神医学の不透明さ，巧妙な管理，正常化，支配的な文化に順応させる実践と，人々の治癒という対立である。このようなさまざまな考えに触発されてはじめて，レイラの物語は私のなかで異なった意味を形づくるようになった。おそらくポストモダニズム，社会構成主義，ナラティヴ，そして内省的な実践のなかに，私が虎の貴重な命の1つを使い果たしてしまったことに対する答えが潜んでいるのだろう。おそらくレイラと虎の物語のなかに，私たちが将来，9つの命をどれもそこなうことなく治療を実践していくためのヒントが隠れているのだろう。

精神医学については，その実践や歴史的発展について，また精神医学の専門家が正常化をめざす傾向についての批判に適切に対応していないことについて，さまざまな課題がすでに書かれている。フーコーはその著作で，抗議の声を沈黙させる実践や観察を通して自己を内側に閉じこめてしまう実践，精神病院内での精錬された絶え間のない判定の実践についてのあらましを述べた（Rabinow, 1984）。フェミニストの著者

たちは精神医学が女性を定型化された概念で提示することや，女性が支援をあおぐ専門家自体が抑圧的な不平等を狡猾に補強していることについて声をあげている。そして，人を癒していく職業としての精神医学の表書きと，それが自覚なしにもたらしている社会における順応と制御の機能の間には，有害な矛盾が横たわっているという。

しかしながら，多忙な精神科医が実行可能な代案を模索するときの助けとなるものはほとんどない。そしてこの章はこのようなジレンマのなかに存在している。私にはモダニスト的な精神医学の実践を中傷する意図はない（その過程でのいささかの批判は避けることはできないが）。一方でナラティヴの考えや実践がこれらの厄介な問いかけに対してあらゆる答えを提供しているというつもりもない。人生も精神医学の実践も，それほど単純なものではないのだ。それよりむしろ，私はここで自分のもつモダニスト的実践に対する思いや考え，そして私が毎日の実践に導入している実際的な代案について述べてみたいと思う。

○○ 治療の開始

ニュージーランドやその他の国々で精神科医への連絡は，医師か他の専門家からの電話または手紙で始まるのが普通である。その際に伝えられる情報は次のようなものであることが多い。

> シンブレット先生
> カレン・ケイシーを診察していただくようお願いします。彼女は25歳の主婦で鬱病ですが，ドスレピン（抗鬱剤）が効果をあげていないようです。彼女は150mgを3か月服用しています。彼女の鬱状態はさらに進行しており，睡眠障害，食欲不振，不安感を訴えています。これまでに精神科医の診察を受けたことはありませんが，15歳の時にアスピリンを軽度に過剰摂取した記録があります。この行為は注意を引くための行動と考えられます。その後過剰摂取の記録はありません。
> 彼女は自殺や夫を傷つけることなどの奇妙な思いつきについて話しています。彼女の夫はたいへん協力的で，カレンの鬱状態が継続していることに心を痛めています。
> その他に特別な既往症はありません。
> 急なお願いですがよろしく。
>
> R・シェルトン（医師）

通常，照会状は精神科医によって読まれた後に，新患の受診記録に保管される。患

第5章　レイラと虎　精神医学におけるナラティヴ・アプローチ

者に初めて会う前にもう一度点検するが，そのほかには何もなされない。精神医学の訓練では患者から注意深く客観的な病歴を聞き出すことに重点が置かれ，他の医師や専門家の報告を必ずしも正確と認めることはない。精神科医が患者に関してもっている情報や見解の記載のなかで，患者が知らないことやもしかしたら異議を唱えるかもしれないことは重要であるとは考えられていない。私たちは病歴を確認する過程で「真実の」物語を引き出す訓練を受けており，同時に他の人々の意見に左右されることなく客観的な診断を下すよう訓練されている。精神医学の訓練とは，私たちにこのように信じさせることである。

　多くの人々にとっては，自分たちに関する情報は（ことに異議を唱えたいような情報は）中立的であるとかささいなことであるどころではないだろう。それならば，そのような情報をどのようにしたら私たちがこれまでと異なったやり方で取り扱うことができるのであろうか？　どんな代案が可能だろうか？　私は最近になって，照会状を新しい患者に読んで聞かせることを始めた。私は患者がどう感じるかを確認せずに彼らに関する見解や情報を受診記録や頭の中に保管しておきたくはないのだ，と説明することにしている。こうすることによって，私は他の専門家が患者による批判や非難にさらされる可能性をもたらすことを承知している。私はまたこの行為そのものが，たとえば患者の前では同僚の見解に異議をはさむことなく統一戦線を維持することなど，多くの専門家のディスコースに挑戦することであるのも承知している。対照的に，私は自分の行為を情報の自由と消費者の権利という，異なるディスコースのなかに位置づける。

　そのうえで，私は照会状についての質問をし，クライアントの返答を記録として残す。

　　この照会状をどう思いますか？　何かあなたにとって目を引く部分はありますか？　あなたが同意できない部分がありますか？

　　シェルトン医師はこの問題を「鬱病」といっていますね。さまざまな人がこの言葉でいろいろなことを意味しているようですが，あなたはどう感じましたか？　当面はこの問題を「鬱」とよんでもいいですか，何かほかのよび方をしたいですか？

　会話が進行するにつれて，私は時々照会状に戻り，それについてさらに質問することもある。

　　この照会状ではあなたの夫はとても協力的だと書かれていますね。これについてはどう

113

第 II 部　実　践

思いますか？　どのような形で，あなたの夫は鬱にたいして支援してくれたと思いますか？　彼はどのくらい功を奏したのでしょうね？　彼はどのようにして知識を手に入れたのですか？　本を読んだのでしょうか，医師に聞いたのでしょうか，それともあなたに聞きましたか？　彼が言ったりしたりすることで，もっとあなたの支援の役に立ちそうなことを何か思いつきますか？　あなたの夫がすることのなかに，かえって問題を支援してしまいそうなことがありますか？　それとも，この質問はかなり奇妙なものでしょうか？

あなたの医師が 15 歳の時の過剰摂取を「注意を引くための行動」と書いていたことに興味があります。このことについてどう思いますか？「注意を引く」ことは過剰摂取のなかでどの程度の役割を負っていたのでしょうか？　ほかにもいろいろあったと思いますか？　その時の過剰摂取では鬱が何かの役割を果たしていましたか？「死にたい」ということはどうでしたか？　他の人はよくこの 2 つが過剰摂取で大きな役割を果たすというけれど，人はそれぞれ異なる体験をするのですから，あなたはどうですか？「目に見えない問題」で身動きがとれない人は注意を引きたいと思いますか？　もし「注意を引きたい」というのが大きな原因でなかったとしたらこの「目に見えない問題」について助けを求めるためにどんなことをしたか自分でわかっていますか？　ほかの人はそれに気がつきましたか？

照会状は「奇妙な思いつき」といっていますね。こうよんでもよいものですか？　いくつか例を書き出してみることができますか？　このような思いはどこから来ると思いますか？　鬱から発生すると思いますか？　なぜ鬱があなたやあなたの夫を傷つけたいのでしょうか？　鬱はあなたが邪悪で不道徳で，とても悪い人間なのだと確信させたいのでしょうか，それとももう希望を諦めさせてしまいたいのでしょうか？　なぜ鬱はこのようなことをしたいのだと思いますか？

　このような質問をするうちに，照会状はさらに深い理解と変化の過程の一部となっていく。それは支配的な物語とオルタナティヴ・ストーリーを探索させる踏み台となる。同時に，照会状は信頼や尊重，協力の雰囲気を生み出すものでもあり，これは初回の面談ではことに欠かせないものである。

予　約

　照会状を受け取ると，通常の精神科では電話で予約をとるか一般的な予約の手紙を送る。患者に一部の情報が伝えられるとしても，だいたい次のような手紙になる。

第5章　レイラと虎　精神医学におけるナラティヴ・アプローチ

キャンベル様
　あなたの家庭医であるストロング医師からの照会状を受け取りました。あなたと会うために，精神科の外来の予約を6月9日午前10時に入れました。この面談は60分ないし90分かかります。あなたの近親者と面談する必要があるかもしれませんので，ご一緒にお越しください。

グレン・シンブレット（医師）

　手紙には受診する人に必要な駐車場の場所，建物への道筋などが含まれることもあるが，基本的にこれは単純な事実を述べた情報で特に重要性はないと考える。
　しかしナラティヴの考えや実践を学習してからは，クライアントとの会話が意味のない，解釈をするに値しないようなものだとかたづけられてしまうのではないかと不安に感じるようになった。今では私はクライアントとの最初の接触が，ともに取り組んでいくことのできる場面と文脈の設定にきわめて重要であると感じている。手紙を少し変えることによって非常に異なった前提や解釈，興味を引き出すことができる。私がよく使う代案の手紙は次のようなものだ。

キャンベル様
　最近ストロング医師から連絡を受け，あなたが現在食事についての問題を抱えていると聞きました。私が何らかの支援を提供できるのではないかとの提案でした。それについてあなたがどう思われるかはわかりませんが，これまでに会った摂食障害によって苦しんでいる女性のなかには精神科医，ことに男性の医師にかかるのは気の進まない人が多いのは理解しています。
　残念ながら私はその両方に当てはまりますが，摂食障害から人生を取り戻そうとしている人たちを支援することにたいへん興味をもっています。なぜなら多くの女性が，彼女たちの唯一真実の友達であると見せかけるこの問題によって人生を奪われてしまうのを目撃してきたからです。ここに摂食障害に抵抗してきた人々の物語を同封します。これらはこの問題によせる私の考えや，人生を取り戻そうとする人たちを支援する私の姿勢についても語っていると思います。
　これを読んでみて，私たちが会ってこのことについて話し合うのは価値のあることであるか考えてみてください。今ここで，私はあなたがまともではないとか，狡賢いとか，気を引こうとしているとは思っていないことを伝えておきます。あなたの意思に反して体重を量ったり，無理に食事を摂らせたり，入院させたりする意図はまったくありません。もし会って話をする気があるなら，6月9日午前10時に予約を入れましたので，外来の私のオフィスに来てください。最初の面談はふつう90分くらいかかります。希望するならあなたを支援してくれる人か，あなたの選んだ家族の方と

第Ⅱ部　実　践

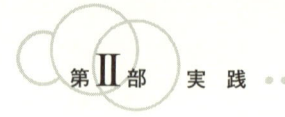

一緒に来てください。

　　　　　　　　　　　　　　　　反摂食障害の立場から
　　　　　　　　　　　　　　　　　グレン・シンブレット（医師）

　この手紙には摂食障害の定義や「通常の」情報も同封することにしている。また，認知療法，再食プログラム，家族療法のようなよく知られている治療法に関する情報も含めている。私は，これらの治療法が基盤とする個人や家族についての精神病理学上の前提についても書き添えることにしている。この知識に並列して，私は反拒食症／過食症同盟（訳注：拒食症と過食症の抑圧的な支配に立ち向かい，同じ問題に苦しんでいる人々に自分たちの物語を分かち合う準備ができている人々の集まり）という組織に関する情報やナラティヴに基づく治療法の前提も提示することにしている。

　このような予約の手紙はさまざまな反応を引き起こす。手紙はクライアントのファイルに保管されるので，私の同僚が読むこともある。私が，拒食症の患者に対して意思に反して入院を強要することはしない，と書くことについて驚きを表明する同僚もあった。私が精神保健法によって規定された医師としての責任を逃れようとしているのではないか，と考える者もあった。精神保健法とは，人が精神的障害をきたして自分自身や周囲の人々に危害を加えるかもしれない場合や，深刻な能力低下により自分の面倒をみられなくなった場合に治療を強制する，ニュージーランドの法律である。

　私はこの点は妥当な批判であると考えている。私自身もそこに表現されていることが当てはまる場合には精神保健法を適用する。また，精神医学の現場における支配的な考え方では「拒食症患者」はこの範疇に入ることも承知している。絶食や拒食によって認知力に深刻な変化が起こることを示唆する強力な研究結果もあるのだ。この研究結果は，絶食中の「拒食症患者」は生理的に理性的な判断をすることができないという，論争の余地のない証拠であるとも考えられている。

　しかしこれまでの他の患者との体験を通して，私は異なる仮説を発展させている。拒食症や過食症とたたかっている人は，自分の生活や安全，治療について詳細な情報を得たうえでの決断をする以前に，身体的に消耗していて予約した面談に来ることができないのだ，と私は推察している。私は，質問が提起される姿勢のうちに，またはセラピーの風潮のうちに，これらの異なる前提に対する説明が潜んでいると考える。

　クライアントが拒食症の言いなりになっている犠牲者や拒食症への積極的な協力者ではなく，拒食症という問題を相手に闘争しているのだとみるとき，抵抗を高く評価することのできる雰囲気をつくりだす支援をすることができる。このような雰囲気のなかでこそ，クライアントが問題に抵抗して立ち上がるのを私が目撃することを，彼

женらが容認してくれることが多い。このようなクライアントの姿勢は，もし私が他の視点からみていれば見逃してしまうかもしれないものだ。クライアントを問題に抵抗していくためのかけがえのない同盟者として認めることは，知識を有し，理性的に選択できるエイジェンシーを際立たせ，それを記録することにつながる。このような行動が示す特徴は，明らかにニュージーランドの精神保健法に規定されるような精神に障害をきたしたものとは考えられない。簡単にいえば，問題に抵抗するような思考と行動の明瞭さの証拠を探そうと思えば探し出せるということだ。もしそれが見つけられなければ，強制的な治療の規定を採用することが，考えられる限りの適切な代替案であるかもしれない。

　私が引用したような手紙を書くもう1つの実際的な理由は，摂食障害のクライアントにとって強制的な入院が大きな恐怖であることだ。クライアントがあらゆる助けを，ことに精神科医による助けを拒否する場合には，問題（摂食障害）がこの恐怖を利用していることがあるのだ，と多くのクライアントが語ってくれた。私はまた，人々が安心して専門家からの支援を求める場合のほうが，問題から自分を引き離すことがうまくいくはずだという仮説をもっている。そこで，私は先のような予約の手紙を書くのである。

　反拒食症／過食症同盟に記録を保存するために，2人で一緒にサラの物語を収集していたとき，サラから一風変わった返事をもらった。

　「最初の予約の手紙をどう思いましたか？」と私は聞いた。「ほかの人たちから最初の面談が一番たいへんだと聞いたので，拒食症や過食症の抗議に抵抗して来てみようかと思ってもらえるように書いてみたのだけれど。どうでしょうかね？　何か変えたほうがいいでしょうか？」

　「私，ちゃんと来たじゃない？」とサラは答えた。

　そう，彼女は本当に来たのだった。

精神科の病歴を記録する

　医師が体系的に全身的な病歴を記録することの重要性は，医学部での訓練以降常に強調されている。正確な診断は検査よりも病歴の記録からもたらされるという考えは広く受け入れられている。実際のところ，患者の病歴を考慮することで，検査するべき領域の焦点を絞ることができるのだ。この指示は医学の他の領域と同じように，精神医学においても真実といえる。事実，精神医学こそが患者の人生を完全に記録しようと試みる唯一の医学分野なのである。

　私にとっては，これが精神医学におけるナラティヴの最大の強みである。このこと

第II部 実践

が患者の物語の重要性を私に教えた最初の鍵であった。

　クライアントは往々にして自分たちとその物語との関係をたいへん重大な出来事として経験する。実際に物語を語るまで多くの関連づけや観察というものに気づくことがなかったか，気づいていたとしても他の人とそれを分かち合うことはなかったのである。標準的な精神医学の教科書には物語を語ることの治療的な性質についてはほとんどふれられていないが，語ること自体が非常に意義深いことなのだ。

　精神医学的な病歴を記録するとき，医学生は最初は不器用でぎこちなく感じることだろう。初心者は表題や標準的な質問のリストを覚えなくてはならない。いわゆる自由な回答を求める質問から始めてしだいに特定の回答に限定された質問に移行していくのである。その目的は正確で客観的な病歴を記録し，他の医師や他の場面においても繰り返すことができるものを作成することである。しかし実際には，患者が医師に同じような標準的な質問をされたときに，自分が質問したときとまったく違う問題や出来事の説明をすることに落胆と恐れを感じない研修医は，この広い世の中に1人としていないだろうと思われる。毎日の生活のなかで人々の物語の流動性というものが，物語を語ること自体の固有の性質として理解されるのではなく，（病理学的な方法や操作のような要素によって左右される）医師の技術レベルの差や患者の認識の変貌としてかたづけられてしまう。

　精神科医がいったん病歴の記録の過程に慣れると，患者の病歴のなかに独特の傾向を認めるようになる。明らかにこの認識された傾向というのは，質問された人間の体験のなかにではなく，質問する人間の理解のうちに存在するものだ。このように認識されその後発展していく傾向は，その精神科医の受けた訓練や理論的な興味，信条などに左右されがちなものである。

　例をあげると，精神疾患における生理学的な因果関係についての研究に強い感銘を受けた精神科医は，（遺伝を前提とする）家族の病歴，出生時の精神的外傷，それに伴う心因的な徴候の痕跡を熱心に探そうとするだろう。また心理発達的な要素に重きを置く精神科医は，患者が幼少期における精神的外傷を認識し拡大させていくことを支援しようとするだろう。

　流行の移り変わりや科学的な大発見の衝撃につれてさまざまな議論がなされ，理論的な傾向も変遷を遂げるが，精神医学におけるナラティヴの強みの1つは精神疾患というものが複雑な現象であること，そしてそれを確実に理解しようとするならば生理心理社会的な探求が必要な疾患であることを明言しているということである。DSMの手引きや国際疾病分類（ICD）のようなますます複雑かつ多軸的な分類法の発達は，このような複雑さを定量化しようとする試みである。精神的な疾病の病因の多くがい

第5章　レイラと虎　精神医学におけるナラティヴ・アプローチ

まだに不確定であるから，これらの分類法は明らかに社会的構築物である。これらの分類法は単に「ある一時点における視点」や「発展中の知識における現時点の定義の合意」から成り立っているのである。

　精神科医が，モダニストの枠組みのなかで，これらの分類法が客観的かつ科学的な真実に向かって発展していると考えるとすればそこに問題が生ずる。しかし，この点がこのような分類法を毎日の臨床実践で使用する人たちの潜在的な前提となりがちである。科学的に論証可能なものに重きを置くことは同時に無視されている代替の「軸」，つまり霊的，政治的，人種的，または性別に基づく軸から注意をそらす結果となる。問題を社会構成主義的に見つめれば，これらの代替の軸をめぐる構築物こそが人々に多大な影響を与えているものなのである。

　これらの分類法の根底に流れ，文化を基調にした前提については，その多くが語られることはない。例をあげれば，「他の」文化に生活する人々が，文化に関係なく起こり得る症候群（統合失調症など）と同様に「その文化に特有の」症状が起こり得ることは広く認められている。しかし，支配的な白人西欧文化においてもその文化に特有な症状が起こり得ることは無視され，研究されない傾向にある。それはより「発展した」文化においてはそのような症状は発生しないかみられないと考えられているように思われる。これらの「ある一時点における，世界を見つめる視点」を開発した精神医学の専門家たちの世界や文化に共通の，潜在的な前提や信条もまた，未公開のままである。

　精神医学の分類における共同構築的な要素が毎日の実践において無視されているということはまた，患者の物語を発展させようとする精神科医の努力が無視されることにもなる。適切な技術によって記録された患者の精神科の病歴は，精神科医が客観的な真実の発展を「誤ってしまう」罠に陥るのを避けることができると想定されている。

　対照的にポストモダンの視点による病歴の記録は，この過程が常に主観的で共同構築的であることを容認する。主観性を避けるように戒める代わりに，私は理解し，称賛し，明確にする。そして患者とともに問題に対抗してたたかうなかで，これらの避けがたい特徴を利用するように奨励されているのだ。

　精神科の病歴の通常の手順には次のような一連の項目が含まれている。

・クライアントからの主訴
・主訴の経過の記録
・患者の個人歴
・患者の家族歴

第II部　実践

- 精神科あるいは一般的な病歴
- 投薬治療の記録

　ナラティヴ・アプローチを実践することによって，この図式に従いながらも，私はクライアントの支配的な物語やオルタナティヴ・ストーリーを探索し，脱構築し，そして共同構築することができる。次にあげる例で，この手順を異なる方法で利用するためのアイデアをいくつか提示する。

クライアントからの主訴

　精神医学の伝統のなかで，精神科医が患者の訴えを逐語的に記録する領域はごく少ないが，これはその1つである。通常ここで記録されるのが主訴であって問題ではないことは，留意されるべきである。モダニスト的な精神医学の面談では，診断という形式で問題を名づけ，定義するのは精神科医の責任である。主訴を定義することは問題に対して共同で名前をつける過程へと容易に変更することができる。

　ジェインは20代前半の学生で，鬱とよばれる問題を抱えて私のところへやって来た。最初の面談で私は自己紹介をし，それから問題を本人から分離したものとみることが大切だと感じていると説明した。私はこのやりとりのなかで，たとえば私の質問に必ずしも答える必要はない，というような基本原則を提案した。彼女はそれでよいと答えた。私はさらに続けて，他のクライアントとの経験ではある種の質問は問題の抵抗や不満を呼び起こすので，話題を他のものに変えたいかどうかを時々彼女に確かめたいと伝えた。もし話題を変えたいときは，私はそれでかまわないことをはっきりさせたかった。これらの「基本原則」に彼女が同意した後で，私はまだその問題が彼女につきまとっていると思うか，もしそうであれば，今問題についてどのように感じているかを尋ねた。

　ジェインはしばらく考えてから答えた。「今はずっといいみたい。でもまた起こるのはわかっているの。いつもそうなの。去年なんか一年中ずっと鬱だったのよ」

　私は今のところは問題を「鬱」とよぶことにしてよいかと尋ね，それについて質問をしてよいかと聞いた。彼女はこのやり方に同意した。

主訴の経過の記録

　通常この次の段階は病状がいつごろ始まったか，どのように発展したかを聞き出すための半構造化された面接になるだろう。精神科医の言葉遣いと質問の方向はこの段階で変化し，病状や診断に関する仮説を反映するものになる。最近私は仮説を立てる

第5章　レイラと虎　精神医学におけるナラティヴ・アプローチ

ときにより注意深くなり，質問をする際に外在化や脱構築の姿勢を試みるようにしている。

ジェインに対して，私はとてもすべてを覚えていることはできないので，話を続けるなかで彼女の答えを書き取ってもよいか，と尋ねた。彼女は同意し，私はどのようにして鬱が彼女の生活に入り込んできたのかにたいへん興味があるのだ，と伝えた。

「ジェイン，あなたがそれを『鬱』とよぶことに興味をそそられますね。いつもそうよんでいたのですか？　それとも最初は何か違うよび方をしましたか？」

この質問はジェインには難しくはなかったようだ。「はじめは鬱だとは知らなかったんです。15歳の時に，物事に興味がなくなって人を避けるようになったの」

「それからどんなふうになりましたか？」

「その後両親が別れたの。でも私は平気でした。数年前にイギリスに行ったのだけれど，そのときに落ち込んだの」

「もし最初は鬱とよばなかったのなら，それは何だと思いましたか？」

ジェインがためらいをみせ，私は質問が不明瞭だと思ったので「つまり，あなたはそれを何とよんでいたのだろう？　あるいは何かの方法でそれに対する反応に気づいたのだろうか？　どんなことに気がつきましたか？」とつけ加えた。

「わかりません。ただ，すごくイヤだというのはわかっていました」

「なるほど。じゃ，最初は『すごくイヤなもの』と思ったんですね。ほかの人たちがそれは鬱だと言いましたか？　それとも何かほかのものだと思ったのでしょうか？」

ジェインは私の質問の仕方や，正しく解釈しているかを時折かめながら返答を記録していくやり方に共感を覚えたようにみえた。

「そうねえ。ほかの人たちは怠けだと言ったわ」

「自分ではどう思いましたか？　怠けだと思いましたか？」。この質問をしながらも，私はこの質問が「怠け」の否定的な性質にまつわる文化的なディスコースの支配のなかで行なわれてしまっていることに気づいていた。それは同時に価値のなさというありふれた憂鬱なディスコースを支援することにもなりそうだった。これらの思いにもかかわらず，ジェインから怠けについての考えを引き出すために，私は敢えて聞いてみた。

「怠けだったのかもしれない。私って怠け者なの」。彼女が不安げにみえてきたので，私は自分が鬱のディスコースを始動させてしまったことを理解したのだった。

私はこれについてのジェインの考えを脱構築してみることにした。

「ジェイン，怠けについてあなたはどう思いますか？　楽しむようなものですか

121

第II部 実践

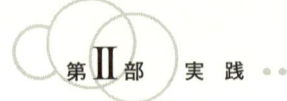

ね？」

　彼女はうなずいた。「時々は怠けるのは楽しいわ。でも何かをしなくちゃいけないときはちゃんとできたらいいと思うの」

　私はこの答えを記録して，後の面談でこの点に戻ってくることを決めた。そしてはじめは彼女の生活や健康に鬱が及ぼす影響の幅や深さを聞き出すことにした。

　「ではこの鬱というのはどんなふうに忍び寄ってくるんですか？　急に襲ってくるのかな，それともゆっくりやってくるのかな，どんなふうになんでしょう？」

　「急に起こったと思います。イギリスの学校は初日からいやだったの。楽しくなかった。いいところじゃなかった。お母さんにあたり始めたの」

　「なるほど。そう書いておきますね。ほかに何か気がつきましたか？」

　「体重が減ったの。だらだらしていて，人にひどいことを言ったり，しょっちゅうすぐ泣き出したりしました」

　「そのほかには？」

　「イギリスでは集中できませんでした。本が読めなくなって，そのことでは催眠療法にかかったりしました。でもそれが役に立ったとは思わないわ。物事は何でも最後まで手をつけないの。すべて先延ばしにするのよ，私。やらなくちゃいけないことを放っておいて，他はみんな見つけてやってしまうの」

　ジェインはまた沈みこんで，何事も先延ばしにする人間という描写を使って，「鬱」が彼女と私の探索から逃れようとしているのだと感じた。私はジェインの生活のなかの，鬱とその他のディスコースの間に楔をはさもうと試みた。

　「ちょっといいかな？　集中力をなくすというのは，怠けや先延ばしとは違うことですか？」

　「うーん，そう，違う」

　「それじゃ，『集中力をなくすのは怠けや先延ばしとは違うようにみえる』と書いておいていいですか？」

　「はい」。そして彼女は怠けや先延ばしとは違って，集中力をなくすことは鬱のせいにできることに同意した。

　「ジェイン，ほかに何かありますか？」

　この過程は一見単調で繰り返しが多くみえるかもしれないが，私は質問に対する最初の2，3の返答より先に探索を進めることが重要であると考える。それは，人には限りない知識の宝庫があり返答の選択の可能性があるのだ，という信念を維持するためである。

　ジェインは答えた。「私は人生をあきらめてしまった…，ただ存在するだけだった。

第5章　レイラと虎　精神医学におけるナラティヴ・アプローチ

学校に行くのをやめて…，泣くのもやめたわ。何日も家を出ないこともあった。鬱があらゆることに影響して，ほとんどのことを妨害したの」

　質問はこの路線で続けられ，私たちは鬱が影響を与え，彼女の人生から取り上げてしまったもののリストを作成した。鬱が訪れたときには，彼女は遅く起きだし，着替えもせず，常に同じ物を食べ，楽しくはないのにテレビを見続けた。「私は『歩くテレビガイド』だったのよ」とジェインは言った。

　「それは性格の一部になって，私はそれに合わせるよう努力した。以前はちっともそうじゃなかったのに，イギリスでは自分のイメージを変えたの。別にいいとは思わなかったけど。鬱が主流に合わせるようにさせて，風変わりなところがなくなったの。イギリスを離れる頃には，他の人たちと同じであることを楽しく感じるようになっていたわ」

　「私がこんなふうにしていなければいけないという思い込みが，自分を失う手助けをしたのかもしれません。昔の私もまだ少しあるのよ。たとえば音楽には興味があるし。そんなことが鬱の仕事をやりやすくしたのかもしれないわね。つまり，自分を再びつくりだすかわりに，受け入れてもらいやすいように角を削っただけだったのね」

　私たちはこの過程は彼女を鬱に対して過敏な状態にして，鬱がそのイメージに合わせて彼女を形づくることをやりやすくしたのだ，と同意した。

　「時には私はいい人間に思えるし，とてもひどい人間だと思う時もあるの。なぜ友達がいるのかしらね？」

　明らかにこの時，私たちは外側からの文化的な圧力がどのように人々の自己像に影響を与えるかを考える領域に踏み込んでいた。私が自分自身も生まれた国とは違う国で暮らしているという経験を彼女と分け合ったことから，私たちはイギリスとニュージーランドの文化の違いについて話し合った。私は鬱がどのようにしてここまで追いかけてきたのか，を聞いた。

　ジェインは答えた。「ニュージーランドのほうが友達がいるからずっと楽なの。それは役に立つわ。1人でいるのがいいときもあるけれど，友達と一緒にいるほうが安心なときもある。帰ってきたのはいいことだったわ」

　私はこの鬱にとらわれた描写に抵抗するジェイン自身の物語を記録する好機が訪れたと感じた。

　「ニュージーランドに帰ってきてからは鬱に抵抗するのにいささかの進歩が見られたように思われますが，これは正しいですか？」

　ジェインが賛同したので私は続けた。「鬱があなたから奪い去ってしまったものを思い起こして，そのどれを取り戻したと思いますか？」

第II部　実践

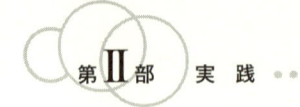

「ほとんどのものは戻ったのだけれど，でも時々鬱状態にずり落ちて，私何をしてるんだろう，と思うの」。彼女はそこで口ごもり，ほかを考えつくのに苦労しているようだった。私は最初に鬱が影響を与えたことを記録したリストを読み上げた。彼女は以下のことに同意した。

- 睡眠は良好である。
- 食欲はない。
- 集中力はまったくない。
- 「幸福だ」と感じることができる。
- 時として涙もろくなる。
- 何事にもちょっとした努力が必要である。
- まだいらいらしたり機嫌が悪くなったりする—「やり過ぎたりするの」

彼女が人の手を借りずに鬱に対抗することができた領域を確認したうえで，私は彼女の人生を鬱の手から取り戻すことに成功するとすれば，将来はどんなことを望むかと尋ねた。

「自分の人生をコントロールしたいです。いやな人間だと感じたくない。仕事をして，自分の時間を過ごして，物事に平静でいられて，やらなくてはいけないことは無視しないようにしたいです。今は自分のアイデンティティに問題があるの。自分が何なのか決められないの。時々，『まあ何てひどいこと！　いったい何をやっているの？』と思うの。以前の私のような，よい人間になりたいです。そうするのはとても簡単に思える時もあるけれど，始まりのところの見つからないセロハンテープをいじっているように思える時もあるの」

家族歴

　個人の家族の歴史を記録することも，標準的な精神医学の病歴に含まれる重要な一部である。これは精神医学が，人間は孤独な個人ではなく人間関係の網目のうちにあることを認めていることを示している。しかしながら，この過程とそのやり方のなかには暗黙の前提というものが存在する。

　例をあげれば，西欧的概念である白人の核家族が重要視される傾向がある。そのため病歴は第一親等（両親と兄弟姉妹）や同じ家に住む親類に限られる。親戚を含めた家族関係，歴史的，そして社会政治的な文脈は無視される傾向にある。この重点の置き方は時間的な限界を考えれば正当化できるが，このような狭い領域に限ることは

第5章　レイラと虎　精神医学におけるナラティヴ・アプローチ

人々の経験の他のさまざまな要素を犠牲にして，生い立ちや養育，遺伝的要素や親のしつけを重要視することである。この過程そのものが，現在の精神医学の理論的位置づけを反映している。

　通常の精神医学の実践を越えて物語を拡大していくことは，1回の面談ではとうてい不可能である。そのため私は後の会話のなかで，人々が携えている物語を拡大し，深め，それに光を当てることにしている。ジェインの場合には，彼女が数人の子どもの1人であり両親は離婚したことを確認した。自分と両親との関係についての支配的な物語を彼女は次のように語った。

　「私はいつもお母さんと気が合ったけれど，特別近いわけじゃなかった。両親が別れた後で近くなったの。お母さんは私のことを馬鹿でつまらない者だと感じさせることが多かったわ。再婚したとき，お母さんの新しいパートナーがいるのがいやだった。彼を認めたくなかったの」

　「お父さんにはよく会うの。小さい頃はお父さんっ子だったと思うわ。家族はけっこうお金があったの。今は再婚してて，新しい奥さんは私の姉みたいよ」

　その後の面談で，私たちはこの物語を拡大していった。たとえば，ジェインは今でも「お父さんっ子」でいたいと思うことがあると言った。この思いは鬱に陥ったとき，父親がこちらに戻ってくることを考えているとわかったときに表面に浮かび上がってきた。

　私はこの「かわいい女の子」でいることへの文化的な招待が，彼女が好ましい自己像を失った経験に結びついているのではないかと感じた。そこで，他の女性たちが話してくれた「かわいい女の子という罠」について考えてみるように励ました。これについて考えてみたことがあるだろうか？　何のことを話しているのかわかるだろうか？

　ジェインは理解しているようだった。「ずっと前からかわいい女の子でいなさいという圧力はあったわ。ニュージーランドに帰ってからはその罠にはまったような気がする。なぜこれが罠なのかしら？　いったんかかったら抜けられないからよね。そこから抜け出そうとすると，まわりの人が批判したり，からかったりするの。私が本当に信じていることやとても大切なことが冗談になってしまうの。ここ数か月は自分のことが信じられなかった。まわりの人に『こうじゃないの。私は変わりたいの』と言っていた。だから何を信じればいいのかわからないの。変わりたいけれど，なぜなのかわからない。それが間違った理由のためなのか正しい理由なのかわからないの。そう，そのことがはっきりわかっていることが私には大切なの」

　彼女はまた，母親の人生で母親が「かわいい奥さん」の罠にはまっていたということに気づいていた，と言った。そして離婚後，母親が変わったことにも気づいていた。

第II部 実践

　私はこの「かわいい奥さん」の罠が彼女自身の関係に対する考え方に影響を与えたかを聞いた。
　「男と女の関係について疑い深くなったわ。どれもみんな災難になりそうに思える」
　「男性が，かわいい女の子，かわいい奥さん，いいお母さんといった罠のなかで役割を演じていると思いますか？」
　「そう，演じているわ。男の人は私が上品で，感じやすくて昔風であるかのように思い込んでいるようにみせかけるの」
　「自分が感じやすいと思いますか？」
　彼女は少し考えた。「悪口は受けとめられるけど，あとでやり返すわ。かわいい女の子でいるのと，馬鹿にされるのとには微妙な違いがある。私はかわいい女の子になるためにがんばっているんじゃないの」
　「そんな思い込みをするのは男性だけだろうか？」
　「いいえ，違う。たくさんの人と一緒にいるときに，私が個人としてみられていないということなの。私は誰かのガールフレンドなんだけど，でもそうじゃないの。私がジェインだというふうにみてくれればよいのにと思うの。私も同じことをするのだと思うけれど，でも男の人に対しては同じ思い込みはしないと思うわ。他の人に自分がみえなくなって一緒にいる男性の一部のように思われる，ということなの。私は誰か他の人の所有物だとみんな思い込んでいるみたい」
　「そのようなことは，あなたのような年齢の女性が自分のアイデンティティをつくりあげていくことの妨げになると思いますか？」
　「ええ，そう思います」
　「最初の話し合いで，イギリスで周囲に溶け込もうとしたことが，鬱が忍び寄るのを助けたと言いましたね。鬱がここまでついてきたことについて，それが少しは説明してくれると思いますか？」
　「そうかもしれない」。ジェインは不安そうになり，考えることに疲れたように見えた。私はこの日はこの物語がいきつくところまでいったと感じた。
　「またいつかこのことについて考えてみましょうか？」
　「ええ，いいわ」

個人歴

　個人の生活の歴史的な記録は，支配的な物語やオルタナティヴ・ストーリーを識別する過程へと転換していくことができる。ジェインの場合，彼女は12歳になるまで小さな村に住んでいた。十代のはじめには，食事をするときには自分の部屋にこもる

第5章　レイラと虎　精神医学におけるナラティヴ・アプローチ

ようになって家族と離れた気がすることが多かった。つまり彼女の人生には孤立の歴史があったのだ。私が鬱が孤立に便乗したことがあったかどうかを尋ねると，彼女はそうだと答えた。

　子ども時代を振り返って彼女はこう言った。「子どもの頃はいつも怖がっていたの。お父さんは短気だった。今はうまくいってるけれど。あの頃からすれば，随分いろいろと2人で解決してきたわ」

　彼女は後で「私はひどい子だったの」と付け加えた。

　私は彼女のこの描写についてはさらに尋ねないことに決めた。罪の意識，自分を責めること，価値のなさなどの鬱のディスコースを促すことになりそうだったからだ。

　彼女は両親の離婚のあとでニュージーランドに移ったことが，「新しいスタートを切る」物語の一部であったことを認めた。私はこの物語は鬱の戦術である単調さや倦怠感に対する抵抗を表わすものとして使えると感じ，今後の資料として書き留めておくことにした。

　私はジェインにボーイフレンドとの関係について尋ね，彼女は16歳の時の初めての経験は「彼が私の親友と逃げてしまったので涙に終わったの」と語った。

　私たちは彼の裏切りがどんなにつらかったかについて話しながらも，そのような出来事がティーンエージャーにとってはごくありふれたことであることも納得した。それ以降の男性との関係について，イギリスに戻っているときはジェインは「めちゃくちゃだった。しょっちゅうメソメソしていた。やたらと妥協してしまったの。彼がひどいことをしたときも電話をかけて解決しようとしていた」と話した。

　私は彼女に彼のしたひどい行為の例を尋ねたが，男性が女性をひどい方法で扱うように訓練を受けているという考え方をめぐる彼女の視点を追求することはやめにした。この話題については比較的自分自身を非難していないように思えたからだ。もし彼女がこれらの経験を通して自分がそのような扱いを受けても当然だと考えているようなようすがみえたら，その考え方を脱構築するのはたいへん重要であっただろう。その傾向を無視するとしたら，彼女を鬱に対して過感な状態に置くディスコースを素通りすることになってしまう。

　ジェインはまた，「いつも誰かにそばにいてほしい傾向」があることを認めた。ニュージーランドに帰ってきてから，この傾向のために親しい男友達とデートをし始めたのだ。彼女が「私たちは全然違うの。でも何も考えずにまた一緒になることに決めた」ことがわかっていたのにもかかわらずにである。これらの関係を振り返りながら「私はいつも間違った人を選んでしまうのね」と言った。

　この時点で，ジェインが間違った男を選んでしまうという支配的な物語をふくらま

第II部 実践

せていくことには心をそそられそうだ。このような筋書きは通常，精神科医が彼女の幼年時の経験が自分をひどく扱う男性を求めるパターンを学習させて，さらに彼女は「共依存」であるという結論を出す方向に導くものだ。

その場合にはセラピーの課題は，彼女がそれを認め，自分のこのような傾向を変えていく「支援」をすることになるのだろう。

私はこのような内在化するような探索を離れて，異なった状況をつくりだす可能性のある質問を試みた。

「ジェイン，私がこれまでにそのようなことを多くの女性が言うのを聞いた，と言っても驚かないでしょうね。でもほかの説明も聞きましたよ。女性が自分を虐待するような男性をほしがるし期待するからだ，と言う人もいます。女性がそのような扱いをしない男性を見つけるのはかなりの苦労だと言う人もいます。ほかの言い方もあるでしょう。あなたはどう思いますか？」

ジェインはにっこりした。「そうねえ，2番目のは本当だわ。みんながみんなそうじゃないけど。私は真剣な関係になったことがないの。この人こそと思えないような人と真剣にはならないわ」

「ということは，間違った人を選んでしまうというけれど，彼らは自分にはよくないというのが何となくわかっている，ということですか？」。彼女はうなずいた。「それでは，それが正しい選択ではなくて，真剣なものではないとわかったときはその関係をどうしますか？」

「たいてい終わらせます」

共依存といってもこの程度のものなのだ。

「間違った男を選んでしまう」という物語にさまざまな文脈を提供する質問を試みることで，ジェインの聡明さ，だまされることへの抵抗，発見に際して行動をとる能力などにまつわる代替のディスコースを確認することができた。このようなディスコースは，「共依存」や「反復強迫」のディスコースなどより，彼女が鬱との関係に抵抗する機会をより多く提供するように感じられる。

以前の精神科の病歴

本来なら，これはクライアントに以前精神科にかかったことがあるか，もしあればその診断と治療は何であったかを問う，比較的単純な過程である。私はこの情報収集の活動をもっと生産的な物語にすることを試みている。以前に精神科で治療を受けた数人のクライアントの例がこの過程を物語っている。

サラは18歳で，ほぼ18か月にわたって拒食症とたたかっていた。彼女はすでに拒

第5章　レイラと虎　精神医学におけるナラティヴ・アプローチ

食症に対する「伝統的な」治療を受けており，私が彼女に書いた手紙からは以前の治療に対する彼女の見方や内省がうかがわれる。

サラ様
　…あなたの直感もまた，精神科病棟はあなたが拒食症を打ち負かすためには適切な場所ではないと告げたのですね。もしそこにとどまっていたとしたら，拒食症はあなたを再び孤立させることに成功したかもしれないのですね。拒食症に対しては1人でたたかうべきか，ともにたたかうべきかと私は聞きましたね。あなたは，誰かが常に何をすべきかをあなたに命令しないときのほうが，そしてまわりの人があなたのジレンマを理解して力で何かをさせようとしないときのほうがたたかいやすいということについては，かなりはっきりしているように見えました。
　あなたは摂食障害の治療のために精神科病棟にとどまるのをやめるというのは大胆な決心だと思ったのでしたね。この決心をすることに拒食症が手を貸していたのは確かですが，それは50％にすぎないと感じたのでしたね。あなたは次のように指摘しましたね。
　「拒食症が私は気が狂っていると感じさせていたの。そのときは拒食症とたたかいたいとは感じられなくて，抵抗するよりは従っているようだった」。このことについて説明してほしいといったとき，あなたはつけ加えましたね。「拒食症が私に自分自身でいることを許してくれなかった。だから子どもみたいに感じていたの。そして力で押してきたの。もし私が食べなければ何かが取り上げられて，まわりの人が無理に食べさせたりわいろを使ったりするように感じさせたの」
　このようなことをじっくり考えた結果，あなたは「このような状態でずっと生きていきたいのか」という問いをすることになりました。
　私はこれはどういう意味なのかと聞きましたね。あなたはこう答えました。「拒食症は私を現実の世界から引き離したんです。食べることに関して何の選択もできないような架空の世界に住んでいたんです」
　私は他の人たちがあなたの抗議を，拒食症が監督者なしに自由に決めることを望んでいるからだと解釈するかもしれないと言ったとき，あなたはこう答えました。「自分で決めなければならないの，どうたたかうかを知るためには。個人的には，私は体重なんてどうでもいいんです。それは私のたたかっていることではない。私は自分を好きになろう，幸せになろうとしているの。だから体重計や食事療法は役に立たないの。まわりの人たちは内側にいる人間やその人の幸せのことは考えていないんです。あのままの自分で拒食症でいて，幸せになるのは不可能なことなの。でも偽の幸福感を感じる領域もあるんです。たとえば，私が乗馬を再開したときね。あれは偽の幸福感でした。自分でいることが幸せだったのではなくて，自分がしたいことをしていたから幸せだったんです。それも食べていたんじゃないから，拒食症は私を困らせなか

第II部 実践

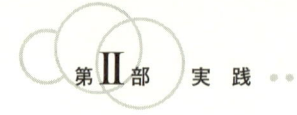

っただけよ」

　この過程は貴重で臨床的に関連性のある情報を引き出すだけでなく，医師がクライアントに相談をもちかけることによって力関係の勾配が減少する。他のクライアントの参考になるような貴重な資料も提供される。サラの視点が彼女だけのものではないことはすぐに明らかになった。
　一連のセッションを通して，拒食症と8年間たたかってきた28歳のジュリーは，以前の治療と現在のものを比較して次のような感想を述べた。

> グレン先生
> 　私が摂食障害の治療のために初めて精神科に行ったとき，医者は従来のやり方で治療しました。彼女は私に食べたものと吐いたときをつづった日記をつけるように言いました。最初は役に立ちそうでした（嘔吐が毎日から週1回になりました）。けれどもそれは拒食症が，どうせまた戻ってくるのだからと少し手をゆるめただけでした。私はいつか医者がもう大丈夫だから来院しなくてよい，と言うだろうとわかっていました。それに，吐いたときに毎回それを書かなくても彼らにはわからないことも知っていました。そして，食べ物の日記をつけることで，拒食症も私の食事の記録をたどることができたのです。拒食症は私がある種の食べ物を食べることや何でもたくさん食べることは許しませんでした。拒食症が日記を使って1日のカロリーを計算していたのです。たくさん食べた次の日は，長いランニングが待っていました。
> 　これはただ「サナダムシ」（拒食症のこと）は頭を切り取っただけでは死なないことを示しているにすぎないと思います。そしてその後で，それは2つに分かれて復讐をしにくるのです。
> 　その代わりに，私は真実を告げる情報を自分に食物として与える必要があるのです。それらは次のようなものです。
> ・幸せはサイズにはよらないこと
> ・自分の健康的な体重と体型は自分にふさわしいこと
> ・この不自然に低い体重を保つための努力はまったく価値のないこと
> ・この体重でいることは私が「サナダムシ」に依存することを意味し，そのため「サナダムシ」が強力になるだけであること
> 　…拒食症「サナダムシ」は縁を切られることをいやがって，それが私の一部であり，私自身を破壊することなしにそれを破壊することはできないと言っています。でも，私は何が，どのようにして私を破壊しようとしているかを知っていて，私がその声に耳を傾けない限り，それは起こらないのです。
>
> 　　　　　　　　　　　　　　　永遠に反拒食症の
> 　　　　　　　　　　　　　　　　　ジュリーより

以前の精神科との接触を単にいつ，どのように，と追っていくだけでは，上記のようなナラティヴの技術が提供する細部の豊かさを獲得できない。そのうえ，担当医師はクライアントが独自の観察や洞察について語るのを聴くという利点を逃してしまうだろう。

これほど力強い証言を主観的であるとか，逸話にすぎない，したがって効力のないものとして退けるのはあまりに単純であろう。あるいは，これらの物語があまりにも医師側を責めているようにみえることに圧倒されて，変化の声明が聞かれることなく過ぎてしまうかもしれない。私たちは問題と患者を混同するように徹底的に訓練されているために，今度は路線を切り替えて，問題をセラピストと混同してしまうことに心引かれてしまうかもしれないのだ。

投薬治療の記録

モダニズムを基調とする西欧文化においては，心理的なものと身体的なものとの間には際立った対立がある。このことは，個人的特徴を重要視することや自制心，洗脳の回避などとともに，一般市民が投薬による治療について語るのを好む姿勢に貢献してきた。その一方で，精神疾患の生物学的起源を強調する精神医学の還元主義は，臨床の場での身体的な治療を高く評価する傾向を招いた。

このようなディスコースは，精神科医とクライアントの間で異なる欲求や信条をめぐる緊張関係を生み出すことになりがちである。クライアントが治療についての話し合いを期待する一方で，精神科医は科学的に立証された効果的な治療をめざすことが多い。精神科医は自分が診断した精神疾患の生物学的原因についてクライアントに教え，身体的な治療を受け入れるよう説得することだと簡単に考えてしまう。クライアントは，多くの場合はこれらの事柄について精神科医の専門知識に従うことを社会から期待されていて，そうでなければ「反抗的」であるかさらには「人格障害」と描写される危険にさらされる。

ナラティヴの理論と実践は，問題やそれが人々に与える影響についての異なる見方を考慮する余地を生み出してくれる。外在化によってつくりだされた仮想の空間と，複雑かつ厳正な脱構築の作業は，問題が身体，精神，魂，人間関係，家族や社会に及ぼす影響の作用域を識別することを可能にしてくれる。二元論と差異を結合させようとする代わりに，私は経験をそれぞれがお互いに依存し影響している生態学的な体系としてみる，異なる比喩を使用するのである。このような比喩は，一つひとつの社会構成物を同程度に重要で価値のあるものとみることを可能にする。生物学的なものと生化学的なものは双方とも無視されず，過度に強調されることもない。

第Ⅱ部　実　践

　私はジェインに彼女の問題のために薬が処方されたかどうかを聞いた。彼女は少し考えてから「15歳の時にお母さんが私を家庭医に連れていって，小さなピンクの錠剤をもらったわ」と答えた。2人でそれについてちょっと笑った後で，「それはビタミン剤だって言ったけれど，抗鬱剤だったと思う。あまり長くは飲まなかったわ」と彼女は続けた。

　私は，そのピンクの錠剤が何であったかを言われないほうがよかったか，と尋ねた。彼女は，医者にどこが悪いのか錠剤は何のためかを伝えられたほうがよかったと答えた。私たちはこの点について少し話し合い，もし私が薬を処方するとしたらなぜそれが必要であるかを彼女に説明すること，そして彼女にそれを使うかどうかの最終決定をまかせることで同意した。

　その後の面談で，私はこの問題が彼女に身体的な影響を与えているかを聞いた。彼女がどういう意味かよくわからなかったので，私は詳しく説明した。「そうですね，人によっては鬱のために眠れなかったり，食欲を失ったりやる気をなくしたり，ということがありますね」

　「ええ，眠れないか寝過ぎかのどちらかですね。イギリスにいたときは慢性的な不眠症でした。眠りにつくまでに2時間も3時間もかかったの。頭の中でいろいろなことを考えてしまうの」

　「鬱があなたの眠りに影響を与えた最後の時はいつでしたか？」

　彼女はじっくり考えた。「6か月前，3晩ほどよく眠れませんでした」

　「からだの他の部分に影響したことはありますか？」

　「うーん，何日も1日1食だけで過ごしたり，やたらと食べたりします。今はあまり食べていません」

　「では鬱と食べることとのつながりは何でしょうか？」

　「食べ過ぎは鬱の一部ね。何かが起こると慰めを求めて食べるの。そして常に太ることへの恐怖がある。この2年半というものはしょっちゅうダイエットしています」

　私たちは鬱が現在彼女に食欲を失わせて摂食障害の罠の入り口へと導いていることを記録した。

　彼女の生態学的な機能への影響は抗鬱剤の使用を考慮するに十分であると思われたので，私はこの点を彼女と話し合うことにした。

　「ジェイン，鬱についてはそれが思考や感情だけではなく睡眠や食欲，集中力，活力のようなものに影響している場合は投薬が望ましいという考えがあるんです。薬だけで鬱を治すことはできないけれど，人は希望や思考，感情，魂のほかにも生化学的なものからつくられていますね。鬱はこれらすべてに影響するかもしれない。生化学

的なレベルからも鬱とたたかうことを考えるべきだと思いますか？」

　彼女がこのことについてさらに考慮することに同意したので，私たちは抗鬱剤で起こり得る危険，選択方法，効果などについて詳しく話し合った。そして鬱が彼女の身体に影響を与えている部分について特に注意しながら抗鬱剤を試してみることに同意した。彼女は抗鬱剤が思考を鈍らせるかもしれないことが気がかりだったので，もしそのようなことが起こったら薬を変えるか投薬を中止することに決めた。2人とも鬱の手から自由になるには明晰な思考が重要であることを認めたからだ。

　このアプローチを使うことによって薬の処方の作業は，誤解や対立の可能性を秘めた過程から，考えを分け合い，知識に基づく共同研究とクライアントのエイジェンシーを引き出す過程へと変化したのだった。

○○ 省みていくこと（内省）

　私は精神医学におけるナラティヴ・アプローチの主要な強みは内省の実践にあると信じている。この信条のゆえに，私は自分の仕事内容に無数の内省回路を埋め込むことを試みた。これらの回路は数多くの影響の領域を取り囲んでいる。内省回路は精神医学においては新しい概念ではないが，ナラティヴ・アプローチに独特な様相の1つは，治療の発展段階にクライアントを明確に取り込んでいくことである。このことはセラピスト／クライアントの力関係の伝統的な流れに逆らうものとなる。そして，敬意の念をもちクライアントの知識や能力を真に認める雰囲気を生み出していくものだ。

　私は自分で答えが出せないことについては常に質問していくことにしている。これらがクライアントから新しい考えや実践について最も学ぶことの多い領域であろうと思っているし，まためったに失望することはない。私の考えではこの過程がモダニズムの精神医学の実践やセラピーに対する戦略的な姿勢と根本的に異なる点である。後者の場合にはクライアントが専門家であるとされてはいても，注目する点を選択し「言い換え」を使ってその専門性の価値や「正しさ」を決定するのは，セラピスト（通常は他のセラピストを交えた内密の協議によって）なのである。

　私は自分のこの実践が主観性と逸話重視であるという批判を免れないことを承知している。この2点はモダニズムを基調とする医学的研究においては非常に疑わしく非科学的であるとみなされている知識のたぐいである。逆説的に，ポストモダンを基調とするナラティヴの思考枠内では，知識の主観的かつ逸話的性格はその最大の強みの1つとみなされている。情報がより主観的で逸話的であればあるほど，それはクライ

第II部 実践

アントが実際に体験したものに近くなり，このクライアントの体験の広大な領域にこそユニークな説明やユニークな結果が生まれ出る可能性が高いと考えられるのである。

この前提のもとに，私は内省の実践で自分の仕事を満たそうと試みている。この試みはカウンセリング・セッションにおける質問と記録のやり方にまず現われる。私は極力，クライアントの物語をクライアントが好ましく思うやり方で正確に記録しているかどうかを何回も確認することにしている。幸いなことに，これまでこの記録法に異議を唱えた人はいない。

内省する同盟関係

セッションの後で私は会話の記録を書き上げ，後に気づいた質問を書き添えてクライアントの参考のためにそれを送る。精神科では通常このようなことはしない。普通はクライアントの記録はファイルに保管され，時にはその人のかかりつけの医師に写しが送られる。精神科医の診断結果も保管され，将来その患者を診察するかもしれない他の精神科医に参照されることになる。そしてこれらの診断結果は臨床精神医学の最も一般的な基準に従って測られるのである。患者は，自分のファイルを参照するためには，特別に申し込まない限りこれらの専門的な考察を読むことは許されない。

ナラティヴの精神医学実践は，精神科医とクライアントが同盟を組んでクライアントの生活における問題の影響に対抗することを奨励する。もし私が患者への対応でこの姿勢を取り入れるとすれば，自分の同盟者を暗闇のなかに残しておくのは愚かなことである。ジェインの例では，私は記録の写しを送って次回までにゆっくり考えるように頼んだ。

次のセッションで私は尋ねた。「ジェイン，送った記録についてどう思いましたか？『症候群的大うつ病エピソード（精神病ではない）』のような専門用語が入っていて申し訳ないけれど，私の専門分野ではそう書かないといけないとされているのでね。気を悪くしないでください」。彼女はうなずき，私は続けた。「もし専門用語の説明が必要ならそうしますよ」。再び彼女はうなずいた。「では，どう思いますか？ 何か間違いがありましたか，特にめだつ物が何かありましたか？ もっと話し合ったほうがいいものとか？」

彼女は私が手渡した写しをもう一度読んでからこう答えた。「私が驚く内容が少しありました。自分がそう言ったとは信じられなかった。私が本当だと思っていたこともあるし，前には考えたこともなかったこともありました」

「それはどんなものでしょうか？」

「私が『ひどい子だった』と言ったなんて，それとボーイフレンドのことについては，

第5章　レイラと虎　精神医学におけるナラティヴ・アプローチ

読んでみるとすごく変だった。実際は本当に生活の一部なんだけど，そうみたくはないような感じです。最初に読んだとき『うわぁぁぁ』と思った。すごく動揺しました。それから，これでよかったと思いました」

「どの部分が『うわぁぁぁ』でしたか？」

「そうね，ほとんどがずいぶん手厳しいと感じました。まあ何てめちゃくちゃなの，と思いました。みんな本当なんだけれど，こうしてまとめるとすごく深刻なことのようにみえる。でもみんな出てきてよかったです。だって，会った後では何を言ったか覚えてなくて，でも読んでみると確かにこの通りだと感じるし，本当じゃないことは言わなかったことがわかるから」

「読んでみた後で，本当とは思えないとか変えたほうがよいと思う点がありますか？」

「はい，あの『子どもの頃はしょっちゅう怖がってた』というところね。あれは本当じゃない。それに『ひどい子』じゃなかったと思います」

私たちはこの点について話し，次のように記述することにした。「子どもの頃，いつも怖がっていたということはない。幸せな子ども時代だった。何か悪さをしたときは怖かった。ひどく甘やかされていた。『ひどい子』というほど悪くはなかったと思う。しつこく要求することがあった。今でもそうすることはあるけれど，多くの場合は自分がそうしていることに気がついていない」

「ボーイフレンドのことは私が少し拡大し過ぎましたかね？」

彼女は首を振った。「あれは厄介な部分ね。あのような関係が自分の行動に影響を与えていると考えたことはなかったです。だって，自分がそういうことに経験を積んでいるとは思わないから。『どう考えたらいいかわからない，黙っていよう』と思ってしまうの」

彼女のコメントによって私は，社会的に構築されたセラピスト／クライアントの関係と男性／女性の関係において，クライアントと女性に対して沈黙を強いる圧力が存在することを思い出した。そこで私は「ジェイン，そのようなことが私たちの関係にも顔をだしている可能性があると思いますか？」と尋ねた。彼女が怪訝な顔をしたので，私はつけ加えた。「つまり，もしどう思うかわからなかったら，黙っていようとすることなのですが？」

「はい，そうかもしれません。私が話し続けてまわりの人を怒らせるときもあるし，時にはただ黙ってしまいます」

「そのようなことがもしこの場で起こったときには，そのことについて少し詳しく話してもいいですか？　ここであなたに黙っていないといけないと考えてほしくはな

第II部 実践

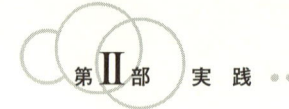

いし，それと同じくすべての質問に答えなくてはならないと考えてもらいたくもないですから」

彼女がそれに同意し，それから私たちは前回に会ったときからどのように鬱に対するたたかいを彼女が繰り広げてきたかを話し合った。

内省していく過程そのものが記録され，それがクライアントに送られるとき，さらなる内省回路が生まれる。その後でまたそれに対する内省が提案され，その過程はクライアントが自分の好む履歴が正確に記録されたと満足するまで繰り返される。

これは非常に厳正な過程であり，現在容認されている精神医学の病歴の概念を限界にまで引き延ばすものである。ポストモダンによる共同構築された現実の概念の利点は，個人にはさまざまな歴史があり多様な自己をもっていることを認める点である。めざすべきは，人々が鬱のような問題によって定義されてしまう描写の代わりに，自分の好む描写を発展させる支援をすることだ。これが達成されるまでにかなりの時間がかかることに驚くべきではないだろう。

関心を分け合うコミュニティ

さらにもう1つの内省回路が，これまでの質問や発見を同じような問題に苦しむクライアントと話し合うことについて，私がクライアントの許可を求める際に生み出される。そのような実践に対して，クライアントの信頼を裏切る危険性を指摘して，深刻な懸念を表明する臨床医は多いことだろう。このような個人的な資料を使うことについては，私は常に注意深くクライアントの同意を得ることにしている。さらに同意を得られた場合には仮名を使うほうが望ましいかを尋ねることにしている。驚くべきことには，これまで私がこの要請を行なった人たちはみな，どちらかの方法で承諾してくれた。他のクライアントの経験が自らの探索に役立つような場合にはことに積極的な意思表示があった。

上に述べたような行動は，患者を一般化された標準と大規模な統計値と比較することに重きを置く，通常の精神医学の実践とはたいへん異なる。このやり方によって，直面する問題が生み出す深刻な孤立からクライアントが抜け出すよう支援できることを，私は理解した。発見を分かち合うことは同時に，クライアントが自分自身と同様に他の人も助けることができるという証拠を提示する。この体験は一般の個々のセラピーにおいては否定されているものである。

一定の期間がたてばセラピストとクライアントの周囲に同じような問題からの解放を望む，仮想のグループや人々のコミュニティをつくりだすことも可能になるだろう。そしてこのグループが変化の過程を見つめてくれる，互助的で鑑賞力のある観衆を演

第5章　レイラと虎　精神医学におけるナラティヴ・アプローチ

じることができる。

　私の日々の臨床におけるこのような活動の重要性を強調しすぎることはとてもできない。社会構成主義に本来備わっている信条は，人がその思考，行動，存在においてより好ましい物語を発展させていくためには，その社会にあるコミュニティの支援が欠かせないということである。

　私はさまざまな方法でこれらの「関心を分け合うコミュニティ」をクライアントに紹介する。私は少しずつナラティヴに啓発された治療からの記録を蓄積してきた。この資料は手紙，散文，詩などで構成されており，私は治療の終了時にそれぞれのクライアントに自分自身の物語の下書きを，私たちのやりとりを納めたファイルに保管しておくことをすすめている。そののちに，それを自分自身で保存するか，私たちの保管資料のなかに含めるかの選択をしてもらうことにしている。その際には，プライバシーの領域に踏み込みそうな箇所は変えたり省いたりすることもできる。

　クライアントが言ったことが私のなかで何かとつながりをつくるきっかけになりそうなとき，私はよく「ちょっと待ってくださいね」とつぶやきながらファイルの引き出しを開け，紙束を持ち出し，ガサガサと劇的な仕草で紙片を探し出し，そして関連のありそうな部分を読み上げることがある。ほとんどの場合クライアントはそれらの言葉との関連性を見いだすので，私はその発見とクライアントの発展中の物語を結びつけて考えるよう奨励する。最後には，内省されたこれらのことの多くは保管資料のなかに含まれることになる。

　私はまた知識の基盤を拡大するために，他のナラティヴの保管資料（たとえばデイヴィッド・エプストンによるものやバンクーバーの反拒食症／過食症同盟のもの）も参照するようにしている。この保管資料を分け合うことも共同構築の過程における私自身の影響を薄めるための試みである。私は，この関心を分け合うコミュニティのなかで手に入る物語や分かち合う体験がより広く豊かであればあるほど，人々が自らの体験との類似点や差違を発見する確率が高くなることを強く信じる。貴重な発見はその両方に潜んでいるのだ。今や地球的な規模で分かち合われるようになった過程というものは，権力と互いに競い合う研究実践によって一方的に蓄積されていた知識である支配的な文化や専門家のディスコースと対照をなすものである。

　文書による保管資料は，つくりあげるのに時間がかかり毎日起こり得るユニークな出来事のそのときどきの変化をつかむのに必要とされる新鮮さや自然さを欠くかもしれない。もっと即時的な内省回路はその資料を口述で伝えることの許可を得ることでつくられる。このかたちなら，毎日のすばやいやりとりにも対応できる。

第II部　実践

職業的なスーパービジョン

　さらに私が開発しなければならない，あまり議論の対象とはならない内省回路は，職業的なスーパービジョンである。ナラティヴのスーパーバイザーを見つけるのは容易なことではないが，私は幸いなことに，ナラティヴ・アプローチに献身と情熱を寄せる実践グループのいる小都市で仕事をしている。個人的なスーパービジョンを受け，定期的なナラティヴの会合に参加することは私の仕事にとって，また私個人の健全性を保つことにとって絶対不可欠なことである。この姿勢でのスーパービジョンは他の治療的モデルによるものとは根本的に異なる。それは私にとって「ナラティヴの会話を歩む」ことの中枢的な体験である。共同作業，共通の発見，創造的な相乗作用，敬意や分け合う精神といったものが，このスーパービジョンの過程に潜む要素である。時には誰が誰を指導しているのかを突き止めることができない。ほとんどの場合，この質問はまったく意味を成さない。関心を分かち合うセラピストとカウンセラーの共同体の存在は，私が自身をナラティヴ・セラピストとして描写していくことを選択する過程に欠かすことのできないものとなったのである。

○○ 個人的な変革

　私が最初にナラティヴの実践を日々の臨床に持ち込んだとき，自分がさまざまな誤解や批判にさらされる可能性を秘めた未開拓の領域に踏み込んだということを自覚していた。その領域においての言葉と文化的な実践は私にとっては新しいものだった。この実践が強い倫理的，道徳的な基盤をもつことに満足するまで，私はこの姿勢を採用することに関して心地よく感じることはなかった。それを悪用する機会，つまり共同構築の知識を解放や治癒のために使う代わりに支配や歪曲に利用する機会はそこらじゅうにあるように思われた。

　ナラティヴの考え方はあまりにも「妥当で」，自分自身に照らしてもあまりにも「体験に近く」感じられたので避けることのできないものと見えた。それは過去において非常にもどかしく落胆させられた問題に取り組む可能性を開いてくれた。しかしながら，今振り返ってみれば，ポストモダンの思想が導入した微妙ではあるが深遠な変化の真価を認めるには私は単純過ぎたと思っている。

　私の最初の反応は，自分のモダニズムを基盤とする訓練が，支援を求めてきた人々を知らないうちに沈黙させ，また彼ら自身を病理的で欠陥があり無力なものとする見方を共同構築する方向に私を安易に導いていったということに対して戦慄を覚えるこ

とであった。例をあげれば，拒食症や自傷行為の問題をもつ患者は「人を操ることに長けて」おり，「性格異常」であると教えられていた。この見方に従えば，彼らは「正しい治療」が提供するような「正常な」生活様式よりも自分たちの自己破壊的な生活様式を好んで選択したのだということになる。それ以前には，「正しい治療」そのものが支配や抑圧，制御，正常化といった，個人よりも問題や支配的な力の上下関係を支援するような要素を内包していると考えたことはまったくなかった。このような要素は，もともとの善良な善意図にもかかわらず，自己のエイジェンシーや解放，真の責任感を模索する人々の前に立ちはだかるものである。

　これらの発見から真の衝撃を受けた時に，私は精神医学を離れることを真剣に考えた。私は（医学の道に進む大多数の学生と同様に）人々を助けることを考えたのであり，虐待したり支配したり，あるいは責めることをめざしたのではなかった。いったい何が起こったのだ，と私は激情にかられた。この時期だけが，医学や精神医学の訓練期間が長いことをありがたく感じた数少ない時であった。これほど長く訓練を受けた後では，他に何の資格がとれるかを考えることはおよそ困難なことだったからだ。

　そこで私は精神医学にとどまることに決め，この矛盾がいかに生まれたかを理解し，医学がその目標とする治癒と苦痛からの解放をいかに実現するかに努力を傾けようと考えた。そのように決めてよかったと感じている。時がたつにつれて，私は医学と精神医学の技術と知識が，病理化，支配，内在化，そして虐待というような過程を支援するのと同じく，それらに抵抗するときにも役立つ装備を自分に与えてくれたことを理解した。私はまた，人々に苦悩に対して過剰に薬を処方することも，患者に責めを負わせないための，すなわち患者を自らの苦悩に対して感じる押しつぶされそうな責任感から解放するための試みであるのだという事実を心に留めておきたい。

　オルタナティヴ・ストーリーはこのように常に存在するのである。

害を与えない

　医学の創立以来の原理の1つ，「第1に害を与えない」は現在でも実践の要である。しかし，害を与えたくなければ，まず目を開けて自分の与える害を直視しなければならない。たとえそれが最上の意図をもってしたことだとしてもである。

　ナラティヴの方法は私に，日々行なわれている一般に認められた精神医学の実践に，たとえ「最高の精神医学の実践」にさえ潜む害を理解させてくれた。たとえばカンファレンスという形で医者たちは患者を分析し，病歴を検討し，推定される病状を話し合う。患者はより詳細な質問が必要な場合や医師が診断や治療計画について患者と話し合いたい場合を除いては，この過程からはずされている。

第 II 部　実　践

　患者がこの病歴の検討や推察から除外されていることは，通常は（患者を苦痛にさらさないために）必要であるか，または特に関連性のないことだとされている。私は今では，このような除外は問題であり，害を及ぼす可能性があると考えている。それは人々と問題の間にというよりは，患者と病気の間に，そして専門家と解決方法の間に境界を引くことである。人々と問題の間の区別を明確にするほうが明らかに有効である。

　この種の話し合いは対象を物として見るやり方を助長し，その人自身が内省の過程に参加する可能性はほとんどない。そのような場においては医師たちの会話が患者に「人を操ることに長けている」「注意を引きつけたがる」「人格障害」などの描写，あるいは病状は本人の責任でしかないというような描写を押しつけてしまう。これはことに問題が施された治療法に思うように反応してこないときに起こりやすい。このような思い込みは医師たちによる患者の取り扱い方に深刻な影響を与える。このことは，このような思い込みが正しいか間違っているかの問題ではなく，そのようなことは患者が診断や治療の過程に密接に関係し価値を認められている場合には起こりにくい，ということなのである。

　しかしながら，単に患者がカンファレンスの場にいるというだけでは，この除外の問題は解決しない。専門的な会話は閉じられた扉の向こう側に移ってしまうだけかもしれないからだ。また医師と患者との間の力の格差のゆえに，クライアントがもっている異なった視点を沈黙させたり禁止したり，またクラソアントが権力のある全能の専門家の前で言葉をなくし孤立するようなことは簡単に起こり得る。

　ここで必要とされるのは，人々と問題を区別してみる視点をもち，患者を大切にすることや協力，相互の尊重などという言葉を口先に乗せるだけではすまされない職業文化のなかで仕事をすることに努力を傾ける医師たちの存在である。そのような文化を発展させ保持すること自体が大きな課題であるといえるだろう。

同僚の反応

　同僚にこれらのナラティヴの考えや実践を紹介したときには興味深く，驚くような反応があった。そのすべてが気持ちのよいものではなかった。いくたびも「患者にかかわり過ぎている」と非難されたが，これが意味するのは私自身が患者の病状に同調しているということだ。これは，ことに患者が一般の医療体制に対して，それが自分にあまり役に立たないといって反対の声をあげたときに起こりがちであった。興味深いことには，クライアントのほうから私が彼らの問題に巻き込まれているという指摘は1度もなかった。それどころか，私が自分の限界を認めることについて彼らの側か

第5章　レイラと虎　精神医学におけるナラティヴ・アプローチ

ら支援を受けた。彼らの多くは，もし私が彼らの問題に巻き込まれその問題が私を支配するようになったら，私は大して役には立たなくなるだろうと指摘した。これはよい指摘だと思う。

最近になって，私があまりにも独善的で頑固で，ナラティヴの理論に支配されてしまっていて，他の治療法を考慮しないと非難されたことがある。私はこの非難に非常に当惑した。自分の情熱や興奮がなぜ教義として理解されてしまうのだろうか。権威の悪用であるという正当な批判を受けることなしに，階層制度のなかの優位な立場からこれらの考えを導入することが，いったい可能であるのだろうか。私の説明があまりにも要領を得ないので，他の医師たちはこれをポストモダンからの展望を実践に取り込んだものとは理解せずに，単に他の折衷案の1つとしか解釈しないのだろうか。私は時折自分の健全さに疑いをもち，すべてがずっと単純に見えた「古きよきモダニストの日々」を切なく振り返るときがある。しかし，これはごくまれにである。私はデイヴィッド・エプストンとオークランドの反拒食症／過食症同盟によるセミナーに参加した2日後に，ジュリーと話した日のことを覚えている。私は彼女と家庭を基盤とした食事療法のプログラムを開始しようとしていたのだが，彼女はすでに不本意であることを表明していた。私は彼女の拒食症の背後には家庭環境があると仮定していたのだ。セミナーでは異なる仮説も可能なのだといっていた。

私はこのすばらしいセミナーに参加したところだと説明し，彼女にオークランドの同盟の保存資料を一部，読んでみるようにと手渡した。

「どう思いますか？」と，彼女が最初のページを読み終わる前に聞いてしまった。

彼女はためらい，私のほうをうかがうように見つめた。「おもしろそうね」

私は次にどう出るかを考え，ある心理療法の指導官が不確かなときはそのジレンマを表現するようにと助言してくれたのを思い出した。

「ちょっと聞いてくださいね，ジュリー。私は今大きな間違いになるかもしれないことをやろうとしています。今，拒食症が問題であるときに，私はあなたと家族が問題であると思い込んでいます。拒食症とたたかっている人に私が食べ物や体重についていろいろ質問して，そのうえで拒否できないのを知りながらも体重などを測定することを期待するのは，問題を悪用してそれを支援しているのだと感じるかもしれないとは，まったく考えたことがありませんでした。それを聞いたときは衝撃を受けて，その方法はもうとれないような気になったのです」

「このようにやり方を変えるということについて，あなたは私が何をしているかわかっていないと感じるかもしれません。私はもう信用できないと感じるなら，それはそれでけっこうです。よければ，他の医師を紹介しますが，本当にこの新しいやり方を

第II部　実　践

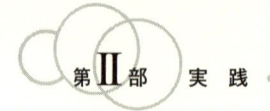

試してみるべきだと思うのです。ただ，伝えておかなくてはならないことは，これは私にとって新しい試みなので，2人で試しながら勉強していかなくてはならないでしょうね。どう思いますか？」

　ジュリーはうなずいた。「ええ，いいわ」

　私たちは今も学習中である。

第6章 アルコール依存の物語に対抗する

ジョン・ウィンズレイド（John Winslade）
ロレイン・スミス（Lorraine Smith）

　アルコールや他の薬物の使用において問題を経験している人たちに対するカウンセリングは，関連分野の発展からいくぶん孤立している，専門的に特殊化された領域である。私たちは，このような孤立は有益ではないと考えている。そこでこの章では，アルコールや他の薬物カウンセリングの領域においてナラティヴの考え方の妥当性と有効性を検討し，その実践的な応用についても提示したい。
　他の治療的実践の批判や「アルコール問題」に関連する現在の知識には，価値や有効性がないと議論をすることが私たちの目的ではない。むしろ，ナラティヴの比喩から生じるいくつかの質問を提示し，この領域で実践していくためのナラティヴ・アプローチの応用例を示していきたい。しかしこの分野で確立された実践に慣れているカウンセラーにとっては，私たちが提案していることがなじみのあるものではないため，ナラティヴ・アプローチの理論的根拠をはじめに紹介しておく必要がある。
　アルコール・カウンセリングに関する文献で主として使用されている言語は，明白なモダニストの響きをもつものである。そこには医学的比喩（診断，アセスメント，治療，回復）が散りばめられ，これらは科学的ディスコースと結びついている。この科学的ディスコースを用いて，20世紀の心理学の多様な領域で知識が立証されてきたのである。この結果の1つは，アルコール依存が「疾患」であるという概念が一般に受け入れられるようになったことである。過度の飲酒を伴う問題を経験している人々を助けていくために多くのアプローチがこの考えを前提としている。しかし，飲酒欲求は医学的な状態であるという概念は比較的最近のものであり，いろいろな方面から議論されてきた。それにもかかわらず，それを批判する人たちでさえ医学的ディスコース内にアルコール・カウンセリングを位置づけた用語の使用を続けてきた。た

第Ⅱ部 実 践

とえば，治療という用語の使用を続けている。この時点でこの考えが間違いであると言うつもりはない。それが多くの人々にとってアルコールとの関係において意義深い変化をもたらし，生命を救ってきた考えでもあることも認めている。私たちが異議を唱えたいのは，ある有益な考えが普遍の真実であるという見方が広がっていくことに対してである。

私たちはアルコール「治療」で確立された考え方を，歴史上の特定の時点および特定の文化のなかで，明らかに優位を保つことができた，価値のある物語として認めることができる。しかし他の多くの支配的な物語と同様に，それらはその他の物語に光があたることを妨げている。ここで私たちの目的は，「疾患としてのアルコール」について議論することではなく，アルコールにまつわる事柄について異なる種類の知識を導いてくれる代替の比喩を提案することである。この私たちの試みは，革新的な実践は１つの真理の探究からというよりは多様な知識の相互作用から発生するものだという信念によっている。アルコール・カウンセリングの分野における「フリーサイズ（１つの方法ですべてに対応する）」的アプローチでは，問題で苦しんでいる多くの人々を，利用可能な他のカウンセリング手段に支援されることなく置き去りにしてしまうのではないかと考える。

私たちの指針の１つは，現代の心理学で広く行なわれている個人的な欠陥を表現する言語を避けていくということである。ケネス・ガーゲン（Gergen, 1994）は，心理的な欠陥の原因を人々に帰する一連の知識や技巧の蓄積が，20世紀においてその勢いを増大させたことについて説明している。彼の社会構成主義的な視点からすれば，「アルコール依存」という用語は，人を責任ある主体から医学・心理学実践の対象物へ変えてしまう可能性を秘めた表現の例である。個性が特定のカテゴリーに属するものとして，その人は他とは異なる存在であるという印を押していく。この用語は，専門用語を生み出した知識の背後に存在する力のために，時間と状況を超えて存続する傾向のある「非理想的な」アイデンティティを人々に押しつける。

ガーゲンはこの傾向の結果についていくつか指摘している。その１つに，欠陥を示す言語はどのようにしてアルコール問題に対処するのかの「ローカル」な，家族的な，または個人の知識を徐々に弱体化させ，確立された真実をもとに訓練を受けた専門家の知識に特権的な地位を与えることがあげられる。このようにして，カウンセリング関連の専門家の位置づけを強め，クライアントは専門的な過程に服従することを要請される。そのように服従する姿勢は人に力を与えるというよりは，その人の弱体化につながっていく。既成の型にはまった治療過程を用いる実践家がクライアントの力を高めることに無関心であるというつもりはない。しかし，どのようにしてディスコー

第6章　アルコール依存の物語に対抗する

スが，選択の余地なしに自らを弱体化させていくような関係に私たちを位置づけていくかについて，私たちは意識的に注目していきたいのである。

　アルコール問題に対応するナラティヴの姿勢を推し進めていくということはまた，欠陥を示す言語の使用を避けていくことでもある。そして，科学的な真実としての定評があるために好まれる物語や比喩に頼りすぎていくことよりも，アルコール問題に対処する方法についてのオルタナティヴでローカルな知識を大切にし，引き出していきたい。この過程においてアルコール・カウンセリングの専門的な実践が常にかかわっているようなアルコールに関する文化的な規範や社会的な慣習がもし分析されないままで残っているのであれば，それらを透明化していきたいと考える。

　この領域のカウンセリングでナラティヴ・アプローチを使用することの利点は，次のような点を探求する機会を得ることである。

・さまざまな共同体で伝わっているアルコールについての多くの矛盾したメッセージ
・「アルコール問題」が構築され維持されている点において，人種，性別，そして階級のディスコースが意味するところ
・アルコールが一般化されてしまっていることからの影響と，人々に対してアルコール飲酒の「普通の」パターンの定義が与える影響
・「アルコール中毒」のような通常使われる概念がカウンセリング過程そのものに与える影響
・「アルコール問題」がもたらした描写によって包み込まれてしまっていない自己描写を生み出す隙間を空けていくこと
・「アルコールのある生活」よりも好ましいライフスタイルの発展に対する余地を広げること

この領域を（クライアントとともに）共同作業で調査していくための指針となる一般的な質問は，次のようなものである。

・アルコールは私たちの社会的な文脈のなかで，どのような目的に貢献しているのだろうか？　誰が利益を得て，誰が苦しんでいるのか？
・アルコールはどのような戦術を用いて，相手を誘い込み，打ち負かしていくのであろうか？
・どのようにアルコールは人々をアルコールに頼る生活へ導いていくのであろう

第Ⅱ部 実践

か？
- アルコールが人々のために計画している生涯のキャリアとはどのようなものであろうか？
- 家族や関係者が「傷つけられる側」になることについて，アルコールはその人たちをどう納得させているのであろうか？
- アルコールは，その力を獲得し維持するために何を被害者に確信させないといけないのであろうか？
- 継続的な影響を維持するために，アルコールはアルコール愛好者に何を見えなくさせておく必要があるのであろうか？
- 私がアルコールであるとすれば，どのようにカウンセラーを打ち負かすようにするであろうか，または私が問題ではないとどのようにカウンセラーを確信させるであろうか？
- アルコール自身の目的のために，アルコールは人の人生のどのような環境を利用していくのであろうか？
- 私がアルコールであるとすれば，私の忠実な臣下に対して，どのような方法でカウンセラーが冷笑的にまたは無礼にふるまうように誘い込むであろうか？

個人的な歴史を再考する

　一般人や専門家のディスコースの両方で広まっているアルコールについての話し方では，今私たちが尋ねた質問が妥当と思われるような人々が属する特定の集団があることを暗示してしまう。しかし私たちは，この話し方は既成のアセスメントの手順によって「アルコール依存」という名称をつけられた人が属する集団よりも広範囲の人々にあてはまると信じている。この点を説明するために，私（ジョン）は個人的な歴史の側面を提示する。
　私自身はアルコールや他の薬物に対して今までに特に問題があったとはみていない。時々は飲酒を楽しむけれども，アルコールが私自身にとって大きな意味をもつようなことはなかった。なぜそう考えるのかについて個人的な回顧をすることは有益なことであろう。
　私の人生において認めることができるのは，自分のアイデンティティや社会的な関係を考えるときに，アルコールが中心的な役割を演じることのないような感化を受けてきたということである。私が交流のあった社会的な集まりは，飲酒を控えることや

第6章 アルコール依存の物語に対抗する

節度をもって生きることへの豊かな物語を提供してくれ，それによって私は自分の考えや社会的実践を形づくってきた。私は自然にこのような控えめな姿勢の影響を吸収し，それは私の思いや行動の習慣的なパターンとなっていったのである。アルコールが容易に手に入るような社会的状況においてさえも自分で意識することなしにそのパターンを繰り返すという点で，私がその姿勢に頼り，それに依存していると考える人もあるかもしれない。それはもっと自動的なものであった。思い起こせば，考え抜いた意思決定などまったく必要とせずに，社交的な場面などでも節度あるアルコールの飲酒を続けてきたのである。

しかし，私個人の歴史をまったく別の視点からながめることもできる。いま述べてきたことにより，私の家族にはまったく薬物の問題が存在していなかったと人々は推論するかもしれない。ところが，それはまったく事実と異なる。少なくとも半ダースの親類が薬物の使用から，死，逮捕，病気，警察への発覚から逃れるための移民やその他の深刻な結末にいたっている。私のまわりの人々に起こった出来事のすべてが，自分のアイデンティティの重要な要素を形成している家族の織物に織り込まれているのである。薬物が私の人生において大きな役割を演じていなかったという最初の考えとは対照的に，私はこのような個人の歴史に大いに影響を受けているのである。私はその歴史との関連において自分自身を定義する仕事を任されている。しかし，ここでの話題を考え始めるときに，私の家族における薬物の影響にすぐには気づかなかったことをここに書いておくことは重要であろう。私自身の物語は，薬物が重要な影響力をもつ物語と特に密接な関係があるわけではない。

このことはいったいどのような意味をもつのであろうか？　私が「否認」していることを意味しているとは思わない。これは，薬物とアルコールのカウンセリングの分野においてつきものの概念である。しかし，この概念は私たちにとっては，クライアント「とともに知っている」のではなく「より知っている」カウンセラーのことを示しているという意味で，危険なものであるように思われる。否認という概念は，クライアントの経験についての対話（ダイアログ）に入っていかないための口実を実践家に与えるように作用する。そのため，彼らがより優位にある知識や地位からくるメッセージを伝えていくようになってしまうのである。

私の歴史が私に語っていることは，薬物によって何らかの影響を受けることなしに，私たちが現在の世界で生活していくことは不可能であるということである。たとえその影響が自分たちにとって大切で，自分の人生の形成に関与した人からの非直接的なものだとしてもである。しかしまた，そこには常に他の影響が存在し，自己形成の基礎とすることができる他の物語が存在することを覚えておくことは価値のあることで

第II部　実　践

ある。私たちの人生には，薬物の敵意に満ちた影響に対して対抗策としてはたらく物語が常に存在するのだ。否認であるどころか，私が家族史のなかでの薬物問題にまったく注意を払わなかったことが，薬物の問題へ入っていかなかった1つの理由であるかもしれない。

　ナラティヴの視点からすれば，物語に献身的な注意を向けることによって，その物語は私たちの人生において影響力をもつようになるのである。節制や飲酒をしない生活についての物語へ私たちが注意を向けていくときに発展する考えや日々の実践は，大量飲酒の物語へ私たちの注意を向けていくことによってもたらされる考えや日々の実践と異なる種類のものを導き出すのである。そしてもし変化というものが，私たちが位置づけられている物語の集まりから，私たちが利用できる別の物語の集まりへと注意を移すことによってもたらされるのであれば，そのような変更を容易にするクライアントとの会話のはたらきを発展させ，練り上げていく必要がある。

　このようなことすべてが，どのようにして人々がアルコールや他の薬物によって彩られた生活に引き込まれ，問題が多く危険な使用パターンに導かれていくかについての考え方を示している。私たちの新しい考え方は，アルコール問題に対してより一般的な反応の影に隠れている仮説とは明らかに異なるものである。アルコール問題において，性格が遺伝的に決定されているとか発達上で決まっていくと考えられるような，人に内在する本質的要素または性格に言及するような文献はないのである。ましてや，人々を再プログラミングによって修理することができる，壊れた部品のある機械のようにみなす比喩も私たちは用いない。むしろ私たちは，アルコールについてのディスコースに対してポストモダン的な強調をしていくことに興味がある。このディスコースとは，社会的そして専門的な文脈において広まっている考え方の集まりであり，アルコールにかかわる考え方の限界を定義しているものである。これらの文化に根ざした脚本が，人々がどのようにアルコールとの関係を発展させていくのかを決定するのである。

○○ ひとくくりにしてしまう描写の問題点

　アルコールに困難を経験している人々に関して使用する言語を選択することは重要なこととなる。「アル中の○○です」という声明文を自分のアイデンティティの項目として承認させてしまうような，アルコールの影響について語る方法が存在する。これは，人のアイデンティティをひとくくりにしてしまう描写として響く。問題となる

第6章　アルコール依存の物語に対抗する

アルコールのまわりに自己の意識を体系づけていくように人に求めるので，他の自己描写に対する可能性があまり残されていない。「私は飲酒に問題があります」というような表現に変えてみたところで，格別この状況がよくなることはない。

ナラティヴの視点からは，「アル中の○○です」というような声明文を内在化する表現とよぶ。その人が経験している問題がどのようなものであれ，そのような声明文はその問題を個人の本質に潜む変化しない側面に深く位置づけていき，そしてそのために，それを変えることが難しくなるのである。所詮は社会的に構築されたものにすぎない問題を，生物学的に実在するものへと具象化してしまう。それらは，問題の生存を助長し，維持し，養育している多くの社会的な実践を見えにくくさせるような内在化するディスコースを生み出す。他の人とは違うという印を人々につけていくことによって，人々を分類していく。そして，いったん人々が違うという印を押されると，それらの人々はいとも簡単に差別されていくのである。

障害の言語

アルコールに関連する分野よりも強くこのような考え方に対して抗議運動が展開されている一般の領域がある。たとえば，それは障害に対する啓蒙の分野である。

障害に関する活動家は，近年障害をもった人々は診断名によって違う人たちであるという印を押され，第二級市民であるかのように扱われてきたと論じている。そして，このような抑圧が実現してしまうような共通の言語活動のことを指摘する。人々に対してより敬意を払う話し方について議論している。たとえば，「障害者」よりも「障害をもった人」というようにである。

障害をまず最初に位置づける支配的な話し方の問題点は，機能的に障害のある人々が有している障害以外の才能や能力ではなく，「障害」のまわりに，彼らのアイデンティティを最初に，そして一番重要なものとして発展させてしまうことである。そして家族，友人，同僚，雇用者も彼らについて同様に考えるように招き入れてしまう。機能障害が障害であると定義される社会的文脈ではなく，機能障害が制限をつくりだしているという思い込みに身を任せるのは容易なこととなる。

性差別主義的言語

性差別主義的言語に対するフェミニストの批判についても考えてみよう。これは，男性に対しては存在しないが，女性の人生において体系的に限定されている可能性や機会が存在することに目覚めさせてくれた。性別を基盤とした力関係が確立されている，ごくあたりまえの言語的な思い込みのなかにあるのである。フェミニストからの

第II部　実践

批判の結果によって，女性が自分自身を紹介するときに「ただの主婦です」というような，クイズ番組でよく使われるような言い方をあまり聞かなくなったのである。

自己描写である「ただの主婦です」のように「アル中の○○です」という声明文は，アイデンティティの一側面を定義するために使用される社会的な役割または位置づけに関する宣言として私たちには受け取れる。さらに，このような声明文はそれを発言する人々によって発明されたのではない。これらの声明文は，それらが発生した言語コミュニティで学ばれた表現であり，後に自己描写として適用されたのである。それらの声明文が発言されるに従って，それらを発言している人を社会的に従属された位置づけに導いていくのであると私たちは信ずる。

「アルコール」のアイデンティティ

私たちは，人が語る自分のアイデンティティについて最初の声明文が問題に関係しているとき，引き続いてそれに付随する実際の影響があるとも考えている。たとえば，このような声明文は，優先順位，重み，そして力を問題のある物語に与えるカウンセリングの実践を促進してしまう。そのような声明文は，人と問題の両方に焦点をあてる詳細なアセスメントと評価へとカウンセラーを導いていく。「依存」のような言葉は，アルコールに関連して使われるうちに，強力に人をひとくくりにしてしまう描写としてもはたらくようになる。それは，問題のある物語を優先させ，致命的な弱さ，未成熟，力不足，そして問題を治してくれる他者への依存を暗示する。

「アル中の○○です」というような声明文は，カウンセラーとクライアントに，クライアントの生きた体験に対する他の解釈を見えなくさせてしまう。それは特に「アルコール」の描写では描ききれないが，分類済みで包括的な描写によって容易に乗っ取られてしまう人生の側面についての解釈である。「アルコール依存」のような描写は，カウンセラーやクライアントを飲酒に対する性別，人種，階級の社会的なディスコースと，飲酒が好まれる強力な文化的な圧力や期待の影響を無視させるか，過小評価するようにしてしまう。またそのような描写は，アルコールの問題を個人的な精神病理学に位置づけ，そのなかで巨大なアルコール産業が繁栄しているような幅広い社会的文脈を覆い隠していく。

○○ アルコール・カウンセリングにおけるナラティヴ・アプローチ

ナラティヴ・アプローチの訓練を受けた後，私（ロレイン）はアルコール問題を経

第6章　アルコール依存の物語に対抗する

験している数多くの人とカウンセリングを行なっていくようになった。社会構成主義的な枠組みとナラティヴの視点を実践し始めたので，私は薬物やアルコールのカウンセリング分野における専門化された知識の多くに対して居心地のよくない思いをしてきた。

　治療，回復，緩解，逆行，嗜癖，依存，耐性，薬物乱用，アルコール依存，アセスメント，精神科診断，アル中，問題飲酒，そして中毒者のような言葉の使用を伴い，クライアントのアイデンティティが治療対象で，欠陥に由来する表現となる会話へクライアントを招き入れるようなことはしたくなかった。そのような用語は病気や疾患を暗示する。この用語はこの状態をもつ人が「よくなるために」知識を有する専門家から専門的な治療を要求している状態であるとほのめかしている。さらにこのような言語は，クライアントが問題に対する命名権を有しカウンセリングの方向性を決めていく共同的な会話を強調するナラティヴとは相容れない。そして，私が支持したくない力関係を基礎に置く治療的関係をも助長しているようにもみえる。私は人々がアルコールに関連して直面している問題について話す話し方を，ナラティヴ的な考え方に調和させていきたいのである。

　アルコールの影響とアルコールについて既成の語り方の影響を探求する過程にクライアントを招いていくことは，アルコール治療に対する標準的なアプローチにおける会話とは非常に異なった会話をつくりだすことができる。ナラティヴ・アプローチにおける一般的な実践は，セッションの記録として，そしてまたカウンセリングにおいて起こった発展をつくりあげていく手段として，カウンセリング・セッションの後にクライアントへ手紙を書くことである。次の手紙は，グレッグとカウンセリングで話した後で私が書いたものの抜粋である。ここで，物語の発展の例と私たちが探求している言語の使用について提示したい。

　　グレッグ様
　　…アルコールとアルコールがもたらした困難をしっかりと凝視したことによって，この困難さを受け入れ続けることはもはやできないし，あなたの生活の「アルコール問題」にこれ以上がまんするつもりもないと結論づけたことを話してくれました。
　　グレッグ，これは「アルコール問題」に対して抗議する最初のステップで，酒のある生活の問題に対しての反乱の始まりだったのでしょうか？　酒のある生活が普通の生活の大部分をいつも占めていたので，それはあたかも遺伝的に引き継がれたようなものにみえるとあなたが話してくれたのを覚えています。そのようななかで，どのようにしてしっかりとアルコールを見すえて，「もううんざりだ」と言うことができた

151

第II部　実践

のでしょうか？

　あなたの意見では，アルコールは人々，特に男性に対して，威光（尊敬を要求する能力）を増加させると確信させようとするが，今あなたは，アルコールは実際にはその威光を盗み取ってしまうと結論づけるようになったと話してくれました。この発見はアルコールに対して断固とした態度をとることの助けになっているのでしょうか？　あなたの生活のなかでアルコールの影響が減少するにつれて，あなた自身の威厳が増加していると感じることができるのでしょうか？　そうであれば，「アルコール問題」に抗議することは，あなたの威光を取り戻すことになるのでしょうか？　それは，盗まれた所有物を取り戻すようなものなのでしょうか？

　時々アルコールがあなたに代わって意思決定する（その意思決定はあなたが価値を置くものや信じているものとは異なっている）と説明してくれました。そして，アルコールによって鼓舞された行動やふるまいは，あなたをしばしば困難や恥へと導いていったということでした。グレッグ，このことから私は，あなたがアルコールの意思決定能力よりも自分自身の意思決定能力を信頼していると考えるのですが，これは正しいでしょうか？　あなたがアルコールによるあなたの将来についての計画よりも自分自身による計画を信頼していると，私が考えているのは正しいでしょうか？　このことは，あなたが私にアルコールの人になるよりも自分自身の人となりたいと語っていたことを意味するのでしょうか？

　アルコールのやり口について多くのことを見抜いていますが，アルコールがもたらすトラブルに対抗するためにこの知識をあなたが利用し始めていることに私は気づいています。断固とした態度を続けることによって，アルコールの罠や空約束をより鮮明に見抜いていくことができると思いますか？

　来週またあなたにお会いできるのを楽しみにしています。それまでの発展について聞かせてください。

ロレイン

アルコールの外在化

　グレッグと私がアルコールに対して外在化する会話法を用いていたことは，この手紙から明らかであろう。アルコールはすでに人の外側の存在となっているけれども，アルコールの影響はしばしば「人生を包み込んでいる」状態となってしまい，その人の自己認識と同様にその人の関係のあり方も定義してしまうのは，私たちが経験していることである。そのため外在化は，単にビール瓶のことを話しているのではなく，アルコールによって盗まれたその人の人生とその人のアイデンティティの様相について話しているのである。「アルコール」を外在化する目的は，「依存」「アル中」「中毒」のような内在化された描写の影響について議論することである。このような用語を避

けることによって，これらによって持ち込まれる描写，たとえば，恥，非難，弱さ，無力さ，コントロール喪失，そして言うまでもなく，社会的不名誉を受け入れていくことを避けていくのである。

クライアントはしばしば「アルコールが苦悩をもたらす」というような表現で外在化する会話法を自ら導入してくる。このような表現は外在化を発展させていく助けになるし，アルコールの影響を描写するための道を開いてくれるが，外在化する会話法ではその人とアルコールの関係を脱構築していくことも必要となる。

この話し方を維持することができれば，アルコールという化学物質から人を分離するだけではなく，グレッグのような人々に対して通常使われているアルコールについての内在化する考え方からも分離させることができるのである。この場合では，私たちは「アルコール問題」という言葉を中心にして会話を発展させていったのである。他のクライアントたちのこの問題についての描写はさまざまである。たとえば，「破壊者」「危険な友達」「悪友」「問題児」などである。次に示す質問に応じて，このような描写は多くのことを物語ってくれる。

・アルコールが仲間を選択し，引き入れるときに使用する作戦
・アルコールが人の人生を圧倒し，支配し，コントロールするための方法
・アルコールが使用する罠や監禁の道具
・アルコールが約束していることや，試供品のように無料でくれるもの
・アルコールがどのようにしてだまし，詐欺をはたらき，奪っていくのか？
・アルコールが見返りに要求するもの

一方で，クライアントが次に示すようなことにより対処している方法についても語っていく。

・アルコールをもとの位置に戻すこと
・アルコールの支配的なやり方に立ち向かうこと
・アルコールの手中にあるものを当然権利のある自分自身のものとして取り戻すこと（たとえば，威厳，自尊心，お金，希望）
・アルコールの摂取計画に対して抗議したり，背いたこと
・アルコールの付き添いなしに，1人でがんばったこと
・アルコールが人間関係に影響を与えるのをやめさせたこと

第II部　実践

文脈のなかのアルコール

　このような質問をたどり始めていくことによってどのようなことが起こるのだろうか？　アルコール問題を個人のなかに位置づけるよりは，私たちが生きている社会的な文脈のなかに位置づけることを真剣に考え始めると，どのようなことを発見するだろうか？　アルコールに対する人道主義的なまたはモダニスト的な仮説を手放すとすれば，どのようなことが起こるのだろうか？

　ナラティヴの比喩は，私たちの言語コミュニティで流布しているアルコールの物語を見つめる手助けをしてくれる。それは，酒のある生活のディスコースに対して，私たち個人がとることのできる一連の位置づけが与えられていることを示している。その位置づけから外に踏み出すことは難しい。なぜならそれは私たちが生きている言語的そして社会的な世界で当然と思われている思い込みから成り立っているためである。そのような仮説（思い込み）は，「アルコール依存」という言葉に対する固有の性質となる。「一度アルコール依存症になると生涯アルコール依存である」という原則，共依存の動力，回復する前にはアルコール問題に対して個人が「底つき」体験（訳注：問題のために人生のどん底を味わうような体験）をする必要性，「回復」への道をたどっているとみなされる前に，自分たちが問題をもっていると「認め」なければいけないという主張の背景にある道徳的判断。

　しかし，酒のある生活が人々の外側に存在するという仮説からスタートすれば，私たちを取り巻く社会的なディスコースの一部として，私たちの生活のなかにアルコールの習慣が日々招き入れられている巧みな方法について気づき始めるだろう。

　私たちがオーストラリアへ旅行したときにこの現象を改めて感じさせられた。ニュージーランドから海峡を横断することに対する報酬は，免税品を買う権利である。免税品のじつに90%はアルコールである。ここで私たちに与えられるメッセージは，アルコールが旅行者の買う商品として一番価値のあるものだということである。

　別の例は私たちが飲むときのグラスに関する社会的習慣である。私たちはアルコールを飲むために一番お気に入りの，そして一番高価なグラスをとっておくのである。水を飲むときには，ディスカウント・ショップで買ったようなグラスを友人に渡すのである。

　アルコールの位置づけを示している別の物語をみてみたい。私は人生で数回酔っぱらうまで飲んだことがある。それはけっしてよい体験ではなかった。しかし，アルコールと別の薬物の違いに気づいてほしい。あなたの体内を毒するのに十分な睡眠薬を服用すればあなたは過剰摂取したといわれ，たぶん自殺企図の疑いももたれる（睡眠薬を服用する人はこのディスコースに付着している言語コミュニティの一部となって

第6章　アルコール依存の物語に対抗する

いるので，これはしばしば自殺企図なのである）。しかし，体内を毒するのに十分なアルコールを摂取することについて私たちは，特に男性は「いい夜を過ごした」というような言い方をするのである。そのことについて力強い物語を語り，笑い，ウインクし，冗談を言い合うのである。生理学的に類似している出来事に対しての意味づけの違いは，文化やディスコースの役割を指摘している。自殺企図かいい夜を過ごしたのか，出来事をつくりだす感覚は，化学的な成分ではなく文化的な規範を参照することによってもたらされるのである。

　私たちのまわりには，酒のある生活に馴らし誘い込む数多くの言語的そして社会的実践がある。誰かがあなたに酒をおごったときの見返りとして社会的に期待されることを考えてほしい。数人集まれば，1杯の酒が暗黙の社会的な義務の結果として3, 4杯の酒となるのである。

　数名のクライアントが「樽パーティ」に行くと話すことで，私はあたかもビールがその儀式の主賓であるかのような印象を受けてとまどったことがある。ナラティヴの視点から私たちは，アルコールがどのようにしてこのような社会的地位を獲得したのか，そして招待された客がどのような形でこの主賓に敬意を払うことが求められているのかという点で，この社会的地位のもつ意味に興味を抱く。

　アルコールと薬物の専門家の会議で，1人の男性はどのようにして隠れ飲酒が妻の生活を支配するようになっていったのかについて話した。彼がその問題の深刻さに気づいたときには，その秘密は触手を伸ばして彼をも包み込んでしまっていたのである。私たちは，社会のなかで秘密の「必要性」に貢献している（たぶん特に女性の飲酒にまつわる），飲酒の意味の裏に潜んで語られることのない声明文に興味をもつ。これが，このカップルによって発明されたということはありそうにもないことであるからである。

アルコールの擬人化

　酒のある生活を擬人化して，彼を「アル」とよぶことにしよう。私たちが「彼」とよぶのは，性別的な除外を目的にしたのではなくアルコールや他の薬物に関連して女性が直面している問題を無視するためでもない。それは，酒のある生活の歴史的そして現在のパターンが私たちの文化のなかで広く男性的なものとして定義されているからである。

　私たちは，アルがどのようにして私たちの生涯にわたる友となることを狙っていたのかを自分自身に問いかけることができる。アルは，いつも活気のある宴会好きの友人で，大ぼら吹きで，よい仲間であるようにみせかける。そしてアルはトラブルの時

155

第II部　実践

には親友で，苦悩の時には慰めになってくれるのである。また世慣れた人物で，すばらしい味や名声を識別できる通人としてのアルはどうだろうか？　特に若い男性が大人への仲間入りをする儀式を取り仕切る大祭司としてのアルはどうだろう？

遅かれ早かれ私たちすべてがアルに出会うのである。私たちは彼を避けることができない。そして彼は私たちに選択の余地を与えず，どうしても彼にかかわるようにさせるのである。私たちにはどのようにアルの勧誘に反応するかによって，いくつかの異なる関係の選択肢が与えられるだけだ。私たちのなかには時々抵抗してみせるものもいる。勧誘されたとき，不承不承にしか新会員にならないものもいる。気乗りのしない酒飲み，機会があるときにしか飲まない人，禁酒主義でパーティをしらけさせる人などである。

ちなみに「抵抗」という言葉は，カウンセラーの期待する方法による「治療」に反応しない人々に対してよりも，アルの影響に抵抗する人々を描写するときに一番使われる。ウィリアム・ミラーとスティーヴン・ロルニックが示したように，前者の使用は，カウンセラーとクライアントのやりとりの結果として動機をみるのではなく，クライアント内部の動機的な特性またはそれが存在しないことのせいにするようにカウンセラーを誘惑する。ここで問題となるのは，「抵抗」が問題と個人の内部に位置づけられるという考えは，欠陥の考え方に私たちを引き戻してしまうということである。通常「抵抗」はクライアントの人格的な欠陥とみなされる。そのとき，カウンセラーの心の中で，「抵抗」という考えはそれを乗り越えるための格闘を基盤として人間関係を設定するもととなる。通常そのような格闘が暗示されているところでは，権威やよりすぐれた判断はカウンセラー側にあると仮定される。私たちは，この「抵抗」という言葉を逆転させ，私たちが生きているアルコール文化の要求に飲み込まれてしまわなかった人たちのためにとっておきたい。言語の使用においてこのような原則は，欠陥を考える方法を避けていく助けとなる。ミラーは，抵抗または動機づけの欠落をクライアントのせいだとするカウンセラーに対して説得力のある議論をしている（Miller & Rollnick, 1991）。彼は，人間関係を通して生まれた現象の一部としてこの欠落をみることを好む。私たちはこの視点を支持する。そしてカウンセリング関係における困難を議論するときには，カウンセリングのなかではたらいている抑止力についての，外在化する議論を開始することをすすめることもつけ加えたい。

アルコール・ディスコースにおける擬人化についてまだ言うべきことがある。アルは重要な神話的／文化的ヒーローなのである。ニュージーランド人の日々の生活にとっては6歳児にとってのサンタクロースと同じぐらいに重要なものなのである（私たちは他の文化について語ることはできないが，読者に自分自身の社会的な伝統につい

第6章　アルコール依存の物語に対抗する

て問いかけてみることをすすめたい)。ニュージーランドでは，オールブラックス・ラグビーチームやヨットレースのヒーローの成功をアルが支援しているという広告が私たちに語りかけてくるのである。そう言われれば本当なのだろうと私たちは必然的に思い込んでいく。このような主張が真実であるとすれば，誠心誠意ヒーロー・アルを手本にしているはつらつとした熱心なファンに喝采を送らずにはいられない。このような人々が自分自身や他の人々を危険な状態においているときでさえ，彼らをそのようなことに気づくことは遺伝的にできない，病気や障害のある人とみてはいけないのである。

　むしろ，このような個人はアルを際立った場所に位置づける社会の成功者なのである。彼らは心からアルを温かく受け入れ，アルのモットーを取り入れているのである。そして，アルの台詞を語っているのである。若者の情熱をもってアルの教義を崇拝しているのである。アルの大量消費と嘔吐の儀式に毎週参加する。英雄的にそして無私無欲に，アルからの称賛を求めて新参者や改宗者は陽気に彼ら自身や愛する人の安全を無視していく。若者の信者でより熱心なものは，アルの信念の熱烈な信者へと成長していき，何年もの間アルの祭壇で仕えるようになる。その間に残りの私たちは，アルが君臨しようとしている文化に従う（またはあからさまに抵抗する）平凡な信者となるのである。

　私たちのなかには，アルコールを販売する役割を担うものもいる。私たちは悪人ではない。社会でアルコールがもたらしている害については心配しているのである。また陰謀を企む組織のメンバーでもない。私たちは単純に自分たちの生計のために稼いでいるのであり，人々の必要性に応じているだけである。この必要性とは，アルが私たちに必要であると考え，感じさせるように仕込んできたものである。

　私たちのなかには，アルコール消費を取り締まる役割を担うものもいる。警察官や教員という公の立場にあるかもしれない。または，アルに対して無私無欲に奉仕し，疲れを知らずにアルの名誉のために飲み続ける人の友人や家族として，取り締まる責任を有しているかもしれない。アルはカウンセラーでさえもこの役割に採用していくのである。

　私たちのなかには，大量飲酒を取り締まる役割についているものもいる。私たちは，ヘルパー，救済者，アドバイザー，危険に対する説得者となる。もちろんアルは，私たちがこのような仕事をことさら熱心にするときや，アルの勧誘をじゃますることについて深い関心をもっている。そのためアルは，ある状況によっては私たちと共存し支援し，時には資金を提供したりする。アルコール問題を考える方法について「助けとなる」提案をアルがつくってくれるときは，アルに注意を払うべきときなのである。

157

第II部 実践

アルは，販売者と提供者を必要としているのと同じように，私たちも必要としている。彼の戸棚の中の骸骨を隠すのを助けるために私たちを必要としているのである。たとえば，毎年，数千もの死が彼の責任ではないかのように偽っているのである。彼のなかにはほかの形で現われてくる多くの暴力も潜んでいる。アルは人々からお金や健康を取り去っていく盗人なのである。そして，時々彼を信頼している人々からパートナーを盗んでいく裏切り者である。これらすべての悪の残骸は隠しておかれなければならない。

彼が私たちから必要とするものは，アル自身よりも問題の渦中にいる人を責めるアルコール問題にまつわる考え方である。そのために彼は，彼の遺伝子を探すための不断の研究を後援する。その遺伝子とは，彼の崇拝に限度を超えてその人生を捧げそうな人々を予測するためのものである。残りの人たちが遺伝子をもたないことで安心するのであれば，私たちはアルの影響に反乱を起こす必要はないのである。アルはアルコール依存が病気であるという考え方を推進し，そのために彼の最も熱狂的な信徒を犠牲にする覚悟がある。なぜならば，このことによって，他の数千もの人々が継続して多量の飲酒を続けても大丈夫だと請け合うことができるからである。アルは個人に焦点をあてた治療プログラムも好む。これは，アルコール問題を精神の内部原動力，または人間コンピュータのプログラムミス，または機能不全家族に関連しているとしてしか説明しないからである。そのような治療のあり方は，アルが追従者を募り彼らの献身を維持し続けることを可能にするような社会的な物語から，支援する人々の注意やエネルギーをそらせていく。人間のなかに欠陥が見つけられていく限り，アルは幸せだ。人々の注意は彼の影響からそらされるからである。

「酒のある生活」が何を意味するのか十分に示せただろうか。私たちはアルの罠や戦術の一部しか話していない。アルによって影響を受けている人たちにはたらきかけるときには，彼らに直接質問をすることによってもっと多くのことを知ることができる，と私たちは提案したい。アルの手によって苦しめられている人たちは，アルの罠についてより多くのことを知っているのである。

アルと離別する

ダニエルはこのような人々の1人で，私（ロレイン）にカウンセリングを求めてきた。私たちは一緒に，彼の人生におけるアルの影響について会話を生み出していった。私の質問に答えながら，ダニエルは脱構築的なやり方で，アルとの関係を理解していくための視点にまつわる比喩を発展させた。彼はアルから「離別」する手配をしたいと決心するところまできた。次の手紙は，カウンセリング・セッションの後で私がダ

第6章　アルコール依存の物語に対抗する

ニエルに書いたものである。これはカウンセリングで彼が苦しんでいた問題の探求の記録となっているし，ナラティヴの視点からどのようにして新しい物語が発展してきたのかを示す例でもある。

　　ダニエル様
　　　今日私は私たちのミーティングについて考えていました。そして，私たちが話したことを文章にすれば，双方にとって有益ではないかと考えました。私が誤解していることや，私がもっと理解する必要があることがあれば，私たちが次に会うときにそのことを教えてください。
　　　ダニエル，私たちが最初に会ったとき，あなたはアルコール（アル）と長い，やっかいな関係があり，何年にもわたって，ますますあなたのなかの自己を盗んでいってしまうと説明してくれました。ここで，時にあなたはあなた自身というよりは，「アルの人」であるかのように見えたということでした。何年にもわたって，「アル」はあなたが自分自身を嫌うようにしむけ，他の人を愛する能力を奪い，あなたがいきづまっていると確信させました。また時には，「アル」はあなたの記憶を占領（飲んでいる間の記憶を失うこと）し，あなたの価値観や人生上の希望と一致しない態度や行動を決定してしまったということでした。このような理由からあなたは「アル」との関係にほとほと嫌気がさしたと説明してくれました。
　　　ダニエル，「アル」は，あなたの人生から他のすべてを追い出すために，あなたのあらゆる注意，献身，情熱を要求してきたと話してくれました。そして，「アル」は，あなた自身の人としてほんのわずかな空間しかあなたに残さずに運転席や操縦席に座り続け，あなたの過去と将来を完全に支配下に置いていたのです。この関係において「アルと離別する」という表現に同意してくれました。
　　　ダニエル，私はあなたがこの1か月間，その関係に戻るよう「アル」が要求してきたのに対してどのようにして抵抗し続けることができたのかとても興味があります。私は，この姿勢でいることはとても簡単であるとはいえないことを理解していますし，それは多くの離婚と同じように，時に地雷のある戦地のようなものです。「アル」がこの離別を推し進めているあなたから何かを盗むことに成功しなかったことについて，そしてあなたがただ生き残ったというだけでなく，1か月にもわたってこの別れを維持することに100％成功したことについて，私は驚かずにはいられません。最初にあなたの人生においてアルが損害を与えていることを容認することはできないと決心し，第2にあなたが自分の人生において異なった，もっとまともなことをする権利があると信じることを可能とするような何かを，ずっと「アル」から隠すことができたことに，私は驚かずにはいられません。あなたは自分自身の実現されていない可能性について感じるフラストレーションを説明してくれました。「アル」が完全にあなたの個人的な才能や能力を奪ってしまってはいないという可能性を感じていますか？　まだ

159

第II部　実　践

　実現されていない可能性についてこの知識が，鬱への扉を開けることもあるでしょうが，同時にアルコールの破壊力に刃向かってあなたが力強く立ち上がることを助けてくれているという可能性がありますか？　「アル」の人というよりは自分自身の人となる権利を奪還すると固く決意したことが，この任務をあなたに継続させてくれているとも語ってくれました。この決意というのが，過去に「アル」があなたにわからなくさせた人間の質のことでしょうか？　つまり，そのような堅固な意思を所有していたということを知っていましたか？　それともこのことはあなたにとって驚きだったのでしょうか？

　ダニエル，アルコールからの要求に反抗し続けるとしたら，それはあなたが「離別を続ける」ことを助けてくれ，そして「アル」によって支配された生活よりもあなたに合うものをつくりあげ，発展させていくことを助けてくれる他の「盗まれた所有物」を取り戻すことが可能になってくるのでしょうか？　そうであれば，この盗まれた所有物について何か考えたことや気づいたことがあるでしょうか？

　私は，「アル」が扉をドンドンたたいているという物語が気に入りました。これは「アル」が要求の多い，虐待的な愛人のようにふるまうという，あなたの他の物語と適合してくる部分もあるのでしょうか？　あなたが「アル」を扉の外側に追い出しただけではなく，扉に鍵をかけてしまったことに好奇心をもっています。あなたがいかにすばやく扉に鍵をかけてしまったかを話してくれたことも，その唯一の鍵をあなたがもっていることも覚えています。どこでその鍵を見つけたと思いますか？

　鬱がどのようにあなたを襲い，鍵をもぎとり，扉を「アル」に向かって開けようとしているかについて説明してくれました。過去に鬱がアルコールを呼び込み，あなたの生活のなかでお互いの場所を強固なものとするために，「アル」と鬱が一緒にはたらいていたことを話してくれた時のあなたをよく理解できます。私たちのミーティングの最中でさえ，鬱はアルコールがひどい鬱の状態に役立つ唯一の治療薬であるということを私たちに確信させようとしたのを思い出します。それはあたかも鬱が毒で，アルコールが解毒剤であるかのようにです。あなたの体験から，アルコールが鬱の治療薬であるというのは真実であると思いますか？　何年にもわたって，アルコールと鬱が一緒にあなたの生活でお互いの居場所を強めてきたのでしょうか？　それともあなたの可能性のすべてを発展させようとあなたを助けるために，一緒にはたらいてきたのでしょうか？

　鬱が自分の力を強めるためにとる手段のいくつかについて説明してくれました。たとえば，あなたを一日中ベッドにいさせること，他の人々から隔離することなどです。このようなやり方や影響に気づいていることは，時に鬱の押しつける規則に反抗する手助けとなってくれるのでしょうか？　たとえば，鬱が今日の私たちのミーティングを休むようにあなたを強く説得したのにもかかわらず，あなたはどうにかしてこの指示には従いませんでした。この反乱は，よりあなた自身の人であるあなたと調和して

第6章　アルコール依存の物語に対抗する

いるということですか，それとも鬱によって支配されているあなたと矛盾していないのでしょうか？　鬱の規則に反乱しているような他の実践はありますか，それともこのようなやり方でこの知識を利用し始めたばかりということなのでしょうか？　鬱とその支配のやり方に熟知しているとすれば，この知識も「アル」と離別し，あなた自身の人となる使命に有効または重要なことなのでしょうか？

　私たちの最後のミーティングの後で私のなかに生まれたイメージは，あなたが自分自身の自由な闘士となっているということでした。ダニエル，あなた自身と「アル」との間により広い空間を置くことによって，アルコールの攻撃に抵抗するためにより多くの武器を見つけ出すことができると思いますか？

　かなり多くの質問をしてしまいましたが，あなたを圧倒してしまわないことを願っています。これらの考えや質問のうちであなたが興味をもつものがあれば，次のミーティングでそれらについてもっと十分に話すことができます。または，考えを書いてみたい気持ちになったら，それも歓迎します。

暴君「アル」に反乱する同盟軍として
ロレイン

責　任

　ダニエルとの会話のなかで，標準的な人道主義的な言い方で，彼が経験している問題に対して「責任をとる」ことを私は彼に尋ねていない。社会構成主義的な視点からは，これは意味をなさない。私たちの考えに作用するディスコースに対して個人的に責任はとれないからだ。それに対して責任をとろうとすれば，個人的な欠陥の意識によって無力にさせられてしまう。私たちの誰一人としてアルの話し方を発明したと主張することはできない（醸造所の取締役やメディア界の権力者でも同じことである）。同時に，私たちがアルの言語を使用するときにはいつでも，私たちはすべて共同でかつ継続的に彼を再生産しているのである。明日の「アル」の社会的慣習は，私たちが昨日の慣習を行動や言語使用のなかで存続させ，変更しながら，今日私たちがつくりあげているものなのだ。そのため，私たちの外側にアルを位置づけていく話し方をするのは納得のいくことなのである。この話し方は，私たちの人生における彼の影響を脱構築し，ダニエルがしているようにアルの管理から人生を取り戻す位置づけを私たちに与えてくれる。

　ダニエルと私が取り交わしていた種類の会話はアルコールの影響からその人を切り離すように誘い，その人の人生における影響をみていく質問をすることによって発展する。次にこのような種類の質問例を示す。

第Ⅱ部 実　践

- アルコールがあなたから奪っていたものについて話すことができますか？
- アルコールとの関係をどのように描写しますか？　この関係のなかで，アルコールはどのくらい力をもっていて，あなたの力はどのくらいですか？　力はどのように分けられるとよいと思いますか？
- アルコールはあなたにどのように自分の家族とかかわってほしいのでしょうか？または，あなたのパートナーとはどうでしょうか？
- アルコールの生活方法は，あなたが自分の仕事に捧げたいエネルギーをあなたから要求しているのでしょうか？　それは，どのようにしてあなたにそのエネルギーをあきらめるように口説いているのでしょうか？
- アルコールは，あなたが法律との問題に巻き込まれていくように，どのような罠を用いているのでしょうか？
- アルコールは，安全や健康にとってよくないことをあなたにさせるために，何を確信させているのでしょうか？

そして，カウンセリングに参加している家族にも質問をすることができる。

- お父さんへのアルコールの影響は，あなたとお父さんとの関係にどのような影響をもたらしているのですか？
- アルコールがあなたの夫／妻／父親／母親／息子／娘の人生をさらに乗っ取ってしまうために，どのような役割をアルコールはあなたに習慣づけさせているのですか？
- どのようにして，あなたの家族は酒のある生活を採用するようになったのですか？
- あなたの家族からアルコールが奪ってしまったものは何だと，あなた方一人ひとりは考えますか？

　これらすべての質問のなかに暗示されているものは，人はその問題のために責められることはないという敬意のこもった認識である。しかしダニエルへの手紙で示したように，私たちはアルコールとの関係において責任のある位置づけをとることを真剣にすすめていきたいのである。ダニエルがアルコールの操り人形ではなく，彼自身の人生の役者として自分自身を考えるための窓が開かれたのである。彼は，問題に対立するエイジェンシーの可能性を探求するように問われているのである。彼は問題そのものに対する責任よりも，アルコールがもたらした問題を解決していく責任を問われ

第6章　アルコール依存の物語に対抗する

ているのである。

エイジェンシーを取り戻す

　レニーの物語は，個人のエイジェンシーを発展させる重要性をさらに示している。レニーは20歳で，彼女の保護観察官が私（ロレイン）に会うようにすすめた。レニーは法的にやっかいなことになっていたのである。また，彼女は5か月の妊婦でもあった。彼女はアルコールを打ち負かすことができるかどうかについて絶望して希望が見いだせないことを話し，彼女自身を飲酒をやめることに希望がもてない人間であると表現した。また彼女は胎児の健康にアルコールがもたらす影響について，罪の深さに圧倒されそうになるとも話した。彼女は妊娠中飲酒をして彼女のボーイフレンドにたたかれていたのである。

　私はレニーに，罪の意識がアルコールとの親密な関係を支援しているのか，それともその関係に限界を設定するために彼女の希望を支援しているのかどうか，を尋ねた。罪と恥の意識がアルコールの力を強めていることは，彼女にとって明白なことであった。彼女の生活における罪の位置づけを強めることもしたくなかったが，同時に私は，彼女の子どもの発達に対するアルコールの悲惨な影響を過小評価することへの参加も共謀もしたくなかった。

　外在化する会話法は，アルコールの胎児への影響の詳細を描写することを可能にする。私たちはなぜ罪の意識がそれほど強いものなのか，彼女の子どもにアルコールはどのような影響をもたらすのか，そして胎児へのアルコールの影響についての既存の医学の情報について，レニーの考えを探求した。このような種類の会話は罪の術策に陥ってしまう可能性があるが，問題を人から切り離すことと常に外在化する会話法を使うことによって，叱責をレニーではなくアルコールのほうに置くことを可能にする。

　後の会話のなかで，このときの会話がアルコールと彼女の関係におけるターニングポイント（転機）になったとレニーは話してくれた。（この時の話によって）「アルコールが私に対して何をしてきたのか，そしてアルコールが私の子どもを私から引き離そうとしていること，アルコールが母親にまでもなりたいのだということについて，考えさせてくれたの」と語ってくれた。

　最初のミーティングの後で私は次の手紙をレニーに書いた。この手紙は，アルコールを支持する物語を壊そうとする彼女の物語を共著していく過程の記録である。

　　　レニー様
　　　　私は昨日のミーティングについて考えていました。あなたの人生とあなたの子ども

第Ⅱ部　実践

の人生における「アルコール破壊」に反乱するあなたとあなたのたたかいについてです。「アルコール破壊」が次の犠牲者としてあなたの子どもを要求しているのを拒んだあなたの勇気と決意に対して、敵として向かってくるアルコールがどのようなことを言ってくるのかを思いめぐらさずにはいられません。

　アルコール，あなたの友達，ボーイフレンド，子ども，そしてあなた自身のなかで誰が最も「アルコール破壊」に直面する強さに価値を見いだし，理解してくれると思いますか？

　アルコール，あなたの友達，ボーイフレンド，子ども，そしてあなた自身のなかで誰が最もアルコールの代償と困難さ，アルコールに直面すること，そしてあなたの人生における破壊的な力を制限することに価値を見いだし，理解してくれると思いますか？

　アルコール，あなたの友達，ボーイフレンド，子ども，そしてあなた自身のなかで誰が最も「アルコール破壊」からあなたの人生の管理を取り戻すための戦闘をしているあなたを支援してくれるでしょうか？

　レニー，いくつかの質問は簡単に答えることができないと思います。私は，これらの質問はすばやく手軽に答えるよりも，じっくりと考え，思いをめぐらせるための質問であると思っています。まだ書き続けたいことがあるので，もう少し私に付き合ってくださるようお願いします。

　アルコール，あなたの友達，ボーイフレンド，子ども，そしてあなた自身のなかで誰が最もあなたの子どものことを心配していると思いますか？　このことはどのように示されているでしょうか？　あなたが飲むことを期待し，すすめ，そして大丈夫だよという友達がいるとすれば，その友達はアルコールの影響についての専門家なのでしょうか，それともあなたと一緒に飲みたいと思っているだけなのでしょうか？

　レニー，アルコールはあなたの生活のなかで暴力と虐待を支援していると思いますか？　あなたのボーイフレンドは，（たぶん故意ではないでしょうが）あなたの生活のなかで暴力と虐待を支援したのでしょうか？　あなたの友達は，（たぶん故意ではないでしょうが）あなたの生活のなかで暴力と虐待を支援したのでしょうか？

　あなたは，あなたのボーイフレンド，友人，そしてアルコールから得ている支援や理解よりももっと多くのものを受け取る権利があると思いますか？

　私たちが知ることができるのであれば，あなたの子どもは，あなたがその目でアルコールを見据えそれがもたらす破壊に立ち向かっていることについてどのように考えるでしょうか？　何年かたち，あなたの子どもが大きくなったときに，あなたに飲むことをすすめたアルコールに感謝するでしょうか，それとも子どものためによい人生をつくりあげるために奮闘したあなたに感謝するでしょうか？

　レニー，あなたが考える質問はずいぶんありますね。でも，あと1つだけ。アルコールの嘘に対して気づくようになってきたのはどのような経過なのでしょうか？　た

第6章　アルコール依存の物語に対抗する

とえば，アルコールは人々の生活に幸福とよいひとときを運んでくるとあなたは考えていましたが，それは本当は破壊を運んでくると発見したのですね。アルコールが約束する心地よさや楽しいひとときをあなたにもはや確信させないのはどうしてなのでしょうか？
　あなたの使命が達成できますように！　来週話ができることを楽しみにしています。
ロレイン

　追記として，レニーは妊娠への心遣いとして，ただちに土曜日の夜の飲酒をビール1缶に制限した。そして，彼女の人間関係における虐待と暴力に疑問を投げかけ，監視するようになった。私たちは引き続いてのミーティングでこのような成果がどのようにして，どのような理由によって現われてきたのか，そしてその意義について探求した。しかし，アルコール消費を減らすという彼女の決心が妊娠の数か月後であったので，レニーは「アルコール破壊」（致命的なアルコールの影響）から子どもを完全に救うことはできなかった。

「アルコール依存」のディスコースとそれが私たちの目をくらます力

　多くの人たちにとって自分の人生におけるアルの影響に名前をつけ，その影響が否定的なものであると認識していくことが困難となる理由の1つは，飲酒やアルコール依存についてのディスコースが実際にじゃまをするからである，と私たちは気づいている。ビルの物語がこの点を描き出している。
　ビルがカウンセリングを受けにきたとき，「アルコール問題」はもう長いことビルの生活に影響を及ぼしていた。大量飲酒は彼に飲酒運転による一連の有罪判決をもたらしていた。これらのことによって出廷を命じられ，運転免許の停止とかなりの額の罰金が生じていた。彼はまた飲酒時の一時的な記憶喪失にも苦しんでおり，飲酒が仕事ぶりにも影響を及ぼしていることから職場で非難を浴びていた。ビルは不安に打ちひしがれていたが，その不安は飲酒そのものに関してではなく，それが引き起こす事柄についてであった。今や「アルコール問題」は，（次に同じ違反で捕まえられると，運転免許の取り消しと禁固刑のおそれがあるので）彼の自由と雇用に影響し始めており，ビルは彼の人生でアルコールが起こしている問題が彼にとって容認できないものであると考え始めていた。
　アルコールがその影響について責任をもつことなしに，その影響を及ぼすために彼をどのようにだましてきたのかについて，私は好奇心を示した。ビルがあげた理由の1つは，自分はアルコール中毒ではないのでアルコールに問題があるとは考えられな

い，ということである。ナラティヴの視点からみると，アルコール依存に対するディスコースが，彼の人生と人間関係における影響に対して彼を盲目にしていたのだ，といえるだろう。もし彼が直視することができればそれは問題だといえるような影響に対してである。長期間にわたって，アルコール依存の人がどのようなものであるかという共通の認識は，ビルの生活におけるアルコールの影響を覆い隠してしまい，たぶんその影響に対して立ち向かい抵抗することから彼を遠ざけてしまったのだ。彼にとって「アル中」とは，彼の人生の経験における多くの側面とは一致していないまま，彼のアイデンティティを強力にひとくくりにして定義してしまうものとなっていた。彼は毎日飲んでいるわけでも，毎週飲んでいるわけでもなかった。彼はいつも仕事に就いていたし，家もあり，請求書の支払いもしていた。いかにも正当に，否認という概念が示す個人的な勇気が不足していることもなしに，ビルは自分自身を描写する言葉としてアルコール中毒を拒否したのである。

　しかし，問題を生み出す影響をもつアルコールを認識するための他の話し方を利用することが，ビルにはできなかったのである。それどころか彼が思い出す限り，「とことん飲むこと」が家族，仕事，社会，スポーツ生活の常識となっている世界に彼はずっと住んでいたのである。大量飲酒は彼の文化的な環境のなかでは人の生活のあり方であった。彼はだまされやすいわけでも愚かでもなかった，ただ単純にアルコールが重要な役割を演じている生活習慣を無意識のうちに取り入れるようになったのである。より人道主義的なアプローチとは対照的に，私が会話に持ち込んだアプローチは，アルコール依存の生活習慣を彼が望んで取り入れるようになったという仮定を避けることであった。私は彼に自分の飲酒に対して「責任をとるように」尋ねたりしなかった。しかし，アルコールは彼の人生における結末に対して前もって同意を彼からとっていなかったこと，そしてどのようにしてアルコールが提供するものの代償として彼から奪ってきたものを隠すことができたのかについて，私たちは話し合ったのである。

対処する力を取り戻す

　いったんアルがその人の人生において影響を及ぼしていることを明確にすると，アルコールと同一化されているその人自身を分離させていくために，外在化する会話法を用いることができる。そして私たちはアルの影響に対抗してたたかうことについて話すための位置につけるのである。この分離は人とアルとの「関係」を話し合うための扉を開くのである。そしてこの関係を特徴づけるものとして，継続的な比喩を発展させることができる。それは親密な関係なのだろうか？　それは他のときにはもう少し距離のある関係なのだろうか？　今週はより多くの距離を保つことができたのだろ

第6章 アルコール依存の物語に対抗する

うか？ アルコールはあなたにまた接近を試みているのだろうか？ それは虐待関係なのだろうか？

　しかし人々を打ち負かしている問題を扱うことは，問題を打ち負かすことができると感じる能力を築いていく過程が要求される。ナラティヴ・アプローチにおいては，アルコールがもたらした問題にどのように対処するかについてカウンセラーとしてもっている知識を伝えていくよりは，その人または家族がすでにもっている知識を発見し利用するのを助ける方法を模索する。この方法で，私たちはクライアントをカウンセラーによる職業上の植民地支配の危険にさらすのを極力避けていくのである。

　このような種類の会話は，しばしば最初はカウンセラーとクライアントの間で簡単に生まれてくるものではない。アルの話し方のほうがずっとなじみやすく，それはアルよりは他の人や自分自身を非難することが多い。ナラティヴ的な質問をするには社会的な慣習を破ることが必要となるので，カウンセラーの側には勇気と自信のある忍耐強さが求められる。

　しかしナラティヴ・アプローチは，すべて抑圧するものは本質的に不完全であるという揺るぎない信念によって性格づけられている。アルは多くの影響力をもっているようにみえるが，完全に主導権を握ることはない。人の人生にはアルの影響から分離している部分が常にあるのだ。人が酒を飲まない生活を送ったり，または適度にそして安全に飲酒することができた日々が必ず存在する。アルの影響によって完全に乗っ取られてしまっていない家庭生活の側面が存在する。希望に結びつく要素が存在するのである。アルが人々を引き込むような問題に対処するための資質，一時的に見過ごされているが利用することができる資質がどこかに存在する。絶望や暗黒の物語にも必ず輝かしい瞬間が存在するのである。

　一般に，このような資質，このような輝かしい瞬間，その人や家族の生活においてアルの強い影響をもとにしては予測することができない出来事，そして問題に直面してなし得ることができた小さな成果は，現在それほど重きを置かれていないし注目もされていないものである。それらは十分真剣に受け取られていない。それらに沿って人のアイデンティティを語っていくことを可能にするほど，十分に語られてはいないのである。そして，その人や家族の意識のポケットに隔離されたままとなっている。しかしこのような資質の回復を通じて，何が認識されていないままであるのかの気づきを通じて，このような出来事にまつわる新しい物語の形成を通じて，以前には十分に活用されていなかった資質を利用する関係の形成を通じて，変化がもたらされ，アルコールの問題が克服されていくのだ。

　マイケル・ホワイトのいうユニークな結果を引き出すために，私たちはそれらを意

識化させる質問の形式を使用する。次にその例を示す。

- 強力なアルコールの影響にもかかわらず，今日ここに来る決心をして，助けを求めることがどのようにしてできたのか，私に話してもらえませんか？
- あなたの人生において，あなたがアルコールの支配を許していないのはどの部分ですか？　どのようにして完全に主導権を握られないようにしたのですか？
- アルコールがあなたの結婚生活を完全にだめにしてしまうことをどのようにして防いだのですか？
- 先週に戻って，あなたが勝ち取った成功について話してもらえますか？　たとえ数時間でも，アルコールの要求に対して「ノー」と言うことができた時のことを。
- 過去において，あなたの家族と一緒にどのようにしてアルコールの影響に反して働くことができたのですか？
- アルコールが今ほどまでにはあなたの人生を仕切っていない時がありましたか？　あなたはどのようにしてこの姿勢を保つことができたのですか？　アルコールが支配していない時には，あなたのパートナー，家族，友人，そして仕事に関してどのような違いが存在したのでしょうか？
- アルコール問題を克服する作業において，あなたの手本となるような人は家族のなかでは誰でしょうか？

　インスー・キム・バーグとスコット・ミラー（Berg & Miller, 1992）は，助けを求める決心をしてから最初の予約をするまでの間に起こった変化について尋ねるように提案している。新しい物語のための建築ブロックとなる，多くの重要な事柄がこの時に起こると考えている。そして，アルコールが乗っ取っていない人生の領域を認識するのが困難な人々に対して，「どう対処したか」の質問（コーピング・クエスチョン）を尋ねる価値についても提案している。たとえば，「アルコールがあなたにしたすべてのことを考慮して，どのように対処してきたのですか？　どのようにして生き残ってこられたのですか？　アルコールから離れて自分自身でいるという感覚を，どのようにして維持できたのですか？」

新しい物語をつくりあげる

　支配的な物語と確かな生きた体験との間に相違点を確立していくことは，まだ十分とはいえない。クライアントが無作為な余談としてではなく，人生における意味深い筋書の発展とみてこれらを物語る必要性がある。物語はアルの影響に対しての抗議

第6章　アルコール依存の物語に対抗する

に成功したこと，危険な行動から離れること，アルコールが人の注意から隠している問題に対処すること，自分の健康に敬意を払うこと，薬の支配から自由になった関係などによって発展させていく必要がある。

　ナラティヴ・アプローチはクライアントにある種の楽観性を伝えていくものである。しかしまたこの楽観性の結果として，時にカウンセラーがクライアントの先を行ってしまう危険性がある。この点においては，アルコールは手強い敵であるため，カウンセラーがアルコールの強さに敬意を払う必要性があることを覚えておくことは大切である。次の物語はこの点を述べている。

　ジョーは，「私にとってアルコールは全然いい所なんてないんだ。ただ問題の山を築くだけなんだ」とカウンセリングで話し始めた。アルコールをうまくコントロールすることで，彼の人生は「ひっくり返る」（改善の可能性を示している）と期待していた。ジョーにとって，アルコールの人となるよりも自分自身の人となりたいこと，そしてどうしてそのようにしたいのかは明白なことであった。しかしまた，「アルコールの贈り物」を捨てがたく思っていたし，アルコールが彼の人生にたくさんのいいことをもたらしてくれたとも考えていた。そしてどんなに挑戦しようとも，けっしてアルコールには勝つことができないという確信ももっていた。

　ジェームス・プロチェスカとカルロ・ディクレメンテ（Prochaska & DiClemente, 1982）のいう「変化の車輪」（訳注：変化の車輪とは，変化の過程を①熟考の前段階から始まり，②熟考の段階，③準備／決意の段階，④行動の段階，⑤維持の段階，⑥再発の段階の順を経て最初に戻るようすを示したものである。最終的にはこの車輪の回転を抜けたとき変化は確実なものとなる）は，ジョーがこの時点では「熟考の段階」であることを示している。ジョーと私（ロレイン）は，アルコールが乗っ取ることができなかった彼の人生の領域について話し合った。たとえば，アルコールは「よい働き手」という彼の評判を台無しにすることはなかった。私たちはこれがどのようにして可能であったのか考えてみた。そしてアルコールを「悪友」として強く外在化させていった。私はジョーの将来に対して「悪友」はどのような計画をもっているのか，そしてジョー自身の計画と一致するのかについて尋ねた。この会話は困難なものだった。移行が可能となる証拠はわずかなものでしかなかった。アルコールの力は無敵なように思えた。重ねて言えば，カウンセラーとして，私はアルコールに打ち負かされていると感じ始めていたのである。

　しかし，ターニングポイントがやってきた。ジョーと私が腕相撲について話をしていた時のことである。これは，2つの力が戦い抜いていくゲームであるとジョーは説明した。何が要求されるのかというと，筋力と同様に心の強さである。ジョーは気晴

第II部　実践

らしにそのゲームを体験したことがあった。友達連中のなかで，彼はいつも一番長く持ちこたえることができたと話した。彼が言うには，彼は最初のわずかな腕の震えが，相手が弱り始めたという最初の兆候であることを知っていたのである。この震えを感じることができると，どのようなことも彼をあきらめさせることはなかった。

またジョーは，彼と友人がお互いに直線で向き合い2台の車で「度胸試し」する習慣がどのようなものであったかも話してくれた。これは彼によれば，アルコールによって始められたゲームである。そしてまたこのゲームでも，彼はよけてしまうのを最後まで持ちこたえることができるという評判を得ていた（そしてまた，私はアルコールの要求する力によって影響されていると感じていたし，それらは圧倒的であるように見えた）。

アルコールにある気持ちのスタミナと強さの向きを変えて，急にアルコールのためにではなくアルコールに反して働き始めたら，どのようなことが起こるのだろうかと，私はジョーに尋ねた。それは「決死の戦い」になると思う，と彼は答えた。しばらく真剣に考えた後で，彼はたぶんアルコールが勝つことになると思うとつけ加えた。

私は失望した。私はアルコールが無敵であることに同意し，そのような強さと評判をもつ戦士を相手にして立ち上がる決心をする途中にいるのだろうかとジョーに尋ねた。

私の言葉はドラマチックに響くかもしれないが，ジョーはアルコールが彼の人生に対して本当に脅威となっていると知ったため，私のところへ来たのだ，と私は判断したのだった。「まあいつかはみんな死ぬんだよな」や「年なんかとりたくないもんだ」という言葉にもかかわらず，彼が完全にアルコールに人生を明け渡してしまってもよいと考えているとは確信していなかった。このままでいけば，アルコールがジョーの命，またはジョーの手を通じて他の誰かの命を奪ってしまうのではないかという，恐ろしい予感を私は感じていた。

この文章を書いている時点で，ジョーはアルコールと「腕と腕」の勝負をしており，少しばかりの勝利をあげ始めていた。このような勝利を彼は腕相撲の比喩を使って「俺の腕がテーブルから1センチのところにあった」のだと描写し，「今は互角のところにいるが，俺はまだ汗もかいていないのさ」と話した。

これはドラマチックな，または驚嘆するような，または急速な変化があった物語ではない。それでもこれは変化の物語であり，人の時間とエネルギーに対するアルコールの過酷な欲求から自分自身を主張するようになった人の物語である。この変化を物語っていく共著者として，私は忍耐強くある必要があったしアルコールの力に大きな敬意を払う必要もあった。しかしこの力によって打ち負かされたり圧倒されたりする

第6章　アルコール依存の物語に対抗する

と感じるような招きには，抵抗する必要もあったのである。時々，アルコールはほんのわずかも譲らないかのように私たちにはみえるのだけれども。このアルコールの力はカウンセラーに，クライアントがあまりにも深くアルコールにとらえられてしまって逃げることができないと思わせるか，アルコールに対して何かをするにはあまりにも弱すぎると感じさせてしまう。または，カウンセラーに自分の力不足であると思わせてしまう。

　敵の力に対して敬意を払う方法の1つは，敵と対面したときのどんなに小さな達成物でもその意義を真剣に受け取っていくことである。彼がアルコールとたたかうことを決心していたとどのようにして知ることができたのか，私はジョーに尋ねた。彼の返事は，自分がぐっと一気にあおることなしに飲んで過ごした夜，このことを理解したというのであった。この見た目には小さな変化が，初めてアルコールを負かしていく可能性を彼に気づかせてくれた。彼の次の成功は，ぐっと一気にあおらずに飲み，「へべれけになる前に」飲み会の場を去ったことであった。

　ジョーの先を急ぎすぎるのを避けて，私は事細かにそれらに対する説明をすることによって，どんなに小さなことでも勝利を祝うことが重要であると考えていた。また，優勢でない時にも計画を立て，戦略を練り，戦闘に配備できる武器（資質や知識）によって支援していくことはたいへん重要であると感じている。軍事的な用語はジョーの言葉を反映している。彼や他の人々にとって，アルコールの影響下から出てくることは，カウンセラーを同盟軍とする戦闘と同様である。この文脈において，離脱症状はアルコールの兵器工場内における武器にたとえられる。

　ジョーが切実にアルコールと戦闘を開始すると決心するまで時間がかかったが，この過程によってこそ，ジョーがアルコールとの関係を再調整するのを担当することになったのだということを強調したい。タイミングやペースは彼が管理するものなので，彼の管理下にアルコールを置くことを開始したことの功績のすべてを自分のものとすることができる。アルコールとの戦闘における彼自身の資質や能力の使用を注意深く詳細に物語るためにかけるこの時間には，2つの目的がある。それは，現在の戦闘におけるこれらの資質を彼が使用できるように勇気づけ，そして彼の人生における他の領域においても彼が使用していると想像できる資質を認識させる。このようにしてジョーは，アルコールの物語に対する対抗策を発展させ始めた。その間，アルコールは依然としていくつかの戦闘では勝利を収めている強力な戦士として認識されていた。事実アルコールをこのようにみなすことは，予想される再飲酒と驚嘆に値する勝ち目の少ないたたかいに打ち勝つことの両方について，意味をつくりあげる現実的な文脈を構築することができる。

第II部　実践

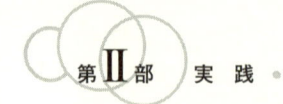

新しい物語の観客をつくりだす

　社会構成主義の視点は，自分自身の概念をつくりあげていく物語が私たちの社会的なネットワークの言語的な文脈で語られ，語り直される物語であることを私たちに教えてくれる。アルコール問題の物語に対してもこのことが真実であるならば，私たち自身の社会的な状況において能力，抵抗，エイジェンシーについての新しい物語が真実となるようにする必要がある。よい物語がよい物語であるとその価値を認められるためには，観客を必要とする。しかし，幅広い観客を入念に探す必要がある。

　これが家族，友達，サポートグループが本当の支援となる場である。家族カウンセリングにおける挑戦は，アルコールの影響に敵対して問題ある人生の中心にいる人と同様に，それぞれの家族とかかわることである。このような場合に進展を引き出すナラティヴの質問例を次に示す。

- アルコールからあなたの人生のある側面を取り戻したこのような出来事は，困難なときに思い出すことができる，あなたの内面にある資質についてどのようなことを物語っていると思いますか？
- このような資質があるということを，家族では他の誰が気づいているでしょうか？
- 彼のなかのこのような資質をみることができた他の機会を思い出すことができますか？
- 先週彼女がアルコールに関していつもより少ない危険しかおかしていないということは，あなたにとってどのような意味をもちますか？
- 彼がこのような変化を維持できるのは，家族や友人にどのような自信があるからなのでしょうか？　その他の人々はどのようなやり方で支援してくれるでしょうか？
- アルコールからあなたの人生を取り戻していくときに，このような新しい発展に驚く価値を見いだしてくれる人は他に誰がいますか？

　次に私（ロレイン）がレニーに書いた手紙を引用する。すでに紹介したものではあるが，ここでは新しい物語に対して，観衆を募っている過程の例を示している。

　　…あなたのボーイフレンド，妹，母親，そして友達はすべてこの驚くべき方向転換に気づいていてその価値を認めていると，あなたは私に話してくれました。あなたの成功はこの人たちにとって驚くべきことだったのでしょうか？　それともアルコール

第6章　アルコール依存の物語に対抗する

に対する戦闘やアルコールがもたらす破壊のなかで，あなたがこれほどすばやく成功を収めると彼らに予想させる何かがあなたにあったということに，彼らは気づいていたのでしょうか？　最初にあなたの成功を彼らに知らせたとき，彼らはどのようなことに気づいたのでしょうか？　この成功があなたと彼らの関係にどのような違いをもたらすのであろうか，と私は考えています。私はまた，この変化のなかで彼らが一番価値を見いだすことはどのようなことであろうかと興味をもっています。
　…あなたの子どもは，あなたが母親になるための能力について，現在どのように考えているとあなたは想像しますか？　あなたの子どもは，将来あなたとの生活についてどのように感じていると思いますか？

　広範囲にひろがっている問題については，ナラティヴ・カウンセラーたちはクライアントに同じような問題とたたかう人々と彼らの成功の物語を共有することをすすめてきた。たとえば，デイヴィッド・エプストンと彼の仲間たちは多くの若い女性たちの幸福に反して機能する拒食症や過食症の戦術を究明する活動を続けてきた。この究明はその過程でそのような若い女性たちを共同の研究者として巻き込んできた。世間で規定されている女性の体型のイメージがどのようにして女性たちに人間としての自分価値に対する抑圧された概念に誘い込むかを理解することを武器として，彼女たちはこの有害なディスコースに対する抗議を基盤とするアイデンティティを築きあげてきた。そうするなかで，彼女たちは自分たちの人生の問題の一因となった抑圧的な社会的状況に抗議する，政治的な姿勢を取り始めているのである。
　アルコールに抑圧された状態にある人々のなかで，その影響に対して政治的な抗議の声をあげるグループがもっと数多く出てこないのは確かに不思議であると，私たちには思われる。ナラティヴ・カウンセラーたちは，反アルコール連合を育成することを考えるべきかもしれない。私たちは禁酒の思想やその他の構造主義的な解決をほのめかしているのではない。さらにまた，多様な社会状況においてアルコールの果たす肯定的な役割を否定する意図もない。しかしながら，アルコールの手によって苦しめられてきた人たちこそが，周囲にあるディスコースのなかでアルコールの果たす役割について語るに最も適しているのではないかと思うのだ。そうすることによって，私たち全員が健全な節制や節酒を奨励し，酒にまつわる問題の減少を語る方法の開発に参加できるのではないだろうか。そしてもし，ナラティヴが私たちを導く考え方によれば，アルコールの影響を受けた人々はすでにこれらのことを語ってくれているのだ。その声を聞くことができるような十分な注意を，私たちは彼らに向けているだろうか？
　そして最後に，カウンセリングの分野において，ことにアルコールのやり方と共謀

しているといわれるような治療的なディスコースのなかでの脱構築作業が必要である，と私たちは信じている。生物学的な疾患によって飲酒欲求があるという空論の方程式は，アルコールに対するオルタナティヴな物語を発展させていくことにはつながらないと，私たちは考えている。多くの人たちがこの方程式を個人的に満足するものであるとみなすかもしれないが，たとえばその物語の一部をこの章で紹介したビルやそのほかの人々のように，そのように思わない人たちもたくさんいるのだ。専門家として私たちは，アルコールの影響下にある一般の多くの人たちの経験に作用しているある種の権力／知を維持し，特権的に貢献する位置づけにある。このことは，アルコールについて議論する言語とそれがクライアントに関連してどのように私たちを位置づけているかについて内省的である必要性を示唆している。アルコールに影響を受けている人たちが病気で弱い存在であると確信させ続けるような内在化する言語の継続的な使用に参加しないことを，私たちは選択したい。このような言語は専門家のディスコースで個人を支配し，そして個人を政治的に従順な状態におくからである。

　むしろ，アルコール問題とたたかうオルタナティヴな物語を詳細なものとするために，潜在的に強力な道具としてナラティヴ的な比喩を普及させていくことに熱意を感じている。この章で示した物語は，ナラティヴ・アプローチがアルコールに関する一般の人や専門家のありふれた考え方をどのようにして徐々に解体することができるかを示している。このアプローチはアルコールを打ち負かす方法について，ローカルにもともとある知識が成長することを勇気づけていく。またこのアプローチは，専門家のディスコースへの自発的な服従を要求する疾患の犠牲者というよりは，自分自身の人生における主人公として，そのような知識の源である人として敬意を示すのである。

第7章 ナラティヴ・アプローチによるスクール・カウンセリング

ジョン・ウィンズレイド（John Winslade）
アイリーン・チェシャー（Aileen Cheshire）

「サムのことが本当に心配なの。誰からも自分を閉ざして。彼はカウンセラーのもとに行くべきだと思うの」

この言葉は，スタッフ控え室でコーヒーカップを前にして以前にも何度か聞かれたものであった。サムが3年前にこの学校に来て以来，教員たちは彼のことを心配していた。サムは孤立して，鬱状態で，悲しそうに見えた。いつも黒い服に身を包み，廊下を歩くときでもクラスに座っているときでも顔を長い髪で覆い隠していたし，誰とも視線を合わそうとしなかった。彼が学校で2年目の時にはもう1人の生徒と一緒になり，他の人とは絶対に何もしたくないのだという態度を示すようになった。他の生徒たちは彼らを「ヘビメタ狂」として見ており，2人の会話に暗い側面があることを懸念していた。

教員たちはサムや彼の友達とつながりをつくろうと努力をしたが，成功しているようには見えなかった。小さな生徒指導上の出来事があり，サムの母親と学年主任が話すことになったが，このことはサムの状況が変化することについて何かの期待をもたらすようなものではなかった。サムに対する懸念は継続していった。教員たちはサムを「危ない」生徒とみて彼の殻を打ち破るために知っている限りのことを試したが，すべてむだであったと感じていた。サムの名前が語られるたびに，挫折感と膨らんでいく不安が支配的になっていった。

ナラティヴの視点からは，ディスコースの位置づけを構築していくのに軸となる言葉として，「危ない」生徒という描写をとらえることができる。そしてこれは，教育専門家と生徒の間の力関係を設定してしまうような描写である。そのため，私たちはその言葉の使用からもたらされる影響について関心をもつことからアプローチしてい

175

第II部　実践

くことを提案するのである。人を過小評価していく過程の第一歩が始まっていく可能性がどこにも存在する。特にそれは，その言葉が内部的な欠陥を示すようなときに顕著となるのである。ここでこのような警告を発する理由は，サムに対する心配の表現の真実性に対して疑問を投げかけるのではなく，いかに言葉が無心ではあり得ないかということを示している。言葉は私たちの考え方を形づくり，関係を設定していく。教員が生徒に関してこのような危険な方法で言葉を使用するとき，カウンセラーとしては，このレッテルを貼ることにつながった出来事について尋ねていくことによってその使われ方を脱構築し，「専門家の話」のようなものに響くことが少ない話し方を探していくことができる。

　数人の教員はサムがカウンセリングに来ることができるように扉を開いてくれた。学年主任と担任がカウンセリングをすすめ，私（アイリーン）は彼に招待状を送った。彼はすべてのアプローチを拒否した。その後学校生活の4年目のはじめに，彼は相談室に来て電話を借りることができないかと尋ねてきた。電話が終わってから，私は彼の学校生活について少し雑談した。サムの返事から私は彼にとって学校生活がどのようなものとなっているかについてもう少し話したいのではないかと感じ，誘ってみた。彼は安堵のため息をつき，話をすることに同意した。

「壁」

　サムが最初の予約の時間に現われたときに，私は何が彼をカウンセリングへと足を向けさせたのかに好奇心をもった。彼は，自分が他の人たちから「遮断」されているという恐怖を感じると答えてくれた。3年目の終わりにアニーとの最初の真剣な関係が始まったときに，彼にとっての転機が訪れた。サムが何を恐れたかというと，彼は他の人たちから「遮断」されてしまっているので，彼女との関係も「閉じられてしまう」のではないかということであった。彼は彼女との関係を維持したかったのである。私は，サムの比喩である「遮断されている」ということについて質問をし始めた。それは，彼が何を問題とみているかについて外在化する会話を提供してくれると思ったからである。

　「『遮断されている』という感覚は，あなたのまわりに『壁』があるようなものなのでしょうか？」と私は聞いた。

　サムはこの描写が彼の隔離されている感覚に近いものであると感じたようで，真剣に答えてくれた。そこで私たちはこの「壁」がどのように見えるものか，どのように

第7章　ナラティヴ・アプローチによるスクール・カウンセリング

感じられるものか，そして色と質感はどのようなものであるのかを探求していった。たしかに，それはありふれた壁ではなかった。

「サム，その『壁』はどのようなものなの？」と私は尋ねた。「どのようなものでできているのかしら？」

「コンクリートだよ」とサムはすぐに答えた。「固くて，灰色で，冷たいんだ。そして，信じられないぐらい厚く感じるんだ」

「高さはどれぐらいあるの？」。私は質問を続けた。「それはあなたの上にそびえ立っているの？　それとも時々はその上から外が見えるの？」

「すごく高いよ。外を見るなんてできないぐらい高いんだ。『壁』を押し倒すこともできないし，俺のまわりを取り囲んでいるんだ。手を伸ばせば届くぐらいの距離にあって，手があたるとそれで終わりさ」

問題を人から分離する

　描写をふくらませていくことによって，サムは自分の内部的な欠陥として体験している抑圧を客観化していた。彼は主体としての位置づけを取り始め，彼を描写し定義している抑圧的な問題に対する立場を逆転させていった。

　それは頑丈な壁なのか，それともいくつかのブロックが欠けているのかどうか，私は質問を続けた。彼がいくつかのブロックを取り崩したのか，または誰かが外側から攻撃を仕掛けたのだろうか？　ガールフレンドが最初の突破口を開いたのだ，とサムは答えた。彼が彼女の忍耐強さについて語るとき，私たちは彼女が中世の城を攻撃する方法を学んだことがあるのだろうかと考えたりもした。アニーがそれほど巧妙な技術をもっているように見えたからである。一方で私たちは，サムが彼女を手伝うためにいくつかのブロックを弱めていたことにも気づいた。このように話を進めていくうちにサムの声が力強くなってきて，「私（サム）」と「壁」が異なる2つのものであるかのように話をするようになっていった。

　壁からブロックを取り外したことはサムにとってどのようなことであるのか，そしてそれは彼が続けていきたいことなのか，私は尋ねた。サムは次のように答えた。以前にその壁からブロックを取り外したことはなかった，しかしもう少し取り外すことを試してみたい。けれどもその壁はあまりにも長く存在していたので，そのことは恐怖を伴う，と。サムの物語が発展するに従って，抑圧的な体験との相違点に関するこれらの質問を，その壁自体を脱構築する過程としてみていくことができるようになった。

　その壁がいつもそこにあったのか，そしていつどのようにしてそれが現われたのか

第II部 実践

に私は興味をもったので，2人でその壁の歴史を探究し始めた。このような歴史の探究も，問題の必然性を脱構築することに役立つ。問題が時間軸上の出来事に応じて成長しているようであれば，異なる出来事を選択して強調することによって，または出来事を異なる方法で構築することによって，その必然性を壊し，分解するのを助けてくれる。脱構築することが最も困難な歴史は，私たちに歴史の感覚が生まれる以前にある子どもの頃に戻るものである。しかしそれでもなお歴史的な探索は，固定しているようにみえる自分たちについての思い込みを壊し始めてくれる。サムが子どもの頃について話し始めると，この壁は子どもの頃には非常に有効な目的のために存在していたことがわかった。サムは子どもの頃ひどい身体的な虐待を受けていて，この体験やその他のトラウマとともに，彼は非常な孤独感と混乱のなかに放り出されていたのだった。

　現在サムが理解できることは，生き残るために，もうこれ以上傷つけられないために他の人々から自分を切り離していたということであった。以前はこの壁がこのようなものであるとは思わなかったけれども，壁は自分を守るために彼によってつくられたものである，とサムは語った。私たちは，子どもたちや若者が困難な状況に対応するためにとるさまざまな方法についても考えてみた。そして，犯罪に走る生活や薬物を友として選択する可能性もあったが，自分にはこの壁をつくりあげることがたぶん有効だったのではないか，と彼は理解した。ここで，差違のニュース（第1章で論じられているグレゴリー・ベイトソンの用語）が理解の見通しを与えてくれる。単一で一枚岩のようにみえる壁が，思い浮かべることのできる他の可能性を意識してみていくことによって，断片の集まったより複雑な構造物なのだという理解ができる過程に，私はサムを招き入れた。これは，彼のアイデンティティを包括してしまっている壁の影響を脱構築するための，もう1つの方法であった。

　私は彼が少しずつ壁を取り崩していくことに興味があるのかを尋ねた。彼が興味があると答えたので，私はこの取り崩し作業を担当するのはサムであること，そして彼がそのペースを決めることができることを明言した。壁を取り崩していくことは，その陰に隠れた予期しないことが明らかになる可能性があるので，私たちは立ち止まる時間をとっていくことが大切であると考えた。私は，このスケジュールを担当するのは私ではなく，彼であるということを明白にしておきたかった。カウンセリングにおける危険の1つに，オルタナティヴ・ストーリーの発展を見届けたいというカウンセラーの熱意が，これらのオルタナティヴ・ストーリーに生徒が安心できるか，それに対して取り組む意欲があるのかということを確認する前に先走りしてしまうことがあることを，私は過去の経験から気づいていた。これが共著的な実践となるためには，

第7章　ナラティヴ・アプローチによるスクール・カウンセリング

私はペース配分についても彼に権限を託す必要があった。

　私たちは，壁が閉め出してしまっていた感情を経験することは彼にとってどのようなものであるのか，そしてそれが時には苦痛をもたらすものなのではないかということについても話し合った。話し始めるのに有効であった点は，取り崩し作業に際しての力を積み上げていくときにサムが頼りとした資質をみていくことであった。

　ここまでのところ，サムに外在化する会話の原則に慣れてもらうために，「壁」という1つの比喩を発展させていくことに対して，私は意図的に焦点をあててきた。壁は対象化され，サム内部の動力に関連づけられたものというよりは，人の外にあるものとして常に語られてきた。壁によってもたらされたサムの抑鬱の広がりが，ナラティヴ・カウンセリングをゆっくりと注意深く進めた理由であった。壁とサムの関係に関する様相については，探索すべきことがたくさんあった。「自分自身」の外側に問題を位置づける外在化する会話法によって，中学・高校における多くの生徒が安堵を感じることができる，と私は感じている。生徒たちは敬意を払われ，価値ある者として扱われていると感じ，その問題が存在しない人生を想像することができるようになるのである。サムは，壁が存在しない生活を心に描き始めることができた。

　最初の面談の終わりに，私たちが話をしているときには壁がまわりにあるとは見えなかったようなので，私たちが会話をしているときに壁に何が起こったのか，そして彼がどのようにしてこのことを成し遂げたのかを，私はサムに尋ねた。この質問は，サムに私たちが話しているときには壁が存在しているようではなかったことを考えさせ，それは彼が思っているよりも強いものではないのかもしれないと考えるきっかけになった。これは，壁の物語に対する対抗策またはオルタナティヴ・ストーリーをつくりあげていくことの最初のステップとなる。面談のもう少し早い段階で，ガールフレンドとの関係でサムが壁に隙間を開けようとしたときのことを質問することができたかもしれない。しかし，私はサムが問題から分離している存在であるという感覚を最初に確認できるようにしたかった。これは，壁を外在化しその歴史や影響を積み上げることによって行なわれた。この段階で，その問題から分離した存在であるという感覚は，他の人との関係において発見されたいかなるものよりも，サム自身の経験においてより重要な「ユニークな結果」となったようである。意義深いことにそれは，彼の経験に密接したユニークな結果であったのである。サムが自分自身から壁が分離していると経験できたときにはじめて，彼の孤立を打開するための他の人の試みによるユニークな結果が彼によって価値を見いだされたのである，と私は強く感じていた。

第II部　実践

壁の隙間

　サムと私は，4回の面談をすることに同意し，その後状況を見直すことに同意した。次回の面談で，壁がサムを抑圧しているという事実に対する彼の気づきは大きくなっていた。彼はうんざりしていたのだ。私に会いに来ることは，壁に対して彼の力を奮い起こし始めるようなものであるだろうかと聞いた。サムはそうであると同意した。壁のない生活がどのようなものであるのか，壁の隙間から垣間見たのである。またアニーとの関係を通して，より好ましい生き方の可能性も見始めていた。その間，壁の背後にある彼の人生は，鬱が唯一の友人であった。

　アニーが私たちの3回目の面談にサムと一緒に訪れた。彼女の存在は，他人との関係においてサムが彼自身の感覚を発展させる機会を提供してくれるので，私は彼女を歓迎した。この方向におけるいかなる発展も，サムの人生における壁の影響である孤立を脱構築していく。私たちはアニーと彼の関係が，彼に自身のオルタナティヴ・ストーリーを提供していくような方法を考えていくことから始めた。彼女の存在は，最初にサムと会ってからの変化を見始めている観客の輪を広げることになった。他の生徒たちもサムの笑顔や会話に気づき始めていた。教員たちも変化に気づいていた。サムに関するこのような異なる印象は，サムの新しい物語に対する強さの源として，そして同時にその結果となってきていた。

　当然，同級生の反応がサムに壁の背後にある人生のほうが楽ではなかったかという疑問を呈するようなときもあった。オルタナティヴ・ストーリーをつくりあげていくことはすばやくまたは単純な過程である必要はない。私の反応は，そのような時を「静止時間」や「小休止」と描写することであった。壁は防御的な目的をもってつくられたのであり，もうしばらくの間必要であるかもしれないのだ。サムは，このような描写は助けになると話した。

　最初の面談の際に，特に治療技法として決められている過程ではなかったが，支配的なディスコースに挑戦していく過程を現実的に受けとめるために，このような時が必要となることを考えていたのはよかったと思った。サムは，そのような時には彼自身を助ける確かな方法があることを認識できていた。それは，彼が学校で信頼し始めている人々と彼との間に「安全な陣地」が生まれつつあることだった。彼の強さの主な源の1つは，彼が集中し始めた学業での成果であった。この能力は，価値のあるものとみて感じることができるので，彼がクラスルームで「居場所」を見つけることにつながった。

第7章　ナラティヴ・アプローチによるスクール・カウンセリング

観衆を広げていく

　サムが新しい感情を経験し始めるにつれて，彼は自分の幼少時代の記憶を再体験し始めた。このような記憶はとても強力で，出来事の直接の影響よりもその記憶自身が彼を抑圧し始めた。彼はそのような記憶よりも自分のほうが「より現実」であるのかどうか，自分でリストカットする実験を始めた。この時が来たとき，私は彼の周囲に広がりつつあるサポート体制に外部のセラピストを含めていくことを彼と話し合った。彼の人生における虐待の影響を探索していくことには，私は経験が足りないと感じていると素直に伝えた。そして，サムが男性セラピストと作業を続けるほうを好むのかどうかも尋ねた。また，学校内でカウンセリングを続けるには時間の制約があったので，私のトレーニングの欠如と合わせて他のセラピストを彼のサポート体制に迎え入れることは好都合であった。

　サムは，他の誰かと会うことは大丈夫であり，たぶん男性のほうがよいと話した。彼が狂っているとは言わない誰かを見つけることを，私に託してくれた。彼は，自分自身の外側に問題を位置づける話し方のよさがわかってきたのだった。私はサムをナラティヴの枠組みでカウンセリングを行なう臨床心理士のデイヴィッド・ブレンに紹介した。サムが最初の面談に私が同行することを希望したので，私はそのようにした。私たちは一緒にサムが壁に対して立ち上がろうとしていることと，彼の現在の心配事などをデイヴィッドに伝えた。私たちが外に出ると，サムは私に向かいニヤッと笑って「あの人はセラピストのようじゃなかったね。あなたがするのと同じように質問してきたね」と言った。

　サムは数か月間にわたってデイヴィッドと作業を行なった。この間，彼のガールフレンドと関係が終わったことが彼の危機を突然引き起こした。サムに対する私の役割は，支えていく人または証人の1人となっていった。彼は定期的に私のもとを訪れ，新しい発展について私に知らせてくれた。彼の関係が危機を迎え，彼が苦悩を処理するとき，私は彼の安全装置となっていた。私たちの倫理規定の一部には，学校内において生徒が学校の外のセラピストからカウンセリングを受けているときには，スクールカウンセラーは，混乱を引き起こさないようにカウンセリング関係から身を引くという条項がある。しかし，生徒が危機的な状況のなかでスクールカウンセラーに会いに来るようなときもある。サムがそのような危機的な時期を経験しているときには，私はデイヴィッドとの次の予約の際に尋ねるべき質問について話し合うことで，面談を終了することにしていた。

　このようにナラティヴの方法を用いるスクールカウンセラーとして，私は学校において生徒の在学中，彼らのオルタナティヴ・ストーリーの発展の証人となっている。

第Ⅱ部　実　践

同僚はこのことを「過去を現在に，現在を過去に照らし合わせている」と表現した。この証人の役割を通して，スクールカウンセラーは違いを照らす鏡を持っていることになる。つまりそれは，差違のニュースを生徒が探索していくのを促進するのである。私たちは，生徒が自分のことについて何を知っているのか，「問題」に対してどのように立ち上がることができるのか，違いを生み出すことをどのように実践しているのかなどについて，生徒が実際に見ることができるための質問をすることができる。

カウンセラーにとっての資源としての学校

　家庭外の支援がないサムにとって，学校は彼の拠り所となっていた。6か月後，サムは次のように語った。「この場所にいる人は，俺にとって本当に大切なんだ。たとえば，本当にしんどいときにでもここに立ち寄って，ヴィブ（カウンセリングの受付）に『こんにちは』と言うんだ。そうすると，笑顔で俺に話しかけてくれるんだ。それで，俺は大丈夫だと思えるんだ。希望がまだあると思えるし，そんなふうに俺のことを考えてくれる人もまだいるんだ」
　人生における虐待と壁による孤立の経験にもかかわらず，サムはいくつかの人間関係を保つ機会を自分自身に残していた。彼はカウンセラーに会いに来たのである。そして彼自身がいつも不幸だという感情に飲み込まれることがないようにしていたのである。徐々に，一つひとつ，彼自身の新しい物語が，彼の人生における壁の影響に適合しない一連の出来事を支えにして，つくりあげられていった。これは，抑圧に対する抗議と，孤立の足かせを壊していく物語である。
　私たちに特有のスクール・カウンセリングの環境では，ほとんどの生徒は彼らの家庭を抑圧している問題のためにカウンセラーのもとを訪れる。可能であれば，私たちは家族を巻き込んでいく。しばしば面談をしてから，適切な外部の組織やセラピストに紹介する。しかし，多くの生徒はカウンセリングに家族を巻き込んでいくのを望まない。厳密な家族療法の視点からは，このことは制約とみなされる。しかしこのようなときにも，ナラティヴの方法はスクールカウンセラーが活動できる領域あるいは物語を広げることができる，と私たちは信じている。「人が問題なのではなく，問題が問題なのである」とみなすことによって，問題の影響をただ理解するだけでなく，オルタナティヴ・ストーリーを探求するために，学校で生徒がもっている多くの人間関係を探索し利用する自由が与えられるのである。
　もちろん，ナラティヴ・アプローチは家族療法の伝統から生まれ育っている。しかし，

第7章　ナラティヴ・アプローチによるスクール・カウンセリング

　オルタナティヴ・ストーリーを探すのは，家族システムのなかだけではない。物語またはテキストの比喩は，異なる側面を強調することに導いてくれる。ナラティヴを用いるカウンセラーは，人々がその人生で直面している問題からつくりだされた意味のなかを行き交うのである。このような意味づけは，個別の家族内に広まっている物語以上のものに結ばれている。家族の物語は，共同体のなかでその価値を認められている社会的抑圧や言葉のパターンと連結しているとみることができる。若い人々にとって，彼らの人生を形づくる経験は，家族内と同様に学校共同体内で強く定義されている場合がある。そのため，家族というものが治療的な対象として選択される必要はない（たとえ家族療法を基盤とするカウンセリングのアプローチにとってでもである）。スクールカウンセラーは，問題のある経験に対応していくために学校共同体が提供できる機会をより考慮に入れることができるように励まされるべきである。このことが，しばしば有益なカウンセリングにつながる可能性と結びつく文脈となるのである。

　サムの場合，ユニークな結果，または壁に挑戦することに関連する方法を提供できる関係を，学校の外に求めていくことは困難であった。サムは母親との関係が何らかの違いをもたらすという期待をほとんどもっていなかったので，母親を巻き込んでいくことは意味のないことであると見ていた。彼が望んでいたのは，家を離れて別の環境に身をおくことによって異なる人間関係を体験する機会を得て，そののちに母親と違う関係を発展させていくことだった。私はサムが「情緒障害のある」とか「機能不全」家族の一員であるというような仮定ではなく，彼を抑圧している問題を抱えている人であるという仮定のもとに面談を行なっていた。そのため，壁が彼に強いていた孤立から逃れようとしたり，また孤立に挑戦しようとしたりする機会をサムが探し，認識し，つくりだす場所として学校を使用することができた。

　したがって家族との面談はサムと作業していくための適切な方法であるようには見えなかったけれども，学校内ではユニークな結果を提供できる他の人間関係を見つけることができた。学校は，壁が支配している人生の物語への対抗策を発展させることのできる共同体なのである。彼は多くのレッテルを貼られていたが，彼が変わっているという理由で彼を拒否することなく，彼のユニークさを認めることができる教員にも出会っているのである。カウンセリングにおいて，私たちはこのような教員たちが経験したものはどのようなものであるのか，そして，彼らが価値を見いだしたサムの側面を彼自身がどのようにして教員たちに見せていくことができたのかを話し合った。サムがこのような好意的な評価に基づく人間関係を十分に信用し，ある程度の信頼を感じることができるようになるまで時間がかかったけれども，壁の力が彼に自分が無価値であるということを訴えていたときにも，彼らは彼を支えることができていたの

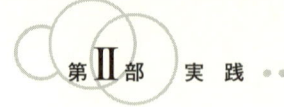

である。このように彼が関係をもった人たちは，彼が人生においてつくりだしていた変化に対する重要な観衆としての役割を提供し続けたのである。

○○ 取り崩しの後で

　１年後，サムは最終学年となっていた。彼は現在１人で若者用のアパートに住み，別のガールフレンドがいて，大学へいくことを考えている。この章で彼の物語を使用する準備のために，私はデイヴィッド・ブレンと一緒にサムと話し合いの場をもった。将来彼が有名な詩人となったときに，彼の自叙伝の一部としてサムが使うことができる「サムの物語」を記録するためでもあった。彼が自分の物語を詳細に語っていくときにはっきりしてきたことは，それは単純な回復の物語ではないということであった。

前に戻ること

　私たちの面談から８か月後，サムは私に会いに来て彼が「前に戻った」と心配した。彼は，「パラノイア」とよばれるものについて語り始めた。それが壁を再び彼の背後につくりあげようとしているのであった。私たちが話していくにつれて，ガールフレンドと口論しているときにパラノイアを「馬鹿げたこと」としてみることができ，それはパラノイアに対して立ち向かったことだということが明らかになった。「パラノイア」に対しての語りは，すべてサムから提供された。外在化された方法で問題を語っていく習慣が身についているようであった。

　私はサムに「パラノイアの正体を見破ることができたのね？」と言った。

　「ああ，そうだね」サムは続けた。「うん，そうだ。そいつはもうおしまいだと思う。パラノイアはもう僕をバカにすることはできないんだ。そうなんだ，もうおしまいなのさ。（自分の腕を持ち上げて）見て，自分を切ることはとっくの昔にやめているんだ」

　「サム，あなたはたくさんの『やめたこと』，その種の昔からのものはすべて，はるか彼方に置き去りにすることができているように私にはみえるのだけど」と私は言葉を返した。

　彼の返事は，新しい物語のまわりに形づくられるアイデンティティに対して十分顕著なものを獲得するために，新しい物語の観衆を求めていくナラティヴの実践をそのまま語ってくれるようなものであった。「そうだね，他の誰かが気づいてくれていることがうれしいんだ。だって，それが俺に必要なものなんだ。誰かが認めてくれることが。うん，もう俺は変わったんだ」

第7章　ナラティヴ・アプローチによるスクール・カウンセリング

「それは，今あなたがもっている自分自身の感覚を維持するのを助けてくれるのかな？」

「そうだと思うよ」サムは考えながら続けた。「だって，俺が来た道のりをみてよ。俺はこんなふうにアイリーンに話すことなんてできなかったよ」

「あなたが誰とも話していなかった頃を覚えているわ。廊下を歩くときには，自分の髪で顔を隠して誰とも視線を合わせなかったのよね」

「そうだったね」とサムは笑いながら言った。

私たちは，サムが気づいている他の違いについても話をしていった。彼にとって最も重要なことの1つは，考え方であった。「今俺が考えているときも，俺がうまく考えられるときでさえも，俺の視点から考えているんだ。他の誰かからのものじゃないんだ。そのような声が聞こえていた頃を知っているよね。でも今は，『俺は何を食べようか』『俺は他人に何を言うべきだろうか』『俺は今何がほしいのだろうか』と考えているんだ。これは俺のことなんだ」

このような声明は，自分自身の人生の状況において，自分の声を発見した人，他人の言葉で語るのではない人，ブロンウィン・デイヴィス（Davies, 1991）がエイジェンシーと描写したように，エイジェンシーをもつ存在となることに前向きに取り組む人からのものである，と私たちは理解した。

そしてサムは，このような自身の感覚を描写するすばらしい比喩を示してくれた。「それ（自分自身の感覚）を考えるときに，壊れてもつなげることができる電気コードだと思うことにしているんだ。でも，しょっちゅう外側がぼろぼろになるんだよ」

何がそれを再び修理するのを手伝ってくれたのかを尋ねると，サムは，自分自身で考え，行動したときの達成感だと答えてくれた。

新しい物語を文章化する

カウンセリングの終わりに，この章に彼の物語を使ってもよいかどうか聞いた。彼の反応は「信じられないし，すごい」であった。「俺が何をしたのかに他の人たちが興味をもつということなんだよね？」と信じられないようすで聞いてきた。

彼自身でこの章の一部を書くことに興味があるかどうか尋ねた。そうすれば，私の説明による彼の物語ではなく，本当の彼の物語となるからである。サムが，外部のセラピストがどんなふうに考えるかも知りたいと言ったので，「『自分』という相談相手に相談すること」というエプストンとホワイトの精神に則って，デイヴィッドとの面談を予約した。サムは，この面談の結果を残しておくことが彼にとって重要であるとした。それは文章を書き上げるのを助けてくれるだけではなく，私たちが何について

第II部　実践

語り，どこまで来たのかを示すものだからである。

　デイヴィッドとの面談は，1年前サムが直面していた問題について，そして以後どれがどのようになってきたのかについて質問していくことから始まった。サムの返事から，現在彼が問題よりも強い存在であるということは明らかであった。この会話の話題が希望についてに移った。

　「本当に何事にも希望がもてなかったときに，あなたのなかにある，どのようなユニークで強力なものが，あなたが恐怖に直面するのを可能にしたのですか？」とデイヴィッドがサムに尋ねた。

　「物事が変化するというわずかな希望があったんだ」というのがサムの返事であった。

　彼は「希望のある考え方」とよばれるものをもっていた。それが，彼がみじめさに直面しても希望のある方向に踏み出すことを可能にしたのであった。どのようにして彼が希望について学ぶことができたのであろうかという質問に対して，それは彼の家族に少しの希望があったので自然と生まれてきたのだと思う，とサムは答えた。デイヴィッドは，サムが本当に小さい頃でさえ，希望をもつことができるように自分自身を訓練していたのではないかと考えた。彼は壁をつくりあげてしまったけれども，希望がまたそれを取り崩すことを助けてくれたからである。デイヴィッドは，最初に私のオフィスに彼を導いてくれたのは，その希望なのだろうかと尋ねた。

　「そうだよ」とサムは答えた。「彼女が俺を招き入れて，話をしてくれるだろうという希望だよ」

　しかし壁を取り崩すことにおける重大な点は，否定性を外に出して表現することだった。サムはそのときにはその重要性を理解できなかったけれども，「それは，みじめさを俺から取り出してくれて，詩として紙の上に表現することでそのみじめさを変えてしまったので，物事を視覚化することはとてもよいことだった」のを発見したのだった。

　またサムは彼の非常に力強い詩を，私たち2人の教員に見せてくれた。彼の詩はその内容だけではなく，彼の書く力によって他の人の認識に大きな満足を与えるものであった。

　「俺の友達にはできないことだったから，俺が否定性を表現できる相手が誰かいることが大切だったんだ」とサムは言った。

　デイヴィッドは，それでは一日の最後に，否定性を洗い落とすためにカウンセリング・ルームにやってきて，シャワーみたいなものを浴びていたということかと聞いた。みんなそのことについて笑った。しかしそれを直視することができ，そのことに対して一定の間をとれるようになるまでには，しばしば苦痛も聞いてもらう必要があった

第7章　ナラティヴ・アプローチによるスクール・カウンセリング

という認識も共有していた。

サムの進歩は，彼自身による言葉を用いると次のようになる。

「どこから始めようか？　アイリーンに会いにくる前は，俺は孤独だった。俺はいつも1人だった。そのことを今考えて，自分の問題がもっていた力をみると恐ろしいと思う。俺が慣れてしまっていた孤独が，問題が存在し続けることを強化していたのだと思う。俺が経験していた苦痛は，今はそれが何か知っているが，特別な防御，自分の壁を俺につくらせていた。俺が何かを一緒にしようとする人たちは，自分自身も同じような防壁をもっている人たちだけだった。壁がより強力になるにつれて，自分自身を人々からいっそう切り離すようになった。そして，深い抑鬱だけが残った」

サムは壁を築き上げるにいたった自分の人生の出来事の探索を続けた。そして，その過程は「すべてのことから長い道のりを歩んできたことを示してくれるので」，たいへん助けになったと語った。

「壁」がサムと外在化する会話法の出発点であった。後のセッションで時々この外在化を使用したが，他の問題や外在化よりも助けになった。サムは，壁の比喩をすぐに受け入れることができた。1年後，彼が彼の問題を外在化された存在として話しているのに，私は気づいた。外在化していく思考方法が内在化されたのだ，ともいえるのではないだろうか。

学校のショート・ストーリー

サムが彼の問題に対して名札や名称を付けていくことに前向きであったことは特別であったのではない。思春期の子どもたちは「自分自身」の外部に位置づけられるものとして問題を認識していく会話にすばやく反応していく。子どもたちは，「不良」や「悪い子」というようにみられないことに大きな安堵を感じているようにみえる。この2つの描写は最もありふれた自己描写である。カウンセリングの会話において，次のサリーの物語が示すように，生徒たちはカウンセラーの外在化する会話法にすばやく同調するようになり，問題に名前をつけていくことを好むようになる。マークやアランのように他の人々にとっても，問題がよりはっきりみえるようになるのである。

サリーと「落ち込み」

サリーは頻繁な偏頭痛のために，養護教諭からすすめられて私（アイリーン）との予約をとった。最初の面談でサリーは私に，鬱の病歴がある自分の母親のようになっ

第Ⅱ部　実　践

てしまうのではないかという不安を訴えた。彼女は自分が「本当に落ち込んでいる時」を経験しているし、自身を鬱状態であると描写していた。

　私たちは「落ち込んでいる時」がどのぐらいの間存在していたのか、いつそれがやってきたのか、それはどの程度続くものなのかについて探索した。「落ち込んでいる時」はサリーの学校生活に影響を与えていた。彼女の友達はサリーがすぐに気分が変わると思っていたし、彼女が落ち込んでいるとみえる時には、彼女を避ける傾向にあったからである。私がそのような状況を「落ち込み」とよぶのに応じて、サリーはこの比喩をしっかりととらえ、「落ち込み」は彼女の場所に招かれざる客として押し入ってきてそこを占領し、散らかしまわした後の掃除は彼女にさせるようなものだ、と表現した。当然のことながら「落ち込み」は頭痛を伴ってくる傾向にあった。彼女が望んでいることは「落ち込み」が、彼女に悲しむことが必要な時にだけ、招待状をこちらが準備している時にだけ来るようにしたいということであった。そこで、サリーが「落ち込み」が押し入ってくる時の兆候をみていくこと、そして扉を閉めて入れないようにできる時をみていくことで最初の面談を終えた。

　1週間後、サリーは「落ち込み」の策略を発見し、それの裏をかくことができたので「落ち込み」が押し入ってきたのは1回だけであると報告した。彼女はそのためには人と話していることがとても役に立つのを発見したのである。彼女は（「落ち込み」が訪れた時に、彼女が以前にやっていたように）ただ1人で歩き去ってしまうのをやめて、友人のまわりでより多くの時間を過ごすようになった。

　サムと同様に、サリーは学校という場のなかで問題に対するエイジェンシーを見つけ出していた。そして私たちは、学校以外の彼女の生活において、この知識をどのように応用できるのかをみていった。彼女は「落ち込み」が押し入ってくるのを妨ぐことができる自分自身について、いくつかの発見を続けていった。他にも家族内での問題が彼女の人生に影響を与えていたので、私たちのカウンセリングはこれ以外の課題があったのだけれども、「落ち込み」の裏をかいていく楽しみは彼女に問題に対するエイジェンシーの感覚をもたらし、鬱として彼女自身を見つめる傾向を取り除いた。この考え方は、彼女の人生における他の問題に対しても別の視点を提供したのである。

盗みからの脱出

　私（ジョン）が彼のスクールカウンセラーと一緒に会った少年は、「盗み」の問題に取り組んでいた。アランは13歳であったけれども、すでに学校、自宅、近所で盗みの評判がかなり大きくなっていた。彼がこの問題を克服できる方法を見つけることができるか否か、最後の手段としてスクールカウンセラーのもとに紹介された。もし

第7章　ナラティヴ・アプローチによるスクール・カウンセリング

変化がないときには彼はすぐに停学になる状況にあった。

スクールカウンセラーは，内在する道徳的な欠点というよりも彼に外在的に影響を与えていく「盗み」について，アランと話し始めた。カウンセラーがこのことについて話すと，彼は盗みを彼自身から分離してそれが彼の人生に与えている影響をみることができた。彼が望んでいなかった多くの悪影響をみることができたのである。彼は自分自身を正直な人間であると考えたかったのである。そして，他の人たちが彼を信用してくれるように望んでいた。アランは「盗み」から彼の人生を取り戻そうと思い始めたのである。

私がアランと彼のカウンセラーに会った時には，アランは責任に向けて取り組んできた段階に満足を感じていて，犯罪以外の道への見通しが生まれつつあることに喜んでいた。しかし盗みの物語が自分で制御できるような，単なる個人の物語ではないことにも直面し始めていた。彼を盗人とみなす物語で役割を演じている他の人たちもいるのである。

人生において盗みの影響から決別しようとする彼の試みにもかかわらず，盗みの物語は，アランの属する地域にいる人々が彼に対して否定的な目を向けることを続けさせていたのである。友人が彼に何かをとってくるように頼んだりしたのだ。家族は家から金がなくなると彼が盗んだと疑い，彼に戻すように要求するのである。そして学校では教員がいつも彼を見張り，彼が道を誤るとすぐに飛びかかることができるように待機しているのである。

オルタナティヴ・ストーリーをつくりあげようと彼と作業をともにしてきたカウンセラーは，アランが望んでいる新しい評判の観衆を積極的につくりあげる過程に彼を巻き込んでいく必要があった。アランは自分自身を確立するためにそれを実践する重要性を十分理解していた。2回の面談の間に，指導を受けなければならない生徒名のなかに彼の名前があがってきていないことに，学校長が気づいているのかどうか尋ねることは重要であった。ただ名前があがっていないというだけでは十分ではなかった。新しい物語が発展していくためには，彼の人生において多大な影響をもっている重要な人物に気づいてもらえるような段階を経ていく必要があった。そのような気づきが，盗みがつくりあげたアイデンティティと区別できるものが成長するのを支えるのである。

スクールカウンセラーは彼の質問を真剣に受け取り，アランが新しい評判をつくりあげていく過程に積極的に学校長を巻き込んでいった。カウンセラーとアランは，彼が望む評判を獲得していくために必要な時間については，かかるだけの時間を現実的にとることにして，この新しい評判という生地に一緒に編み込んでいくのに必要なユ

ニークな結果を多く集めていったのである。

学校でのトラブル

　もちろん時には問題が堂々と学校内に位置づけられる。生徒たちが学校で「トラブル」に巻き込まれて，カウンセラーに助けを求めるときがある。このような状況のときには，「トラブル」または同意を得られた比喩に関する会話を通じて，生徒はその問題から分離しているのであるという経験をするのである。高校2年になるマークは，学年主任から「トラブル」を理由に停学が間近であるという強い警告を受けて，カウンセリングの予約を私（アイリーン）ととった。スクールカウンセラーとしてそのような状況で明らかな外在化を行なった。トラブルは人から分離することができる。そして生徒は，生徒の人生における，トラブルの影響について話し合っていくことができる。

　マークの場合，カウンセリングに来るという行動自体が支配的な問題の物語に対する重要で勇気のある動きであったように見えた。それは，彼の将来や彼自身のイメージを台無しにするトラブルとその可能性に対して対抗する最初の一歩を彼が踏み出した現われであった。私は，彼がどのようにしてこのステップをとることができたのかに興味を示した。それから私たちはトラブルの歴史と，彼の両親との人間関係において，彼の学校生活において，彼の将来の希望において，そして彼自身の価値に対して，それが与える影響を探索することに時間をとった。マークはトラブルが彼の人生において何をしているのかみることはできたが，その誘惑は依然として抵抗しがたいものであった。彼の友達はトラブルが提供する生活のなかで団結しており，友人に対する義理立ては強力なものであった。

　しかし今や，彼は学内においてはこの友人グループの最後の1人となってしまっていた。彼の友人が向かっているようにみえる「終わり」とは違う将来をもつものとして，彼自身をみることができるようになり始めていた。トラブルはどんなことを彼に約束しているのか，私は聞いた。それは楽しさを約束してくれていたが，今は彼の将来の希望を奪い始めていると答えた。彼はトラブルのない将来をより希望するようになってきていた。

　いっそうの探索によって，彼の人生においてトラブルがない領域だけでなく，トラブルからの招待を断ることができた経験も確認していくことができた。私たちはこのようなことを使って，トラブルが彼の人生を形づくるままにしておくのではなく，マークの人生を形づくっていくための彼自身の能力や資質を探求するためにこのような経験を利用していった。私たちは特定の教員が彼の意図を知っていると助けになると

第7章　ナラティヴ・アプローチによるスクール・カウンセリング

考え，彼らから助けを得ることができると考えた。彼は私に「道を開くために」，最初にそのような教員と話をしてほしいと伝えた。

○○ カウンセリング関係における位置づけ

　マークの場合，最初にカウンセリングに来ることを決めたのは彼の自主的な決心によるものであった。学校管理者のような第三者が生徒をカウンセリングに紹介してきたような場合には，カウンセラーはクライアントの関係において非常に異なる位置づけに置かれることになる。「トラブル」が他の誰かによって定義され，その人が有するアイデンティティの特徴としてその人のせいになるとすれば，生徒はエドワード・サンプソンが「一個人の存在は他者が定義した用語でしか話すことができない」(Sampson, 1993) と描写した位置づけに自分自身がいることを発見するのである。この位置づけには，マークが彼自身のために見つけることができた声やエイジェンシーのようなものはないのである。

　同様に，カウンセラーは問題を「解決する」というディスコースに規定された位置づけに置かれる。ここでモダニストの検討課題は専門家を次のような考え方へと導くのである。問題には変数を分離することによって対応し，その解決に専門家の知識を適用しなければならない，と。ナラティヴ・アプローチでは，私たちはそのような考え方を支えている思い込みに脱構築の光を当てる。そのような思い込みの1つに，個人の行動に対してその個人がもつ道徳的な責任を負う主体性という思い込みがある。このような行動が「トラブル」を起こしているのであれば，その部分の接続またはプログラムに欠陥があるので，それは識別され修正されなければいけない，あるいは修正され得るはずなのである。

　私たちがより関係性に重点を置いた用語で考えることができたら，このような思い込みはもっと問題になるであろう。私たちは学校内でいかに権力が構成されているかの分析から逃れることはできない。私たちは，一般的な教育のディスコースのなかでどのように物語が広まっていくのか，ことに学校共同体においてアイデンティティが形づくられ，その結果としてあるグループの人々が「トラブル」というレッテルを貼られていくのかを考えていかなくてはならない。ナラティヴ・アプローチの視点からの私たちの課題は，このような物語を脱構築していく話し方を見つけだし，生徒たちにエイジェンシーや声を提供できる場所にカウンセラーと生徒を位置づけることである。

第Ⅱ部　実　践

　ナラティヴ・アプローチがスクールカウンセラーに提供できることは，単なるカウンセリング技法ではなく，特徴のある言語的な実践を基盤とする，ある際立った思想的なものの見方なのである。このような実践は，生徒との会話で作用している影響を理解するための手段をカウンセラーに提供する。またそれらは，若者がスクールカウンセラーに相談している問題に関連づけられている支配的な思考パターンを取り崩す可能性も開くのである。これは，問題が生徒の家や家庭から学校に持ち込まれているのかどうか，あるいは問題は学校そのものにおける力関係から起こっているのかどうかを解明することにも利用できるのである。

第8章 調停における問題解決からナラティヴ・アプローチへ

ジョン・ウィンズレイド（John Winslade）
アリソン・コッター（Alison Cotter）

　対立を解決する手段として，カウンセラーの行なう調停の価値への認識が近年高まっている。家主と居住者，雇用主と労働者，別居中の夫婦，近所の人たち，またその他何らかの契約を結んでいる人たちの間での対立において，調停を行なってみる価値があることが認められ，実際に多くの国で法制化され始めている。

　調停の実践は短期間に広まり，フィッシャーとユーリー（Fisher & Ury, 1981）のような著者による問題解決アプローチが調停の発展に大きな貢献をしている。問題解決アプローチにおける対立の形成とその解決についての理論と理解の仕方を詳しくは知らなくとも，その考え方に私たちはなじんでいるものである。しかし，このアプローチに対してはいくつかの批判的な意見が提起されている。

　この章では，それらの批判を概観するとともに，カウンセリングにおけるナラティヴ的思考の発展から学んだことを応用して，問題解決の領域を広げてみたい。私たちは調停の実践におけるナラティヴの視点の可能性について検討してきたが，この章ではそれらについて明らかにしてみたい。近隣トラブルの調停に関するシナリオを提示し，私たちがナラティヴの立場をとったときに見えてくる対立をめぐる新たな視点，調停の実践，調停者の役割などについて探っていく。

○○ 問題解決モデル

　問題解決のモデルは，法律，心理学，ビジネス，コミュニケーションなどの分野における対立に関する文献を通して形づくられてきた。それは，対立に関する一連の前

第Ⅱ部　実　践

提のうえに成立しており，それらは一定の背景をなす物語やディスコースにまでさかのぼることができる。その前提の1つに，世の中は必要性や欲求を満たそうとする人々によって成り立っている，というものがある。この考え方は，個人を駆り立てる力としての快感原則を強調するものであり，文化や集団，もしくは個人どうしの関係性の側面よりも，個人のニーズを先に位置づけるものである。対立は個人のニーズが満たされないことによって出現すると理解される。したがって，問題解決型調停の中心課題は，当事者たちの求めているニーズが合意に達する解決（しばしばそれは「双方両得の解決法」とよばれる）を探すことである。

　このアプローチの主要な考え方は，調停に参加する当事者たちは平等に扱われるべきであり調停者は客観的かつ中立的でなければならない，というものである。調停者の姿勢としては，対立の内容に興味をもつべきではなく，基本的な関心事は解決を生み出す過程を促進することに向けられるべきである。慎重に応用すれば，この調停のモデルは，調停者が文化や性別，年齢，その他の性質の違いにかかわらず，効果的に使用することのできるものである。

　10年以上前から，この問題解決アプローチに関連していくつかの疑問とジレンマが浮かび上がってきている。たとえば，調停者が時間や場所，自身の生活歴や文化から離れて，客観的で価値判断に影響されないでいることが可能なのかどうかについて議論がなされている。彼らは誰かに犠牲を強いることによって，ある種の物語を気づかぬままに正当化していることはないだろうか？　誰かに対して他の者よりも好感をもつということはないのだろうか？　同じように，調停する内容とその過程を分離させることに関する調停者の能力についても，疑問が投げかけられている。議論は調停者の影響を受け，調停者は自らを含めた議論にも影響を受けるということについて，理解が深まりつつある。

　多くの専門家たちは，調停の内容と過程は切り離せるものではないと信じている。調停に関するフェミニズムや文化面からの批評家たちは，調停の結論は単に当事者たちの勢力関係の反映か，もしくはそれを強めたものにすぎないのではないかと指摘している。調停の過程は，力関係や性別的，文化的な課題に十分に対処してこなかったと述べている。

○○ 新しいナラティヴの比喩

　近年，物語の比喩が調停の領域に応用され始めている。調停におけるナラティヴ・

第8章　調停における問題解決からナラティヴ・アプローチへ

アプローチは，対立に関して独特の前提をもつことから始まる。ナラティヴ・アプローチでは，対立を（ニーズが満たされていないなどの）修正し得る機能不全から生じるものとしてではなく，人々の間に存在する差違をポストモダン的に認識することから始める。人々は，単に現実の条件や生活のなかでの機会についての意見が合わないだけでなく，これらの差違を明確にするために描き出す物語自体もまた異なるのである。このようにして，対立とは，異なる表現から生まれ出るものであり，避けられないものとして理解される。

もし私たちが自分や他の人たちに関して語る物語や，私たちのまわりにあふれている物語の差違を描き出すことに影響力をもつとすれば，対立における言語の役割は重要である。私たちの間にある差違は，私たちに共通の言語コミュニティで使われる話し方や比喩によって形づくられる。このディスコースにおいては，力関係はしばしば支配的な言葉の使い方のなかで，誰の経験に重きが置かれ誰の経験が除外されるかによって規定される。

ナラティヴの枠組みにおける対立の理解の試みは言葉に焦点をあてる。なぜなら言葉が，自分は誰か，自分のニーズは何かを形づくるからである。この観点からみると，事あるごとに私たちを対立へと導くこの差違というものは，解決すべきものではなく，理解すべきものなのである。差違に価値を置くということは，このアプローチによって光が当てられた原理である。

対立は固定したものというよりもむしろ，変わりやすく影響されやすいようにみえる。発見され得る動かぬ事実というよりも，探索され得る異なる意味の解釈なのである。これらの考えを典型的な対立状況の例を用いて検証してみることにする。

シナリオ

次の物語は，調停の文献にあったものを改編したものである。以前，これは問題解決アプローチの視点によって検討されていた。私たちはこの物語をロールプレイによる教育目的の事例研究として使用し，さらに私たち独自の異なるアプローチの発展に用いてきた。この章における調停に関する記述は，このシナリオを用いたロールプレイをもとに構成されたものである。

　　ジム・ブラウンは26歳。彼はニュージーランドのハミルトン市にある独身用アパートに住み，自動車整備士として長時間の仕事についている。エリザベス・スミス医師は，ジムの隣の部屋に住んでいる。彼女は40代前半で地方病院での専門医研修の最終年を迎えている。

195

第II部　実践

　ジムはかなりの肉体労働を終えて帰宅したときに，リラックスするためにロックを最新の高価なステレオで音量を上げて聴くのが好きである。エリザベスは，騒々しく緊張に満ちた病院から帰宅したときには静かに読書したり，静かな音楽を聴くのが好きである。エリザベスはジムに何度もステレオの音を小さくするように頼んだが効果はなく，2人が何週間にもわたって大きな声で口論をするので周囲の人もみな動揺していた。

　ある夕方，エリザベスはたまらなくなって警察を呼び，騒音について訴えた。警察はジムに対して周囲の迷惑になるなら逮捕すると警告した。次の晩，ジムは再び大きな音量で音楽を聴き，エリザベスと口論になった。エリザベスは興奮のあまりジムに植木鉢を投げつけた。彼にはあたらなかったが，窓ガラスが壊れた。ジムは被害届を出し，エリザベスに対して損害賠償請求を行なおうとしたが，友人のすすめで代わりに調停を試すことにした。エリザベスも調停に参加することに同意した。

物語の背後の物語

　ナラティヴの視点からみると，ジムとエリザベスの対立は，彼らのやりとりに関する彼らの理解の仕方の違いによって形づくられている，と考えられるだろう。私たちは起こった事実の内容よりも，2人の当事者が彼ら自身や生活について語る物語のなかにどのようにそれらの事実を組み込んでいっているかについて，興味を示しながらそのシナリオを読んでいくだろう。人々は，出来事を理解する際にはそれをより大きな生活の物語のなかに組み入れることによって意味をつくりだしていく，というのが私たちの前提である。このような物語はけっして真空のなかで育つのではなく，他の人々との相互作用を通してはぐくまれるものである。これらの相互作用自体が，経験のどの要素が選出され表現されるかに影響を与えるような，支配的な文化的歴史的物語を枠組みとするものかもしれない。

　たとえば，ジムとエリザベスの対立状況の物語において「何が起こったのか」に関する理解は，彼らそれぞれの性別や仕事の特殊性から生じる，仕事やレジャーに関する理解の仕方に関連しているかもしれない。彼らが調停に来たときには，支配的な対立の物語に影響されて彼らの生活におけるその他の出来事は姿を消しており，彼らの視野は狭くなってしまっている可能性がある。そのために肯定的な行動や可能性を広げることが不十分になっているかもしれない。

　しかしながらナラティヴの理論は，支配的な物語の外にまだ落ちている莫大な量の生きた経験が存在することへの期待に私たちを導くであろう。ジムとエリザベスが調停に持ち込んでいる対立とは異なる，隣人としての交流を彼らがもっているであろうと期待できるかもしれない。

第8章　調停における問題解決からナラティヴ・アプローチへ

物語化されていない経験は,「オルタナティヴ・ストーリーを生産,もしくは再生産するための豊かで厚みのある材料」を提供する。人々が生活の指針とする物語は,不一致と矛盾に満ちているものである。そしてこれらは人生の豊かさと複雑さを反映している。対立のしみ込んだ物語が圧倒的な優位にあるので,それらの矛盾は無視されるかほんの少しの注意しか払われない。もし,調停者がいろいろな方法でそれらの矛盾や不一致に注目できるようにすることができれば,変化への機会がより広がっていくだろう。

ジムとエリザベスの事例において,ナラティヴの視点からの調停者の課題は,彼らとの共同作業を行なうことであり,彼ら双方の対立の背後にある前提や信念を明らかにし,さらに代わりの好ましい物語を認識し発展させることである。この方法をとることにより調停は,敵対しない物語を促進する相互作用的な場を提供することができる。すべてに先立って,注意深く選ばれた言葉による質問がなされ,対立の物語は弱体化され,当事者たちは新しい見方で物事をみるように促される。対立の出来事に関する物語は,別の意味や解釈に向けて開かれていくのである。このアプローチは当事者たちに最近の対立に対処する資料や技術を与えるだけでなく,将来に発展するかもしれない対立への対処能力をも与えるのである。

この過程における私たちの解釈は,一般のものとはかなりかけ離れている。それらをよりはっきりさせるため,そして同時にナラティヴの方法の透明性をより高めるために,ジムとエリザベスの調停の物語の経過を詳細に追っていくことにする。ここに使われる調停のモデルは,ニュージーランドのハミルトン市にあるワイカト・メディエーション・サービスという組織において,私たちが開発に携わったものである。

○○ 調　停

私たちは,ジムとエリザベスの間に生じた対立のような状況では,いつも2人の調停者で取り組むことにしている。このやり方は人手も費用もかかるのだが,いくつかのよい点がある。その1つは,2人の調停者が共同関係のよきモデルになる可能性がある。もう1つは,力関係の扱いに大きな柔軟性を発揮することである。共同で調停を行なうことは,当事者間の性別や文化の違いに対応することを可能にする。よってジムとエリザベスの場合,男性と女性1人ずつの調停者がふさわしい。

第II部 実践

調停者による事前の調整

　共同で調停を行なうことについてジムとエリザベスの同意をもらい、私たち（ジョンとアリソン）は、どのような手順でどのように作業を行なうのかについて計画を練るために話し合いをもった。私たちは、調停の話し合いのなかで慎重に扱うべきテーマや話題についても考えておきたかった。もっと基本的には、この状況での調停の適性について考えてみる必要があったので、私たちはジムとエリザベスがすでに作成した調停への同意書を改めて見直した。同意書は誰にも強要されていない状況で作成されることが重要だからである。

　私たちは暴力や虐待が生じているときの夫婦間の調停における研究を参考にして、調停会場への到着時や終了後の移動などに配慮している。感情が高ぶり対立が生じているときの調停においては、安全が最も大切な基本事項であり、責任ある調停者は少しでも安全性がおびやかされる場合は、ことを慎重に進める賢明さが必要とされる。さらに、たとえ続けて進めることが適切にみえる場合にも、一つひとつの進展のタイミングを計る必要がある。

　調停が適切であり双方の当事者が自ら進んで参加していることを自分たちで再確認してから、私たちはすでに手に入れておいた情報のなかからジムとエリザベスの最初の電話の内容について話し始めた。この事例における私たちの話し合いは、状況を当事者よりも先取りをして、私たちの理解を押しつけたりするためのものではない。むしろ私たちの目的は、与えられた最初の情報についてどのように理解する可能性があるのかについて考えてみることであった。共同調停者は、円滑な仕事上の関係性を構築するために、また調停の過程についての互いの視点を理解するためにこのような話し合いをもつことが重要である。

　私たちは、ジムとエリザベスの対立について、それぞれの考え方に年齢や性別などのディスコースがどのように関係しているかについて推測してみた。たとえば、エリザベスが大きな音の音楽について心配していることをジムがあまり深刻にとらえていないのは、彼女が40代の女性だからなのか？　また、仕事、経済力、社会的地位、一般的な近所付き合いに関する考え方なども対立の背景に存在すると考えられた。これらのすべては、音楽の好みに関係しているのかもしれない。私たちの目的は、私たちが調停のセッションに入ったときに関心をもちたい事柄に対して自分たちを敏感にしておくことである。

　この調整では、私たちが誰と最初に会うかについても話し合われた。研究の結果では、調停の最初に話す人物がしばしば協議事項を決め、調停の方向性に影響を及ぼすことがわかっている。

第8章　調停における問題解決からナラティヴ・アプローチへ

私たちはどのように調停を始めるかについて計画を立てる必要性，つまり，私たちのどちらが調停の過程について説明するのか，誰が質問を始めるか，誰がノートをとるか，などについて計画を練る必要があることを見いだした。

分離セッション

　私たちは，ジムとエリザベスに別々に会い，それぞれの視点での物語を尋ねることにした。時には双方の当事者と合同で会うこともできるし，いくつかの調停のアプローチでは，双方の当事者がそろうまでは始めないというものもある。しかし，私たちはもう一方の当事者がいないときにこそ，当事者のそれぞれと親密性を高め，信頼関係を構築し，リラックスした雰囲気ですべての話を聞くことができることがわかった。よって事情が許せば，私たちは合同セッションの前にそれぞれの当事者との分離セッションを行なうことを選ぶ。時には長期にわたる複雑に込み入った対立において，適切な合同セッションに移行するまでの間，これらの分離セッションは数回にも及ぶかもしれない。私たちは，これらの面談のことをどういうわけか「本当の」調停の過程の外側にあるという意味での「別席面談（コーカス）」という言葉を使用することを好まない。

　サラ・コブ（Cobb, 1994）は，人が物語を語るなかで，終結にたどり着くことができるかどうかが，調停の過程でいかに重要な役割を果たすかについて示した。「終結」という言葉は，物語がその他の解釈を閉め出す過程を示す。より「完全な」物語のほうが，さまざまな解釈や変化に対したときにもろい存在ではなくなるのである。これが調停に先立って分離セッションをもつもう1つの理由である。力関係のなかで不利な立場にいる人物が，調停の場で他者と対話をもつ前に，私たちは調停者として彼女が自分の物語を語ることを援助するのである。また，私たちは有利な立場にいるものに対しても，彼が後の合同セッションにおいて影響力を発揮することによって生じる時期尚早の解決に向けてのプレッシャーから解放されるように，新たな理解に向けての窓を開くことを試みることができる。

　私たちは，ジムとミーティングをもち，この対立に彼を導いた出来事についての彼の物語を語ることができるように促した。のちに，同じように私たちはエリザベスに会った。これらの最初の会話のなかで私たちは，いくつかの脱構築に向けての計画を頭の中で練っていった。

物語への誘い

　最初の目的は，それぞれの当事者に敬意をもった共感的な聴衆に物語を聞いても

らえる機会を与えることである。私たちは，このこと自体でしばしば変化が起こり得ると信じている。ナラティヴの視点では，物語は語られるたびに新しく改訂され，それぞれ改訂された物語において語る人の意識を形づくる効果をもつのである。物語とは出来事を順序立てて構成することである。物語のもつ形態が意味を創造し，今の，もしくは将来の行動にはずみをつける。キャシー・ワインガーテンとサラ・コブ（Weingarten & Cobb, 1995）は性的虐待の領域において，物語を語り直すことが，意味がつくられることにおいていかに重要であるかを示した。したがって私たちは，ジムとエリザベスのそれぞれに彼らの物語のすべてを敬意に満ちた態度で誰かに聞いてもらうという機会を与えた。

　しばしばこの種の状況で人々は，以前不完全にしか語れなかった時よりも十分に語ることができる。さらに重要なことは，彼らが以前に語りきれなかった時よりも完全に語ることのできた物語を彼ら自身が聞くことである。誰かが彼らの話を聞いてくれるという事実は，物語の作者となるのと同様に聴衆になる機会をも与えるのである。調停者として私たちは，ジムとエリザベスが出来事について，自分自身が話すのを聞くことでどんな気がするのかに関心を示す。また私たちは，自分の頭の中の世界での考えから，会話というより公的な世界に移行することで物語がどのように変化するのかに好奇心をもつ。この変換で視点が変わり始めることがある。さらに，物語を語ること自体が物語のなかの出来事として入り込み，将来の物語の変化のもととならねばならない。物語は真剣に聞かれることにより，その時点からまた新たな物語となるのである。

外在化の会話をはぐくむ

　第2の目的は，対立のなかにいる彼や彼女に対して私たちが彼らを責めるつもりではないことを知らせることである。私たちは，対立がよくないことで毎回起こるたびに捨て去らなければならないものであるとはみなしておらず，互いの差違から生じた避けられない事柄であると伝えたかった。ジムとエリザベスについて，対立を抱えているがゆえによくない人物であると私たちが考えているとは考えてほしくなかった。いくつかの文献にみられる個人的な欠陥とみなすような内在化された言語を使うことを，私たちはできる限り避けようと考えた。よって，対立を生じさせている問題は，人物とは切り離した形で語られたのである。

　私たちは，ジムとエリザベスのそれぞれと1時間ずつ事情について，調停につながるような形で話してもらった。次の質問は私たちの会話のなかで生み出されたものである。

- 何があなたたちをここに連れてきたのかという問題について，私たちが知っておく必要のあることは何でしょうか？
- ジム／エリザベスとあなたの関係にはどのような歴史がありますか？
- いつこの問題はあなたを悩ませ始めたのですか？ これはどのようにあなたのじゃまを始めたのでしょうか？

　これらの質問により，さらに対立の歴史をたどっていく。またそれらは対立とその歴史をさらに大きな歴史の流れのなかに位置づけることになるのである。彼らが答えてくれるとき，私たちはジムやエリザベスの物語を通して現われてくる問題について耳を傾け，適切であるとみなされたときには外在化の会話に置き換えていく。このようにして，「侵入的な音楽」「仕事のストレス」「安息地としての家」「近所付き合い」「口論」などについて会話を始めた。ジムやエリザベスに問題に対して「個人の問題」や「誰かを責める」といった内在化よりも，問題を外在化してながめることや語ることを始めてもらいたかった。私たちは，彼らがゆくゆくは問題を同じ側に立ってながめることのできる状況となるよう手助けしたかった。しかしながら，彼らが合同セッションをもつまでは，問題を外在化することを無理に押しつけないように注意を払うのである。

人々の抱える問題が与える影響の描写
　第3の目的は，対立が当事者のそれぞれにどのように影響を与えているかということを見いだすことである。加えて，私たちの質問によって比喩として十分に発展し，認識され外在化された問題がジムとエリザベスにどのような影響を与えているのかを探索する。たとえば，分離セッションにおいて，「口論」がそれぞれの人物にどのように影響しているのかについて話し合った。私たちは次のように尋ねた。

- 「口論」が，あなたたちの生活の楽しみ，仕事の楽しみ，身体および精神的な健康，休養とくつろぎの質，そして他者との関係にどのように影響しているのか教えてもらえますか？
- あなたの人間関係や余暇をどのように過ごしたいかについての考えに「仕事のストレス」はどのように影響していますか？

　ジムとエリザベスの両方は，これらの問題について話すことを喜んでいた。彼らは質問されることや誰かが彼らの個人的な経験に関心を示すことで，何かの欠損のせい

や恥ずかしさや失敗の感覚をもつことなしに気分が楽になったように見えた。対立によってエリザベスは睡眠不足になり，仕事中もくたくたに疲れていた。彼女とジムの両方は，互いに用心深くなっており，家に帰った後も緊張感が続いていたと報告した。「いさかい」は，ジムが大好きな音楽を十分に楽しむのをやめさせてしまい，このことに彼は腹を立てていた。

これらの点は，かなりの時間を割いて好奇心に満ちた質問によって追跡されていった。ジムは音楽の楽しみ方やストレスの程度や睡眠，人間関係に対する対立の影響について尋ねられた。エリザベスは，対立がもたらす彼女の仕事や近所の人との関係，自分自身についての彼女の考えなどへの影響について尋ねられた。これらの事柄をもう一方の人がいないところで話す機会はとても重要である。対立の渦中にいる誰かの前では，傷つきやすさはなかなか共有できないものである。関心をよせる聴衆，つまり調停者に対してこれらの影響について詳しく話すことは，過去のいきづまった時点から物語を変化させる動機をはぐくむのにとても重要な助けとなる。

問題の物語における人物の影響を描写する

初期の調整において調停者として抱えていたもう1つの関心事は，当事者を，自らの生活の社会的な条件を構築するにあたって，エイジェンシーを有する人として認めることである。私たちは試験的にオルタナティヴ・ストーリーの可能性を探ってみた。

- あなたの隣人として彼との人間関係を強く感じたり，より肯定的に感じることができた時がありましたか？　その時何が生じていたのですか？　誰かがそれをみていたのでしょうか？
- あなたが口論に蝕まれないようにうまくふるまうことのできた「隣人として」の側面がありましたか？

私たちは，彼らが「口論」の渦中にいるときに自らが対処するのを支援した対処法や拠り所についても，またそれぞれに考え始めてもらいたかった。

- あなたは長い間この対立のなかにいます。どうやって乗り越えているのですか？　たとえば，この問題があなたの心の中にある間にも，よい仕事をし続けるための作戦はどんなものだったのですか？

このような質問の目的は，（ジムやエリザベスだけでなく私たち自身も）対立に飲

み込まれてしまうことに抵抗した経験に焦点をあてるということであった。この種のやり方は、問題となる対立に対抗するエイジェンシーや、被害者状態もしくは問題に支配された状態から彼らを脱却させることに光をあてるものと考える。私たちは、続いて行なわれる合同セッションにおいて（支配的な対立の物語を除いて）これらの物語に立ち戻り、さらに発展させようと計画を練った。

合同セッション

　私たちは今、双方の当事者と話し合いをしていく用意が整った。けれども物語を再編する前にいくつかの準備が必要である。私たちは、当事者を歓迎し、調停を通して隣人としてのよりよき理解の探索に彼らが参加したことに対して十分に敬意を表わした。
　強調したいのは、「解決」というよりは「理解」ということである。これは、合意に到達することに焦点をあてる伝統的な調停を完全に否定するという意味ではなく、合意を取り付ける作業は、互いの理解が深まったという文脈のうえになされるのが一番よいと私たちは考えるからである。さらに、理解こそが重要なゴールであると調停の最初に提示されれば、解決へのプレッシャーは取り除かれると考える。合意が可能ではない場合も多く、解決へのプレッシャーが少なくとも一方の当事者のためにはならない時期尚早の「解決」を生み出すことになるからだ。
　このミーティングのはじめに、ジムとエリザベスに対して私たちの立てた計画の概要を示した。これには、安全に心地よく進めるためのガイドラインも含まれている。

- 休止：誰でも調停を途中でやめることができる。
- 守秘義務：個人の安全がおびやかされない限りセッション中のことはセッション内のみにとどめられる。
- 違いを尊重する：当事者は他者を尊重する姿勢を保つ。たとえば、途中で遮ったり、乱暴な言葉遣いをしない。

調停者の役割

　私たちは、自分たちの仕事をオープンな形で行ないたいことや当事者とともに調停がどちらのほうに向いているのか、またそれらは彼らにとって心地よいものなのかについて確認をとりながら進めていくことなどについて説明した。また、新しい可能性

第II部　実践

を開くことを意図した質問をするつもりであることも伝えた。もし私たちの質問が居心地の悪いものだと感じたならばそのように言ってほしいと伝えた。

次に私たちは口論の内容について話し始めた。私たちは分離セッションで聞いた問題と論点について簡単にまとめ、私たちが言い忘れていることがあったら補足してほしいと伝えた。こうすることで私たちが分離セッションで行なった外在化する会話に再び彼らを引き込むことができるからである。概して私たちはお互いを前にしてもう一度物語を語ってもらうよりは、このように当事者に問いかけるこの種のやり方を好んでいる。私たちの経験では、前者のやり方だと分離セッションですでに変化し始めた対立の姿勢に再び舞い戻ってしまうことになる。その代わりにそれぞれが対立の物語について調停者と話し合ったことに付け加えたり、修正したりすることを再び耳にする機会をそれぞれに与えるのである。

この過程を通して、それぞれは問題や彼らへの影響についてさらに念入りに再体験することになるかもしれない。さらに、分離セッションで話し合われた事柄が、重要な聴衆（対立の渦中にあるもう1人の当事者）の前で公表されることによって、新たな意味合いがつけ加えられることになるかもしれない。

ナラティヴの質問技法

私たちはナラティヴの質問技法を用いることによってさらに特有の答えや情報を見つけようと試みた。探検家のように、見落としていることはないか、別の視点からの要素、当事者が別の見方をする助けとなるようなことはないかを、私たちは探していった。ナラティヴ・アプローチは、当然の前提となっている考えや支配的な意味づけに挑戦するような独特の質問技法を使用する。質問は対立の伏線となっている事柄（その歴史も含める）、また対立の物語における例外、対立から自由となる未来の可能性などに焦点をあてる。それらの質問はまた、彼ら自身や他者、そしてその人間関係を新たに表現するよう促すものである。

ジムとエリザベスの間の対立もまた例に漏れず、支配的な問題によって構成されたたくさんの問題のなかにあった。私たちは今、対立に囲まれた問題や彼らの背後にある前提や信念を解きほぐしたり、脱構築を試みるのである。

- あなたがこの対立をどのようにみるかということは、あなたの日々の仕事の経験にどのように影響していますか？（仕事に関する質問）
- あなたの生活のなかで仕事や余暇の位置づけについてどのように思っていますか？（仕事に関する質問）

第8章　調停における問題解決からナラティヴ・アプローチへ

- あなたの余暇には何を期待しますか？（安息地としての家に関する質問）
- 仕事で感じているストレスとあなたが楽しむ音楽との間にはどのような関係がありますか？（ストレスに関する質問）
- ストレスはあなたと他の人との関係性にどのように影響を与えますか？（ストレスに関する質問）

　ジムとエリザベスの双方が，仕事は緊張に満ちたもので，自らをリラックスさせるために音楽を選んでいることが明らかになった。しかしながら，ジムのかける大音量のロックを，エリザベスはことのほかきらい，このことは感情的な問題として彼女に影響を与えていた。ジムもまた，彼の新しいステレオでロック・ミュージックを聴くことが妨げられた事実に対して強い憤りを抱いていた。ナラティヴ・アプローチの立場で行なう調停者の仕事として，私たちはそれらの強い感情を治療しようとするのではなく，それらを対立の物語の一部として承認したかったのである。もし，私たちがこの感情を軽く取り扱えば，ジムとエリザベスはすぐに支配的な対立の物語に戻ってしまうことだろう。

　しかしながら私たちは，カタルシスとしての感情表現を関係性の変化の鍵として位置づけることはしない。表に現われている感情は，人々の行動の本質的なものというよりは，人々の置かれた状況下での物語によって切り取られた社会的関係性におけるやりとりされるものとして理解する。したがって，当事者の音楽の好みの違いや対立の状況によって引き起こされた感情の表出を外在化することを試みた。

- それではエリザベス，「音楽の好みの違い」はあなたにとって重要な問題ですか？　そしてあなたがジムと私たちにわかってもらいたいのはどのようなことですか？
- ジム，あなたは「音楽の好みの違い」の理解に関してエリザベスに何を望みますか？
- （ジムに）このような理解は近所付き合いにどのような影響がありますか？　近所付き合いを継続する可能性を感じさせる余裕につながりましたか？（近所付き合いに関する質問）
- （それぞれに）隣人としてふさわしい関係性はあなたにとってどのように重要ですか？　全般的にあなたは隣人として対立に満ちた関係よりも敬意と信頼に満ちた関係性のほうを望みますか？
- 警察が来たことは，2人にどのような影響を与えましたか？　そして植木鉢を投げたことは？（口論に関する質問）

第Ⅱ部　実践

　調停のこの段階で私たちの目的は，ジムとエリザベスの体験も含めた対立問題を，外在化された説明という形に向けて作業を進めることである。問題を外在化するときに，対立状況ではもう一方の当事者に原因を帰属させたいという誘惑が生じる。この種の誘いに乗ってしまうということは調停者にとって明らかに不利な状況になる。この誘惑は，彼らの差違についての肯定的な対話から気をそらせるために，対立というものが用いる罠の1つとして理解する必要がある。

　私たちが望むのは，当事者が力を出し合って，双方の当事者の外側に存在し双方を支配しているディスコースのもつ要素を指摘するような，この問題のもつ性質の共通の定義に合意することである。たとえば，「仕事のストレス」は他のディスコースと相まって，ジムとエリザベスに多大な代償を強いているかもしれない。この言葉の使い方は，問題に対抗する形で双方を同じ側に位置づけ，彼らの生活のなかで「仕事のストレス」の過酷な影響を克服する連帯意識を築くための道筋をつくることにつながる。

　このような連帯意識を築くことは，問題をめぐって彼らが行なってきたコミュニケーションのパターンを検証するときに役立つ。しばしば，繰り返される補完的なコミュニケーションのパターンとして互いに相手を責めるやりとりが行なわれ，それは相互作用の連鎖として1つ前のやりとりによって引き起こされる。それぞれの当事者がその状況から抜け出そうとしてうまくいかず，やる気を失ったり，泥沼にはまるという形で対立の悪循環が発展する。調停者は，まず問題に関連して起こったコミュニケーションのつながりを確立することで，このパターンを明らかにすることができる。

- それで，ジムがそれをした時，あなたは次に何をしましたか？　また，エリザベスがそう言った時にあなたは何と言ったのですか？

　双方の応答の流れを少しずつ明らかにしていくことによって，調停者はそれぞれの人物が対立問題に対処しようとしているが，お互いに補完的関係にあるという側面に焦点をあて，コミュニケーションの循環からもたらされたものであるとまとめることができる。質問の例を次に示す。

- 大きな音の音楽が，エリザベスを怒らせ，そしてジムを怒らせ，次回にはさらに大きな音の音楽をジムにかけさせ，エリザベスをさらに怒らせるという，これは悪循環とよぶことができるでしょうか？
- この繰り返しをあなたは続けたいですか？　どのように変えたいのでしょうか？

第8章　調停における問題解決からナラティヴ・アプローチへ

　このようにして，対立の繰り返しの循環が描き出されて外在化されることで，当事者は自分たちが巻き込まれているパターンから解放される。

　さらに先に進める前に私たちは，ジムとエリザベスの変化への希望を確認した。この段階を経ないと調停は時間の浪費や非生産的なものになってしまうことがある。しかし，この種の質問にはもう1つの理由がある。つまり，対立がそれぞれの個人に与えた影響について話しているのを互いに聞いた後に，彼らは互いにそれぞれが変化の希望をもっていることを聞く機会がもてるのである。

- この対立をあなたは続けたいですか？　それとも変えたいですか？
- 何がそれに賛成させるのですか？　それに反対させているのは何ですか？

　2人は緊張感がとても神経をすり減らすものであり，生活するうえで望んでいるものではないことを確認した（エリザベスは，こんな大きな音の音楽とは一緒には暮らせないし，仕事もできないと再び繰り返したけれども）。このことは調停者に，ジムとエリザベスが緊張感をやわらげたい希望をもっているという点で合意できることを指摘する機会を与えた。

　なぜなら，すべての合意は対立の物語とは矛盾したところに成立し，それは「ユニークな結果」と考えることができるのである。

オルタナティヴ・ストーリーを発展させる

　私たちはユニークな結果，つまり当事者の最近のたいへんな状況とは矛盾する行動をしたとき，を探し始めた。私たちが探していたのは，「口論」に支配されていた彼らのやりとりがほんの少しだけ緩んだ瞬間についてである。

- ジム，あなたがエリザベスの心配に気づいたのはどんな時でしたか？　もしくは，エリザベス，あなたがジムの望みについて考えることができたのはどんな時ですか？
- 隣人としての関係が今よりもよいと感じた時のことを考えることができますか？そのような時が他にありましたか？
- その時あなたは何をしていましたか？
- 何があなたがそうすることを可能にしましたか？
- それはどのような違いを生みましたか？

第II部 実践

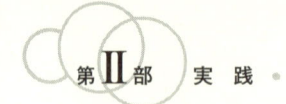

　彼らは隣人として近づいたことはなかったが，促されてジムとエリザベスは互いにどちらかが休暇のときに郵便物やゴミを運んでくれたことで助かったり，偶然出会ったときには挨拶を交わす習慣があることなどを思い出した。調停者としてこれらの小さなユニークな結果を定着させるための工夫として，次のように尋ねた。

- 互いの郵便物やゴミ容器の面倒をみることは互いの協力の可能性について何を示唆しますか？
- もし協力することがあなたの人間関係で大きな部分となったらどのように感じると思いますか？
- 12か月間のうち10か月間は隣人関係を維持していたことをどのように感じますか？
- 口論よりも隣人付き合いのほうが望ましいのはどのようなところですか？

　私たちは，「口論」の物語に代わる，より好ましい物語を見つけ，維持する。私たちはそれぞれに次のように尋ねた。

- 過去の困難な状況を抜け出すのに役立ったことで，今の状況から抜け出すのに役立つかもしれないことはどのようなことですか？
- エリザベス／ジムの話を聞いたことはこの状況の理解にどのように役立ちましたか？　これらの可能性を広げていく方法を考えることができますか？

　この時点でエリザベスは，植木鉢を投げたというのは自分にふさわしくない行動としていかに恥ずかしく感じたかということと，そしてこのことを修正することがいかに重要であるかについて話した。そして彼女は，窓を修理する費用を払うと申し出た。ジムはこのことを受け入れることに乗り気だったが，調停者によって次のように尋ねられた。

- もしあなた方の関係がもっと協力的になったなら，あなたはどのように譲歩について考えてみようと思いますか？

　ジムは，エリザベスが家にいるときにヘッドフォンを使用することを考えていると言った。お返しとして彼女から，自分の仕事のシフト表を彼に渡し，自分がいないときには好きな音楽を大きな音で楽しむことが提案された。

第8章　調停における問題解決からナラティヴ・アプローチへ

　これらは，ジムとエリザベスの関係において新たに発展した可能性である。それらは新たな筋書きであり，支配的なテーマである「口論」とは異なる物語を示唆するものである。しかし，それらはまだまだ壊れやすいものであり，古い筋書きが当事者の心に強い影響を与える可能性が大きい。ナラティヴ調停者として私たちの今の課題は，「口論」によって描かれた物語に代わる新しい物語を，実行可能なものとして頭の中に定着させるためにさらに注目を促すことである。私たちはジムとエリザベスの注意を，彼らがこれから発展させていくかもしれない新しい協力関係の物語に向かわせるために，次のように質問した。

・現在のあなたの理解では，どのような可能性があるとお考えですか？　どのようなことが起こるとよいと考えていますか？
・これらの新しい理解はあなたたちのこれからの関係にどのような違いを生むことができるでしょうか？　これらの考えは将来にどのように影響するでしょうか？
・あなたがよい人間関係を発展させることができたことをどのようにして知ることができるでしょうか？　どんなことが起こるでしょうか？　誰がそれをみるでしょうか？　その人たちはどのように反応するでしょうか？

　マイケル・ホワイトが人類学者のエドワード・ブルーナーから引用した行為と意識の2つの風景の概念が，この時点においては有用な基準である（White, 1991）。私たちは，これら両方の風景を使って，新しい物語が発展するという目的にかなうように質問をすることができる。「行為の風景」においては，話し合いのなかで提案されたこれらの段階で，期待され得る行動の成り行きの詳細について関心を示した。そして「意識の風景」においては，それぞれの人が生み出した可能性の意味について尋ねた。私たちは次のように尋ねた。

・もしジムが考えているような行動をとったならば，またもしエリザベスが自分で示唆したようなことをしたとしたら，そのことはあなたたちの関係をどのように変えるでしょうか？
・今ここで語られている協力関係というのは，2人にとってどのようなものなのでしょうか？
・私たちが今ここで行なっているような話し合いは，あなたたちが望んでいる隣人としての関係の兆しであるとみることはできますか？
・この協力関係は，あなたの近所の人とうまくやっていく歴史にどのように重なり

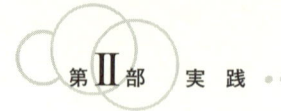

合ってくるのでしょうか？
- 次の週がよりトラブルのない週となるために他にどのようなことがあなたたちにできるでしょうか？

合意を発展させる

　調停の文献のなかで確立されている伝統的な交渉についての理解のほとんどは，この点に費やされている。協力関係の新たな物語が芽を出して成長し始めるとき，ギブ・アンド・テイクの精神と互いの尊重は，不信と「口論」にとって代わることができる。これは交渉にとっては望ましい土壌である。協力関係の精神において考えられたいろいろな可能性は，人間関係に関して新しく現われた代わりの物語に導かれ，結びつくことができる。この過程自体がユニークな結果となり，当事者たちは新しい話し方と「口論」の違いに気づくことができる。

　そのうえさらに，文書による合意は，新しい物語のもつ力を高め，その影響を広げることができる。ジムとエリザベスは調停者を助けるために協力関係を築くための過程を書き出し，これらの段階を踏むことを約束した声明書にサインすることをすすめられた。これは，「口論」に対抗するもう1つの行動である。書類にサインすることは互いにとって，この先目的に向かって行動するきっかけとなるだろう。

新しい物語を維持する

　この段階では，当事者は過去に感じたよりもずっと多くの希望を抱くことができるようになっている。調停者もこの気持ちを受けて，変化が生じたことを祝福したくなるかもしれない。当事者間の関係性のなかに新しい物語が編み込まれるという期待に調停者は夢中になりやすい。まだ古い物語がしばらくまわりにあることと，新しい物語が強くなるためにはまだまだ多くの時間を要することを忘れてしまう可能性がある。

　この時点で過度に肯定的になるよりも，古い物語の力を認識し，それが再び影響を及ぼしかねないことに用心深い気持ちでいることのほうが，調停者にとっては役に立つと私たちは考えている。この姿勢は2つの理由から有効であると考えられる。まず，そのほうが当事者にとって現実味を帯びるからであり，そして，当事者が新たな物語の力を弱めることのできる古い物語の力を試してしまう危険性を減らす。もし彼らが将来について過度に楽観的な私たちを修正する必要がないとすれば，彼ら自身により楽観的に感じる余裕が出てくる。同じように，もし彼らが私たちの新しい物語の成功

第8章　調停における問題解決からナラティヴ・アプローチへ

の機会についての保守的な予測を修正するならば，成功したときには彼らは私たちのおかげだというよりも自分たちの手柄にしやすいだろう。そして今度は，新しい物語への彼らのかかわり合いはより増すことになるだろう。

　したがって，当事者たちが合意にいたった時点で，調停者が成功の見込みについて質問することが重要であると私たちは信じている。つまり，「○○したらどうなるだろうか？」と尋ねることが必要である。私たちは，「口論」の物語が予想よりもずる賢く，油断ならないことや，私たちがそれを打ち負かそうとしている努力に直面しても容易にはあきらめない可能性についても指摘する必要がある。この姿勢をとることで私たちは，当事者が失敗もしくは再発の危険性に対抗して準備することを促すことになるのである。私たちは，問題がこっそりと忍び寄って，ジムとエリザベスの不意をつき，それによってまだもろい新しい物語が生き延びるのをおびやかしたりしないように注意を促している。私たちは，どうやって彼らが失敗や再発に対処するか，また彼らが簡単に成功にいたらないとしてもどうやって落胆せずにすむかについて尋ねる。

　私たちはジムとエリザベスの新しい合意について，けっして容易な航海ではないかもしれないと警告し，今の私たちには予見できない障害についての心配を口にした。当事者の言明したことに干渉してくるかもしれない人たちのことについても話をした。また，最初のうまくいっている時期についても話をし，協力関係の精神の目新しさがしだいになくなってきたときに障害が起こり得ることも話し合った。私たちは，記録された合意書を維持すること（度を超したり，おびえることなしに）が，いかにたいへんであるかについて思いをめぐらせた。私たちは，「口論」の影響が2人の関係から消えていくのにどのくらいの時間がかかると考えているのか尋ね，彼らよりもさらに用心深い考えをもっていることを示した。私たちは当事者たちを前にして，私たちの間でこの問題について話し合い，それぞれがとても心配するというやり方で，私たちの警告について詳しく知ってもらった。同時に，もしジムとエリザベスが私たちの間違いを立証するならばうれしいが，驚くべきことであると述べた。

合意について振り返る

　調停での次の段階は，合同セッションの後に起こった事柄について振り返ってみることであろう。この振り返りの話し合いでは，とりかわされた合意の行動や予想外に生じたことなどについて話し合うので，それまでに十分な時間が経過していることが肝心である。

　ナラティヴの視点によると，この振り返りの話し合いは単に合意した事柄が維持されているかというおざなりの会話よりもずっと重要なものであると考える。すでに達

第 II 部　実践

成されたものが，新しい物語としてさらに築かれていくよいチャンスとして私たちはみているのである。ジムとエリザベスに関して私たちは，ヘッドフォンをつけるとか，仕事のスケジュールを交換するとか，好きなことが続けてできているかといった合意に関することだけに関心を寄せているわけではなかった。私たちは，これらの出来事の外側に構築された意味や新たに生まれた理解の仕方などにもまた関心を寄せた。

　私たちは，ジムとエリザベスの間で生じ，まだ物語にはなっていないものの，尊敬と協力関係の物語が浮かび上がってくることに寄与するような出来事を期待した。つまり，このようなユニークな結果を見つけることと，物語が彼らのなかでまとまることができるように好奇心をよせた。そのような出来事は物語としてまとまっていないために単純であり，しばしば当事者も気づいていないところにあるために，好奇心をよせるには粘り強さを要する。たとえば，門ですれ違うときの笑顔かもしれないし，音楽の新しい楽しみ方について一方の当事者がもう一方に提案したことかもしれない。近隣との危機状況は，双方の人々が通りのなかでそれぞれ何を見たかという会話を行なう交通事故のようなものなのかもしれない。いったんこのような出来事が明らかになったなら，私たちはジムとエリザベスに対して，新しい物語に関連づけて出来事をどのように意味づけるのかを確かめる質問をするかもしれない。

- 最近の2週間で，あなたたちの協力関係と尊敬を育てることに寄与すると考えられる，どのようなことが起こりましたか？
- この出来事によって，あなた方にどのような違いが生じたでしょうか？「口論」に対抗することはあなたたちに何をもたらしたと思いますか？
- 再びもとの関係に戻らないようにどうやって「口論」にやられないようにしていたのですか？

　調停の領域は，この2, 30年の間に対立，人間の欲求，動機づけ，「共同体」の本質，解決の本質などに関する実証されていない理論に基づいて発展してきた。調停のナラティヴ・アプローチには，以前のアプローチよりも言葉遣いに多くのバリエーションがある。そればかりか，個人主義者や客観主義者の問題解決モデルの理論から，現実の社会構成主義的な認識というポストモダンの視点への理論的枠組みの変更を提示する。対立は社会的な文脈のなかで生まれる。つまり，別の人との会話を通して意味がつくりだされ，交渉が営まれる。

　調停におけるナラティヴ・アプローチでは，対立の論点やディスコースを明らかにすることで，結び目がほどかれ，脱構築される。平行して存在する異なるディスコー

第8章　調停における問題解決からナラティヴ・アプローチへ

スは，緊張感や対立を生み出す。しかし，それらのディスコースには統一性がないので，変化への余地や可能性もまた生み出される。これらの余地において，代わりの好ましい物語が発展し得る。調停におけるナラティヴ・アプローチはこのように，位置づけとそれに伴う意味の変化をともに編み込んでいくものなのである。

文 献

Bateson, G. (1972). *Steps to an ecology of mind*. New York: Ballentine Books.　佐藤良明（訳）2000　精神の生態学　新思索社

Bateson, G. (1980). *Mind and nature: A necessary unity*. New York: Bantam Books.　佐藤良明（訳）2001　精神と自然─生きた世界の認識論　新思索社

Berg, I. K., & Miller, S. D. (1992). *Working with the problem drinker: A solution-focused approach*. New York: W. W. Norton.　白木孝二・信田さよ子・田中ひな子（訳）1995　飲酒問題とその解決─ソリューション・フォーカスト・アプローチ　金剛出版

Bruner, E. (1986). Ethnography as narrative. In V. Turner & E. Bruner (Eds.), *The anthropology of experience*. Chicago: University of Illinois Press.

Bruner, J. (1986). *Actual minds, possible worlds*. Cambridge, Mass.: Harvard University Press.　田中一彦（訳）1998　可能世界の心理　みすず書房

Cobb, S. (1994). A narrative perspective on mediation. In J. P. Folger & T. S. Jones (Eds.), *New directions in mediation: Communication research and perspectives*. Thousand Oaks, Calif.: Sage.

Davies, B. (1991). The concept of agency: A feminist poststructuralist analysis. *Postmodern Critical Theorising*, **30**, 42-53.

Derrida, J. (1978). *Writing and difference*. Chicago: University of Chicago Press.　若桑毅（訳）1977　エクリチュールと差異　上巻　法政大学出版局，梶谷温子（訳）1983　エクリチュールと差異　下巻　法政大学出版局

Fisher, R., & Ury, W. (1981). *Getting to yes*. Boston: Houghton Mifflin.　金山宣夫・浅井和子（訳）1989　ハーバード流交渉術　三笠書房

Foucault, M. (1973). *The birth of the clinic*. London: Tavistock.

Foucault, M. (1978). *History of sexuality, vol. 1: An introduction*. New York: Pantheon Books.　渡辺守章（訳）1986　性の歴史Ⅰ　知への意志　新潮社

Foucault, M. (1979). *The archaeology of knowledge*. London: Penguin.　中村雄二郎（訳）2006　新装新版　知の考古学　河出書房新社

Foucault, M. (1980). *Power/knowledge: Selected interviews and other writings*. New York: Pantheon Books.

Foucault, M. (1984a). *The history of sexuality*. New York: Pantheon Books.　渡辺守章（訳）1986　性の歴史Ⅰ　知への意志　新潮社，田村俶（訳）1986　性の歴史Ⅱ　快楽の活用　新潮社，田村俶（訳）1987　性の歴史Ⅲ　自己への配慮　新潮社

Foucault, M. (1984b). Space, knowledge and power. In P. Rabinow (Ed.), *The Foucault reader*. New York: Pantheon Books.

Gergen, K. J. (1994). *Realities and relationships: Soundings in social constructionism*. Cambridge, Mass.: Harvard University Press.　永田素彦・深尾誠（訳）2004　社会構成主義の理論と

実践―関係性が現実をつくる　ナカニシヤ出版

Griffith, J., & Griffith, M. (1992). Owning one's epistemological stance in therapy. *Dulwich Centre Newsletter,* (1), 5-11.

Hoffman, L. (1992). A reflexive stance for family therapy. In S. McNamee & K. J. Gergen (Eds.), *Therapy as social construction* (pp. 7-24). Thousand Oaks, Calif.: Sage.　野口祐二・野村直樹（訳）　1997　ナラティヴ・セラピー――社会構成主義の実践　金剛出版

Miller, W. R., & Rollnick, S. (1991). *Motivational interviewing: Preparing people to change addictive behavior.* New York: Guilford.

Prochaska, J., & DiClemente, C. (1982). Transtheoretical therapy: Toward a more integrative model of change. *Psychotherapy: Theory, Research and Practice,* (19), 276-288.

Rabinow, P. (1984). An introduction to Foucault's thought. In P. Rabinow (Ed.), *The Foucault reader.* New York: Pantheon Books.

Sampson, E. (1993). Identity politics. *American Psychologist,* **49**(5), 412-416.

Weingarten, K., & Cobb, S. (1995). Timing and disclosure sessions: Adding a narrative perspective to clinical work with adult survivors of childhood sexual abuse. *Family Process,* **34**, 257-259.

White, M. (1989). *Selected papers.* Adelaide, Australia: Dulwich Centre Publications.

White, M. (1991). Deconstruction and therapy. *Dulwich Centre Newsletter,*(3), 21-67.

White, M. (1992a). Deconstruction and therapy. In D. Epston & M. White (Eds.), *Experience, contradiction, narrative and imagination.* Adelaide, Australia: Dulwich Centre Publications.

White, M. (1992b). *Learning edge* (video). Washington, D.C.: American Association of Marriage and Family Therapists.

White, M., & Epston, D. (1990). *Narrative means to therapeutic ends.* New York: W. W. Norton.　小森康永（訳）　1992　物語としての家族　金剛出版

Wittgenstein, L. (1958). *Philosophical investigations.* Oxford, England: Blackwell.

人名索引

● A
Andersen, T.　xiv

● B
Bateson, G.　7, 178
Berg, I. K.　168
Bruner, E.　7, 209
Bruner, J.　98

● C
Cobb, S.　199, 200

● D
Davies, B.　185
Derrida, J.　39
DiClemente, C.　169

● E
Epston, D.　7, 8, 40, 103, 137, 173, 185

● F
Fisher, R.　193
Foucault, M.　7, 39, 41, 55, 111

● G
Gergen, K. J.　28, 144
Griffith, J.　71
Griffith, M.　71

● H
Hoffman, L.　24

● M
Miller, S. D.　168
Miller, W. R.　156

● P
Prochaska, J.　169

● R
Rogers, C.　43
Rollnick, S.　156

● S
Sampson, E.　191

● U
Ury, W.　193

● W
Weingarten, K.　200
White, C.　7
White, M.　xi, 6, 8, 12, 24, 40, 41, 54, 62, 97, 98, 101, 167, 185, 209
Wittgenstein, L.　34

事項索引

●あ
アイデンティティ　29, 34, 43, 45, 85
新しい物語　xvi, 12, 17, 18, 37
アルコール依存　165
アルコール問題　143

●い
意識の風景　xv, 98, 209
位置づけ　26, 28, 31, 33, 52, 74, 84, 154
逸話重視　133
意図的な無知　24
遺糞症　41
意味づけ　76

●え
エイジェンシー　38, 43, 50, 63, 133, 163, 185

●お
思い込み　vii, xii, 28, 33, 140
オルタナティヴ・ストーリー　xvi, 12, 15, 18, 37

●か
快感原則　194
外在化する会話法　v, xiii, 6, 9, 40, 90, 152
外在化の描写　90
害を与えない　139
カウンセリング関係　53, 58
省みていくこと　xiv
科学的ディスコース　143
輝かしい瞬間　xv, 12, 15, 17, 96, 103
かみ砕いていく質問　79
観客・観衆　19, 60, 99, 136, 172, 184
観察力　16
関心を分け合うコミュニティ　10, 137

●き
逆転移　67
共依存　128

共著　48
共著者　xvi, 76
共同作業　20
共同制作者　12
共同生産　36

●け
敬意　xiii, 27, 78
経験に近い描写　62
経験を体験する質問　101
現実　35
権力／知　174

●こ
行為の風景　xv, 98, 209
好奇心　xiii, 17, 24, 78, 82
考古学　3, 12, 23, 57
声　38, 45, 185
コーピング・クエスチョン　168
故障した機械　74

●さ
再構築　12, 96
差違のニュース　7, 178, 182
再描写の質問　98

●し
自己エイジェンシーの格差　63
質問技法　v
支配的なディスコース　40
支配的な物語　xii, 31, 196
「自分」という相談相手に相談すること　103, 185
社会構成主義　vii, 35, 42
主観性　33, 45, 119, 133
主観的　38
主観的な位置づけ　33, 72
ジョイニング　54
照会状　112

217

事項索引

職業的ディスコース　49
植民地支配　167
真実　113
真実の体系　50

● す
スーパービジョン　104, 138
ストーリーだてる治療法　v, xiv
ずる賢いウンチ　41, 62

● せ
政治学　68
政治的姿勢　27, 47
責任　62, 161
専門家のディスコース　113, 174

● そ
相談相手　22
双方両得の解決法　194

● た
ダイアログ　xvi
体験に近い出来事　97
対抗策　179
脱構築　xii, xv, 8, 38, 85, 92
脱構築の質問　97

● ち
力関係　12, 30, 32, 33, 39
知識　35
『知の考古学』　41
調停　29, 193
治療的関係　47

● つ
つながり　54, 55, 137

● て
ディスコース　v, 30, 33, 83, 148, 165
ディスコース・アプローチ　v
手紙　100, 102, 115, 128, 151, 158, 163, 172
転移　67, 70

● と
ドミナント・ストーリー　xii

● な
内在化　50, 90, 128, 152, 187
内在化する表現　149
内省　xiv, 45, 133
内省回路　133

● に
人間科学　31
忍耐強く　170
忍耐力　16, 23

● ね
ねばり強さ　10, 17, 23, 79, 82

● は
パケハ　54

● ひ
ひとくくりにしてしまう描写　148
否認　147
描写　xv, 14

● ふ
フェミニスト　149
文化的なスープ　25, 44, 45
文化的なディスコース　121
分離セッション　199

● へ
別席面談（コーカス）　199
変化の車輪　169

● ほ
保管資料　137
ポストモダニスト　23
ポストモダン　75, 119, 133, 195

● ま
マオリ　ix, 45, 54
マッピング　xv

● も
モダニスト　23, 120
モダニズム　131
物語　76, 200
物語の比喩　6, 12, 26, 76

モノローグ xvi
問題解決アプローチ 193
問題解決型調停 194
問題に満ちた物語 xii, 9, 12, 15, 92
問題の影響 7, 9
問題の外在化 40
問題を外在化する過程 40

● ゆ
ユニークな可能性の質問 101
ユニークな結果 xv, 12, 97, 167, 207
ユニークな結果の質問 97
ユニークな説明の質問 98

● よ
より共同的な関係 47
より好ましい描写 77
より好ましい物語 13, 76

● れ
例外 xv

● ろ
ローカル 63, 144
ロマンティシズム 75

編者・著者紹介

アイリーン・チェシャー（Aileen Cheshire）
　オークランド市、ユニテック専門学院、社会実践学部の教員、及びカウンセリングコースのコーディネーター。ナラティヴ的思考と共同的実践をさらに探索するための教育活動を続行中。食習慣をめぐる問題に焦点をあてたカウンセリング事務所を開業している。

アリソン・コッター（Alison Cotter）
　2000年以降、ニュージーランド、ハミルトン市の労働局で雇用調停員として勤務。雇用者、被雇用者、労働組合をめぐる調停の仕事を中心とする。1990年代のワイカト大学修士コースにおいてナラティヴの思考に深く興味を抱き、調停の仕事にナラティヴ・アプローチを取り入れている。

キャシー・クロケット（Kathie Crocket）
　現在ワイカト大学カウンセラー養成コースのディレクター。ナラティヴ・アプローチとスーパービジョンの指導、修士及び博士コースの指導にあたっている。

ウェンディ・ドルーリィ（Wendy Drewery）
　ワイカト大学人間発達・カウンセリング学科主任教授。日常会話における構築主義的な意味合いに関心を寄せる。近年は学校における修復的司法（restorative justice）の理論と実践の研究に携わっている。

デイヴィッド・エプストン（David Epston）
　オークランド市の家族療法センター共同ディレクター、及びユニテック専門学院社会開発学部教授。マイケル・ホワイトと共にナラティヴ・セラピーを提唱。関連する共著四冊。オーストラリア／ニュージーランド家族療法機関誌及び米国の家族療法アカデミーからその顕著な功績を認められている。

ウォリィ・マッケンジー（Wally McKenzie）
　家族療法の実践家であり、ハミルトン・セラピー・センターとワイカト大学で指導にあたる。彼の指導は日常の実践を基盤としている。長年電気工として働いた後に30代後半で大学教育を受ける。豊富な口承物語を受け継ぐ家系の出身である。

ジェラルド・モンク（Gerald Monk）
　現在米国サンディエゴ州立大学の心理学カウンセリング学科教授。同大学国際安全保障・紛争解決教授会の一員。カリフォルニア州における家族セラピストの資格を持つ。2000年に米国に移る以前はニュージーランドで臨床心理士、調停員として15年の経験を持つ。ナラティヴ・カ

ウンセリング，調停，多文化カウンセリングに関する共著五冊。ヨーロッパ・北米諸国で多数のナラティヴ的調停のワークショップを指導している。

グレン・J・シンブレット（Glen Simblett）

英国出身の精神科医。『『希望を掘り当てる考古学』の執筆に参加した後，自分の書いた言葉に沿って仕事量を減らし，医学実践に携わるために棚上げしたことを再開，家族や友人と共に過ごし，真に意味のあるものを共有している。週三日は公的機関で精神科医として働いているが，自分に残された貴重な時間は他の探求に向けている。この本に述べられた考えは人々を変えるものだ。それを覚えていてほしい。私は，日々それを思い起こしている」

ロレイン・スミス（Lorraine Smith）

カウンセリング事務所を開業しながら，人間開発促進者としての仕事にも従事。社会福祉の領域で，子どもや家庭問題を扱う民生委員やカウンセラーをサポートする。また社会福祉関係の組織発展に携わっている。

ジョン・ウィンズレイド（John Winslade）

ワイカト大学カウンセリング養成コースの前ディレクター。現在は米国カリフォルニア州立大学サンバーナディノ校教授，及びカウンセリング教育コーディネーター。ナラティヴ・カウンセリングと調停に関する著書七冊。米国，ヨーロッパ，ニュージーランド，中東でナラティヴ・アプローチを指導している。

訳者紹介

国重浩一（くにしげ　こういち）
　ワイカト大学カウンセリング大学院修了
　ニュージーランド・カウンセラー協会会員
　日本臨床心理士
　現在，鹿児島メンタルサポート研究所研究員

バーナード紫（ばーなーど　ゆかり）
　ロンドン大学教育研究所修士課程修了（英語教育）
　ワイカト大学教育学部教育研究科ディプロマ修了
　現在，翻訳家，英語／日本語講師

```
ホームページ    http://nfacr.net/
メールアドレス   kou_kunishige@hotmail.com
```

ナラティヴ・アプローチの理論から実践まで
希望を掘りあてる考古学

2008 年 5 月 20 日　初版第 1 刷発行	定価はカバーに表示
2012 年 3 月 20 日　初版第 2 刷発行	してあります。

　　　　　編　　者　　G. モ　ン　ク
　　　　　　　　　　　J. ウィンズレイド
　　　　　　　　　　　K. クロケット
　　　　　　　　　　　D. エプストン
　　　　　訳　　者　　国　重　浩　一
　　　　　　　　　　　バーナード　紫
　　　　　発　行　所　㈱北大路書房
　　　　　　　　　〒 603-8303　京都市北区紫野十二坊町 12-8
　　　　　　　　　　　電　話　(075) 431-0361 ㈹
　　　　　　　　　　　F A X　(075) 431-9393
　　　　　　　　　　　振　替　01050-4-2083

　© 2008　　制作／ T. M. H.　　　印刷・製本／㈱シナノ
　　　　検印省略　落丁・乱丁本はお取り替えいたします
　　　　ISBN 978-4-7628-2606-1　　Printed in Japan